实用影像医学基础与诊断

赵昕 等 主编

吉林科学技术出版社

图书在版编目（CIP）数据

实用影像医学基础与诊断 / 赵昕等主编 . -- 长春：
吉林科学技术出版社 , 2023.9
ISBN 978-7-5744-0880-7

Ⅰ . ①实 … Ⅱ . ①赵 … Ⅲ . ①影像诊断 Ⅳ .
① R445

中国国家版本馆 CIP 数据核字 (2023) 第 179675 号

实用影像医学基础与诊断

主　　编　赵　昕等
出 版 人　宛　霞
责任编辑　董萍萍
封面设计　刘　雨
制　　版　刘　雨
幅面尺寸　185mm×260mm
开　　本　16
字　　数　319 千字
印　　张　14.75
印　　数　1–1500 册
版　　次　2023年9月第1版
印　　次　2024年2月第1次印刷

出　　版　吉林科学技术出版社
发　　行　吉林科学技术出版社
地　　址　长春市福祉大路5788号
邮　　编　130118
发行部电话/传真　0431-81629529 81629530 81629531
　　　　　　　　　81629532 81629533 81629534
储运部电话　0431-86059116
编辑部电话　0431-81629518
印　　刷　三河市嵩川印刷有限公司

书　　号　ISBN 978-7-5744-0880-7
定　　价　90.00元

前　言

　　放射学在近几十年中随着高科技的不断深入而迅猛发展。传统放射学内容博大精深，应用范围广，作为传统检查方法，与各种新技术，如计算机体层摄影（CT）、数字减影血管造影（DSA）、磁共振成像（MRI）、B超等有着密不可分的联系。笔者在参照有关医学放射学专著的基础上，结合自己的临床经验，加以总结、精炼和提高，编写了《实用影像医学基础与诊断》一书。

　　本书取材新颖、面向基层、着重实用、指导性强，有助于临床影像技术人员更新知识、加速提高业务素质和专业技术水平。

　　尽管笔者参阅了大量的文献，但由于学识有限、经验不足，难免挂一漏万，尚祈读者批评指正。

目　录

第一章 绪 论

临床放射学（clinical radiology）包含 X 线诊断学及放射治疗学。X 线诊断学（diagnostic roentgenology）是应用 X 线的特性，通过人体后在透视荧光屏或照片上显示正常和异常的影像，结合基础医学和临床医学的知识，加以分析、归纳，从而做出诊断的一种科学。它不仅可以诊断疾病，还可以观察临床的治疗效果，或用于预防医学，如体检、防痨、肿瘤、职业病和地方病等的普查防治。放射治疗学（radiotherapeutics）包括 X 射线、钴 -60 及电子加速器等治疗机，它是应用其物理特性对身体各部位的肿瘤进行治疗的一种科学。

近年来由于电子科学的发展，显像手段多样化，临床放射学的诊断部分得到许多扩充，影像诊断不只限于 X 线诊断，还包括超声、γ 闪烁摄影、计算机体层摄影（CT）、磁共振成像（MRI）等，综合称为影像诊断学（image diagnosis），亦称医学影像学（medical imageology）。

第一节 X 线检查的基本原理与方法

一、X 线的特性

X 线是一种波长很短的电磁波，是一种光子，诊断上使用的 X 线波长为 $0.08 \sim 0.31$ 埃（$A=10^{-8}\,cm$），X 线有下列特性（主要应用于医学方面）。

（一）穿透性

X 线能穿透一般可见光所不能透过的物质，包括人体在内。其穿透能力与 X 线的波长及被穿透物质的密度与厚度有关。X 线波长越短，穿透力就越大；物质密度越低，厚度越薄，则 X 线越易穿透。在实际工作中，常以通过球管的电压伏值（KV）的大小代表 X 线的穿透性（X 线的质），而以单位时间内通过 X 线的电流（mA）与时间的乘积代表 X 线的量。

（二）荧光作用

X 线的波长很短，肉眼看不见，但照射在某些化合物（如钨酸钙、硫氧化钆等）上被其吸收后，就可发生波长较长且肉眼可见的荧光，荧光的强弱和所接受的 X 线量的多少成正比，与被穿透物体的密度及厚度成反比。根据 X 线的荧光作用，可利用以上化合物制成透视荧光屏或照相机暗匣里的增感纸，供透视或照片用。

（三）感光作用

X 线和日光一样，对摄影胶片有感光作用。感光强弱和胶片接受的 X 线量成正比。胶片涂有溴化银乳剂，感光后放出银离子（Ag⁺），经暗室显影定影处理后，胶片感光部分因银离子沉着而显出黑色，其余未感光部分的溴化银被清除而显出胶片本色，即白色。由于身体各部位组织密度不同，胶片出现黑－灰－白不同层次的图像，这就是 X 线照相的原理。

（四）电离作用及生物效应

X 线或其他射线（如 γ 线）通过物质被吸收时，可使组成物质的分子分解成正负离子，称为电离作用，离子的多少和物质吸收的 X 线量成正比。通过空气或其他物质产生电离作用，利用仪表测量电离的程度就可以计算 X 线的量。同样，X 线通过人体被吸收，也产生电离作用，并引起体液和细胞内一系列的生物化学作用，使组织细胞的功能、形态受到不同程度的影响，这种作用称为生物效应。X 线对人体的生物效应是应用 X 线做放射治疗的基础。另外，在实施 X 线检查时，对检查者与被检查者进行防护措施亦基于此原理。

二、密度对比概念和影像形成原理

X 线影像形成的基本原理，是 X 线的特性和人体组织器官密度与厚度之差异所致，这种密度与厚度之差异称为密度对比（contrast），可分为自然对比和人工对比。

（一）自然对比

人体各种组织、器官的密度不同，厚度也不同，经 X 线照射，其吸收及透过 X 线量也不一样。因此，在透视荧光屏上有亮暗之分，在照片上有黑白之别。这是人体自然，亦是固有的密度差别，称为自然对比。

按照人体组织密度的高低，依次分为骨骼、软组织（包括皮肤、肌肉、内脏、软骨）、液体（血液及体液，密度和软组织相似，X 线不能区别）、脂肪和存在于人体内的气体。各个不同密度的组织相邻排列，吸收及透过 X 线量不同，产生透视或照片上影像。在人体内，胸部和骨骼的自然密度对比最好，在透视和普通照片上应用最多。凡是密度最大的部分（如骨骼）吸收 X 线最多，通过 X 线量很少，故在照片上显出白色影像；反之，密度较小的部分（如空气或软组织）在照片上显出黑色影像。此外，还应注意厚度，如心脏的投影形成明显的白色。

密度分辨率（density resolution）：使用某种射线设备，能分辨人体同一部位的两种以上不同密度的结构，即显示出密度差异，从而形成影像。这种能分辨最小的密度差异，称为某种设备的密度分辨率。如 CT 机就具有高分辨率，在头颅同一层扫描片中，能分辨出灰质与白质、脑室、脑池与脑沟等不同结构，而普通 X 线的密度分辨率则较低，为 5%～10%。

（二）人工对比

人体有些部分，如腹部各脏器，密度大致相同，不具备自然对比的条件，可用对人体无害、密度大或密度小的物质，引入被检查的组织器官或其周围，造成密度差异，显出影像，称为人工对比。形成人工对比的方法称为造影检查，引用的物质叫作造影剂（contrast medium）。

三、X线检查方法

（一）普通检查

普通检查是应用身体的自然对比进行透视或照相。此法简单易行，应用最广，是X线诊断的基本方法。

1. 透视

使X线透过人体被检查部位并在荧光屏上形成影像，称为透视（fluoroscopy）。透视一般在暗室内进行，检查前必须做好暗适应，戴深色眼镜并在暗室内适应一段时间。透视的优点是经济、操作简便，能看到心脏、横膈及胃肠等活动情况，同时还可转动患者体位，做多方面观察，以显示病变及其特征，便于分析病变的性质，多用于胸部及胃肠检查。透视的缺点是荧光影像较暗，细微病变（如血行播散型肺结核等）和密度、厚度较大的部位（如头颅、脊椎等）看不太清楚，而且透视仅有书写记录，患者下次复查时不易做精确的比较。

2. 照相

照相亦称摄影。X线透过人体被检查的部位并在胶片上形成影像，称为X射线摄影（radiography），胶片曝光后需经显影、定影、水洗及晾干（或烤干）等步骤，操作复杂，费用较贵。照片所见影像比透视清楚，适用于头颅、脊椎及腹部等部位的检查。照片还可留作永久记录，便于分析对比、集体讨论和复查比较。但照片不能显示脏器活动状态。一张照片只反映一个体位（体位即照相位置）的X线征象，根据病情和部位，有时需要选定多个投照体位。

照相体位：X线检查时，患者位于胶片（或荧光板、影像增强器）与球之间，身体位置与胶片、球管的关系称为体位。

体位的名称，通常按以下两种方法命名。

（1）按X线进行的方向命名：X线球管位于检查部位的后面，胶片位于其前面，X线由后向前投照，称为后前位。反之，X线由前向后投照，则称为前后位。

（2）按接近胶片的部位命名：某些部位检查时（如心脏、脊椎等），需做斜位检查。以胸部为例，使旋转成右肩前方贴近胶片，则称为右前斜位；反之，如左肩前方贴近胶片，则称为左前斜位。侧位投照亦然，依被检部位的某一侧贴近胶片命名，如左侧位和右侧位等。

（二）特殊缩影

1. 断层缩影

断层缩影（photofluorography） 是在暗箱装置内，用快速照相机把荧光屏上的影像摄成 70 mm 或 100 mm 的缩小照片。这种照片的工作效率比透视高、费用低，还可减少接受放射线的剂量。机器可装成流动式，直接到部队、工厂、学校、农村，为人们做胸部体检。

2. 断层照相

断层照相（tomography）又称为分层照相或体层照相。它是应用一种特殊装置专照某一体层的影像，使该层影像显示清楚，而不在此层的影像模糊不清，这就可以避免普通照片上各层影像彼此重叠混淆的缺点。断层照相常用于检查肺内包块、空洞及大支气管情况。此外，还可用于其他部位的检查。根据照相时 X 线球管转动的形式（轨迹），断层照相分为几种。最常用的是直线式断层照相，设备简单，装置容易。另一种是多轨迹断层照相，除直线外，还有大圆、小圆、椭圆、梅花及螺旋形等轨迹，其优点是避免直线断层照片上纵行线条状影，且显示细微结构较好，既能取得薄层影像又能取得厚层影像。其中，薄层照相对复杂微细结构（如中耳、内耳），能获得清晰的影像。

3. 钼靶软 X 线照相

X 线束含有不同的波长，线束波的长短取决于 X 线球管阳极靶面金属材料的原子序数。绝大多数的 X 线球管都使用钨靶，钨的原子序数为 74，它产生短波射线（硬线）多，穿透力强，适用于身体各部位的 X 线照相，但对于较薄的部位（如手指），特别是软组织，钨靶的影像效果没有钼靶好。钼的原子序数为 42，它产生长波射线（软线）多，穿透力强，适用于软组织 X 线照相，尤其多用于乳腺疾病的诊断。

4. 放大照相

摄影时增加照相部位与胶片间的距离，使投照的影像放大，称为放大照相（magnification radiography）。为使放大后的影像不致模糊失真，必须使用 0.3 mm 以下的微焦点球管，使 X 线束窄小，从而获得病变放大后的清晰影像。此法可用于显示硅肺结节，对早期诊断有帮助，亦可用于显示骨骼的细微结构及早期破坏灶。

5. 高电压照相

高电压照相亦称高千伏摄影，是指用 120 KV 以上的电压拍照 X 线照片。其常用 120 ～ 150 KV。其优点是 X 线穿透力强，以胸部照片而论，如被锁骨、肋骨或纵隔遮蔽的病灶容易显见；胸腔积液或胸膜增厚遮蔽的肺部病灶也能够看到。

（三）造影检查

人体内有些器官与组织缺乏自然对比，需引入造影剂形成密度差异。以下简要叙述常用的造影剂与检查方式。

1. 造影剂及其种类

高密度造影剂有钡剂、碘制剂等。

钡剂（barium）：使用医用硫酸钡，做钡餐与钡灌肠检查；或制成钡胶浆用于支气管造影检查。

碘制剂分为油剂、水剂、片剂（丸剂）等。

（1）油剂：①碘化油（oleum iodinatum）是碘与植物油结合的有机碘化物，无色或淡黄色，不溶于水，能与水分散乳化。浓度 40% 的碘化油，用于支气管造影、瘘管造影、脓腔造影及子宫输卵管造影。乳化之碘化油可用作肝癌之栓塞剂。碘化油如有游离碘分支，其色变为棕红色，则不可使用。②碘苯酯（iophendylatum）为无色或淡黄色油状液体，不溶于水，黏稠度比碘化油低，适用于脊髓造影及脑室造影。

（2）水剂：分为无机碘化物与有机碘化物（含离子型造影剂与非离子型造影剂）。①无机碘化物为碘化钠，有效浓度为 12.5%，价格低，易配制，用于逆行肾盂造影、膀胱造影及手术后胆道造影。缺点为刺激性大，不宜多用。目前，几乎不用。②有机碘化物种类多、用途广。由于其排泄径路不同，又分为两大类。其一，进入体内后经肝细胞分泌至胆管再进入胆囊，故用于胆囊造影或胆管造影。此类有两种造影剂，一种是碘酸（acidum iopanoicum）片剂，产品为吡罗勃定（biloptin）胶囊，用作口服法胆囊造影，另一种是 50% 胆影葡胺（meglumine iodipamide），用作静脉法胆管造影。其二，有机碘通过肾脏排泄，用于各部位血管造影、心脏造影及肾盂造影。此类造影剂也有两种，一种为离子型造影剂，国内普遍使用，产品为 60% ～ 70% 泛影葡胺（meglumine diatrizoate）及异泛影葡胺（meglumine iothalamate），后者又称康锐（conray），两者皆含有阳离子（葡甲胺离子或钠离子）与阴离子（有机碘酸离子）。另一种为非离子型造影剂，不含离子，不带电子，其产品有碘苯六醇（Iohexol）、甲泛糖胺（metrizamide）及优维显（Iopromide 或 uitravist）。非离子型造影剂较离子型造影剂具有更多的缺点，但由于经济价值高，尚不能普遍应用。

低密度造影剂含空气、氧气及二氧化碳等，多用于管腔内或组织间隙内造影，如气腹造影、腹膜后充气造影及关节造影等。气脑造影及脑室造影由于 CT 检查的开展，已很少采用。

2. 引入途径

引入途径分为直接引入法与生理积聚法两种形式。

（1）直接引入法：分为两种途径。其一是经自然通道口引入造影剂至相应的某器官，如从口腔或肛门引入钡剂行胃道钡餐或钡灌肠检查；经鼻腔（或口腔）插管至气管注射碘油行支气管造影；经尿道逆行插管注射碘水至尿道或膀胱，是实行尿道或膀胱造影，需要时可将导管再引入输尿管做逆行肾盂造影；经阴道插管至子宫腔内注射碘剂称为子宫输卵管造影；还有经病变或手术瘘管引入造影剂，为瘘管造影或术后胆管造影等。其二是经皮肤穿刺，自针管或联结导管注射造影剂，引入与外界隔离的腔道或器官内，如各种血管造影、心脏造影、气脑造影及脑室造影等。

（2）生理积聚法（或生理排泄法）：经口服或静脉注射造影剂，利用该造影剂有选择性地经某脏器生理聚积或排泄，暂时停留于管道或内腔使之显影，如口服胆囊造影、静脉肾盂造影等。

3.造影前准备和造影反应的处理

为使造影检查顺利进行并获得预期效果，造影前对患者的预先准备工作显得尤为重要。各器官的造影前准备工作在相应的章节介绍，下面着重介绍有关碘制剂造影前应注意的事项。

（1）查询患者有无造影的禁忌证，如碘过敏、心肾严重疾病。

（2）向患者解释造影的程度以求得合作。

（3）做碘过敏试验，将拟用的造影剂 1.0 mL 经静脉注入，观察 15 分钟内有无不良反应。轻者表现为周身灼热感、恶心、呕吐、荨麻疹等；重者表现为心血管、中枢神经系统及呼吸功能障碍，如休克、惊厥、喉头水肿及呼吸循环衰竭等。严重反应致死者极其少见，如无上述反应，才能做造影。过敏试验虽有一定的参考意义，但实践中也有做试验时无症状，而在造影时却发生反应的情况。因此，每次注射碘剂时应准备好急救药品以防不测。如果在造影过程中出现严重症状，应立即终止造影并进行抗过敏、抗休克和其他对症治疗。若有心脏停搏，则需立即进行心脏按压术等。

（四）技术设备改进与检查方法的新进展简介

近 30 年来，物理学、药理学、医学生物工程及电子工业的发展，促进 X 线诊断机硬件改善，从而获得新的影像，促进了诊断学的发展。

1.大功率 X 线机、配备影像增强器及影像转化装置

X 线机的基本结构为高压发生器、X 线球管及控制台三大部件。由于高压发生器及 X 线球管结构改进，球管能量（功率）加大，可达 100 KV，同时球管焦点微小（0.1～0.3 mm，甚至 0.05 mm），故摄取照片采用高电流短时间曝光，X 线摄像对比好，清晰度强。现在常用 1000 mA、1250 mA 或 2000 mA 的大型 X 线机做特殊检查及造影检查。

近代 X 线机常配备影像增强器（简称 II）及电视设备（TV）。电视屏幕上影像亮度很高，能显示较小的病灶，比普通透视优越。操作可在比较明亮的机房或传送到其他房间内查看，后者称为隔室遥控检查，工作人员可避免射线的照射。有时还配备荧光缩影、磁带录像（video-tape）及射线电影（cine-radiography）装置，将影像记录留存，及时拍照脏器病变及功能变化，供分析研究及会诊示教之用。上述荧光缩影、电视技术（包括录像）和电影照相等称为影像转换装置，多用于胃肠检查、观察心脏搏动，特别是在大功率 X 线机上配备影像转换装置，对于心脏造影及各种血管造影的诊断准确性有明显的提高。

影像增强器能减少 X 线用量。未配备 II 的普通透视，X 线球管需发射 3～5 mA 才能达到诊断要求；而配备 II 后，X 线球管只需发射 0.3～0.5 mA，不仅合乎诊断要求，

而且亮度比普通透视高。因此，II 既能减少球管损耗，又能减少患者及工作人员所接受的 X 线辐射剂量。

2. 选择性心脏、血管造影

（1）选择性心脏造影（selective cardiography）：通过左心或右心导管将高浓度有机碘溶液注入某心腔内，称为选择性心脏造影，由于心脏搏动快及血液稀释作用，这种造影必须配备高压快速注射和快速换片装置。近年来，使用大功率双向球管同时投照正侧位照片，并结合电视、录像及电影设备，从而提高了影像质量。

（2）选择性血管造影（selective angiography）：采用顶端有不同弯度形状的特异导管，经皮穿刺（多穿刺股动脉），送入特定血管内，注射有机碘溶液（多用泛影葡胺），称为选择性血管造影。这种造影应用范围极其广泛，如冠状动脉造影、经颈动脉脑血管造影、椎动脉造影及腹主动脉各分支之造影（含腹腔动脉、肠系膜上动脉、肠系膜下动脉、肾动脉等），还有其他血管等。各种造影对诊断脏器肿瘤及血管性病变（如栓塞、出血）皆有明显帮助，亦是开展介入放射学的基础。

3. 数字减影血管造影

数字减影血管造影（DSA）提高血管造影的分辨率，显示细小血管，是促进医学影像学发展的手段之一。DSA 分为两种。

（1）静脉数字减影血管造影（IV-DSA）：DSA 极大地强化动脉内低浓度造影剂的影像，故静脉注射造影剂能使周身大部分动脉较好地显影。此法称为 IV-DSA。IV-DSA 的优点是比动脉插管创伤性小、操作简易。缺点是需要增加造影剂的用量，以增大血管内碘浓度，致使其应用仍有限制，不能取代动脉插管法。

（2）动脉数字减影血管造影（IA-DSA）：通过动脉插管将导管直接送至特定部位前的动脉，注射造影剂照相，经数字减影处理后，形成 IA-DSA 影像。其优点：①较清晰地显示动脉小分支。②减少造影剂用量，比常规动脉造影少用 50% 造影剂。③不需要将导管深入插至特定部位的动脉（如同选择性或超选择性造影那样），如在锁骨下动脉注射可显出椎动脉，在腹主动脉下部注射可显出肾动脉等。④数字信息可存储并实时显示，有利于介入放射学的检查。

DSA 的限制：①血管影像重叠，同一部位多血管相互重叠，故需要多体位投照，如正侧位同时投照。②需要患者密切合作，避免一切随意的运动。③ DSA 有利于显示小动脉支，但对 0.2 mm 以下的微小血管尚不能显示。④非自主，亦即不随意的运动，如吞咽、呼吸及胃肠蠕动会影响图像清晰度。

4. 计算机体层摄影

计算机体层摄影（CT）是发展迅速的电子计算机和 X 线相结合的一项诊断技术。其主要特点是具有高密度分辨率，比普通 X 线照片高 10 ～ 20 倍。其能准确测出某一平面各种不同组织之间的放射衰减特性的微小差异，以图像或数字将其显示，极其精细地分辨出各种软组织的不同密度，从而形成对比。例如，头颅 X 线平片不能区分脑组织及脑脊液，而 CT 不仅能显示出脑室系统，还能分辨出脑实质的灰质与白质；又如，再引入造影剂以增强对比度，对其分辨率更为提高，故而拓宽了疾病的诊断范畴，还提高了诊断正确率。但 CT 也有其限制，如对血管病变、消化道腔内病变及某些病变的定性等。

5. 磁共振或磁共振成像

磁共振（MR）或磁共振成像（MRI）是一种利用原子核在磁场内共振而产生影像的诊断方法。MRI 为非射线成像，亦为无创伤性检查方法的一种，自 20 世纪 80 年代应用于临床后，其检查技术发展非常迅速且日臻完善，成为影像诊断学中重要的成员之一。

MRI 是利用含奇数质子的原子核（如 ^1H、^{13}C、^{19}F、^{23}Na）自旋（spin）运动的特点，置于外加的强大均匀磁场（主磁场）内，使原本排列杂乱的原子核在磁力作用下按周围磁场方向排列成行，这种原子核围绕主磁场轴旋转的现象，称为旋进（precession）。自旋和旋进是奇数质子原子核的两种特性，不同元素原子核的旋转频率各异。因质子旋进无聚合性，磁化向量是顺主磁场力线方向，无切割磁力线的力，故不产生电压变化，以致不能检测出磁场变化的信号。为测出其磁场变化，必须将顺磁力线的净磁化移位，因而在外加磁场内，又加用射频脉冲，使射频脉冲在质子共振频率上垂直作用于磁场，则净磁化移位，在射频脉冲结束后，可接收到由磁场改变而引起的电压变化。简述之，射频脉冲的频率如接近某元素的原子核的旋进频率，该原子即被激发，并改变原子核磁轴的偏斜方向，这一过程称为 MRI。发生射频脉冲是间断的，所产生的电磁（能量）经接收器收集并转换为电信号，再经系统处理。图像重建等形成供诊断使用的 MRI 图像。除影像诊断外，还可利用高磁场（1.5 T 或 2.0 T）磁共振波谱（magnetic resonance spectroscopy）显示该区域的代谢过程，利于某些疾病的早期诊断。与 CT 相比，MRI 的优越性是非射线成像，且可在任何方向切层扫描，如冠状面、矢状面、横断面及斜面等。MRI 与 CT 在成像方面还有不同之处，如质子密度，T_1 与 T_2 弛豫时间。目前软件的开发，还可不用造影剂而显示血管，称为磁共振血管成像（MRA）。MRI 也有不足之处，如成像时间长、对钙化不灵敏、费用较昂贵等。

第二节　X 线诊断原则

X 线诊断是临床诊断的一部分，要想做出正确的诊断，必须遵循一定的诊断原则和分析方法，才能客观、全面地得出正确结论。

一、X 线诊断原则

X 线诊断基本原则，概括起来就是"全面观察，具体分析，结合临床，做出诊断"。

分析 X 线照片时，必须避免主观片面的思维方法，养成全面观察的能力。当拿到照片时，首先必须注意照片的质量、照相体位及检查方法，其次按一定顺序深入、细致地观察，以免注意力集中于照片上最明显的征象，忽略不明显的但又有重要意义的征象，而引起误诊和漏诊。根据需要，应照不同体位的照片，还需调阅以往照片或定期复查，从病变演变帮助诊断。

　　分析 X 线照片上影像，首先应辨别是否正常，而后才能提出异常征象。从这些异常征象中，找到一个或几个主要征象，与患者现阶段病情有密切关系。对待这些征象，应从其密度、形态、边缘及周围组织状况等分析，推理归纳，得出诊断。例如，肺内大片致密影，密度均匀一致，边缘模糊，如果邻近组织向患侧移位，则可能是肺不张，如无移位，则可能是肺炎。

　　只从照片片象出发，分析归纳，得出的诊断有时还不够正确，还需结合临床资料来得出结论。有些 X 线征象具有特征性，如骨折、气胸、龛影、结石等，但多数 X 线征只反映病变的基本病理，缺乏明确的特征。例如，肺浸润性病变可能是肺炎，也可能是结核，必须结合临床加以分析。

　　总之，一个正确的 X 线诊断的建立，就是对疾病的 X 线征象进行调查研究，以及在此基础上结合临床加以分析的认识过程。

二、观察与分析病变的注意点

　　1. 位置与分布

　　不少疾病有好发部位，如肺结核多见于肺上部，肠结核多见于回盲部，骨结核多见于骨骺和干骺端并常侵犯关节。

　　2. 形状与边缘

　　肺内致密影如为斑片状，可能为炎症、结核或其他非肿瘤性病变。如致密影外形为圆，可能为慢性愈合期中的表现；反之，如病变边缘模糊，一般反映炎症病变的浸润，且有活动性。恶性肿瘤在进展阶段，有时边缘也稍模糊。

　　3. 数目与大小

　　病灶的大小是单发抑或多发，有一定的鉴别意义。例如：骨结构的死骨多而小，为多个米粒样；化脓性骨髓炎的死骨少而大，为单个或几个长条状。

　　4. 密度与结构

　　病变密度的大小及其均匀性有重要的诊断意义。例如：肺内块状影密度高且不均匀，内有钙化，多诊断为结核球；密度不太高且均匀一致，多诊断为肿瘤，少数良性肿瘤也有钙化。骨密度增高反映骨质增生及硬化，骨密度减低表示骨质疏松或骨结构破坏。

　　5. 周围情况

　　邻近器官、组织的改变对诊断有一定意义。例如，肺内大片状致密影伴有胸腔体积缩小的邻近组织改变，患侧肋间隙变窄、横膈上升及气管向患侧移位，多见于肺不张；反之，如胸腔体积增大，则诊断为胸腔积液。

6. 功能改变

器官的功能变化表现为心脏搏动、横膈运动及胃肠蠕动等的改变。例如：心包积液或心肌疾病可见心搏动减弱；胸膜增厚粘连常见患侧横膈运动受限；胃癌则见病区及邻近胃壁蠕动消失。

7. 发展情况

某些 X 线征象只表明病程中现阶段状况，缺乏特征性，若以检查前后照片相比较，可了解病变发展动态，易得出诊断意见。如肺内块状致密影，究竟是结核瘤抑或恶性肿瘤？如该影已存在数年之久，且大小又无明显变化，则可诊断为良性病变，常见为结核瘤；反之，短期内块影长大，则应考虑为恶性肿瘤。而急性炎症的进展比恶性肿瘤更快，病变消散也快。

三、结合临床的注意点

在 X 线诊断中，只有少数疾病具有特征性 X 线表现，可以肯定诊断；而多数不具备特征性表现，可结合临床，分析归纳，提出诊断意见。结合临床可考虑下列项目。

1. 现病史和既往史

现病史对疾病有重要的诊断意义。例如肺内大叶性实变，临床有突然高热、咳嗽、咳铁锈色痰、白细胞增高等表现，可诊断为大叶性肺炎。但如果患者长期低热、慢性咳嗽、痰中带血、血沉快，则应考虑干酪性肺炎的可能性。如实变致密度不均匀，特别是痰内查到结核杆菌，诊断就能确定。

既往史对病变也有诊断意义。如青年人有关节边缘的骨质增生，以往有外伤史，则可诊断为外伤性关节病。

2. 年龄与性别

同样的征象在不同的年龄和性别有不同的诊断意义。肺门淋巴结增大，在儿童多见于肺门淋巴结核，在老年多见于肺癌。盆腔内肠道外肿块，在妇女有可能为卵巢或子宫疾病。

3. 居住区域

对地方病及地区性流行病应查问居住区域，以助诊断。例如，大骨节病多见于我国东北和西北，包虫囊肿多见于西北，血吸虫病多发生在我国江南水乡。

4. 职业史

例如诊断硅肺，需了解是否有尘埃的长期接触史。

5. 体征

心脏杂音及震颤的部位和性质，对诊断心脏病有重要意义。

6. 其他临床检查（包括其他医学影像检查）

化验、超声波、心电图、同位素扫描及病理活检对疾病的诊断有重要参考意义。例如，化脓性骨髓炎在 X 线征象未明确前已有白细胞升高的表现，应该近期复查照片，以便及早确诊；对腹部包块或肝肾疾病，常结合超声波及同位素扫描分析。

7.病变发展及治疗反应

如第一次就诊不能决定诊断，可预约近期复查，动态观察病变情况。例如，肺上部模糊片状致密影，诊断不能确定为结核或肺炎，经抗感染治疗后再复查，如病变迅速消散，则可诊断为肺炎。又如，肺内块状致密影，经抗感染、抗结核治疗，长期无效，应警惕肺癌的可能性。

第三节　介入放射学

介入放射学是放射学领域在 20 世纪 70 年代以来发展的一项技术，它是使放射诊断与组织活检及临床治疗相结合，亦即应用现代 X 线诊断手段，同时对某些疾病进行治疗和取得组织学、细菌学，以及生理、生化等资料的一种新方法。介入放射学分血管介入放射学与非血管介入放射学两类。

一、血管介入放射学

血管介入放射学亦称介入性血管造影学，是指在诊断性血管造影的同时，自导管向血管管腔内注射药物或某些物质或施行某种措施，以达到治疗的目的。常用的血管介入技术有以下三种。

（一）血管内灌注药物治疗

1.血管收缩治疗

经导管向有关动脉内滴注升压素，以控制胃肠道出血，如食管胃静脉曲张出血、胃黏膜弥漫性出血及结肠憩室出血等。

2.肿瘤化疗

导管留置于供应肿瘤的动脉，滴注化疗药物，使局部用药浓度加大，避免或减轻化疗引起的全身反应。

（二）经导管血管栓塞法

经导管血管栓塞法是指经原血管造影的导管或特制的导管，将栓塞物送至靶血管内。一种是治疗内出血，如外伤性脏器出血、溃疡病、肿瘤或原因未明的脏器出血。另一种是用栓塞法治疗肿瘤，因肿瘤循环部分或全部被栓塞物阻断，以达控制肿瘤之生长，或作为手术切除的一种治疗手段；亦可用于非手术脏器切除，如注射栓塞物质于脾动脉分支内，即部分性脾栓塞，以治疗脾功能亢进，同时不影响脾脏的免疫功能。

常用的栓塞物质有自体血凝块、明胶海绵、无水乙醇、聚乙烯醇、液体硅酮、不锈钢圈、金属或塑料小球及中药白及等。

（三）经皮腔内血管成形术

经皮腔内血管成形术（PTA）在 20 世纪 60 年代开始应用于动脉，使狭窄的血管扩张。20 世纪 70 年代研制双腔气囊导管成功后，得到广泛应用，多用于髂、股、腘动脉及肾动脉。肾动脉 PTA（或 PTRA）多用于肾源性高血压，使狭窄肾动脉扩张，从而降低血压。PTA 亦可用于冠状动脉，称为经皮腔内冠状动脉成形术（PTCA），使硬化的冠状动脉扩张，达到治疗冠心病的目的。PTA 使用的导管为带胶囊的双腔导管，将胶囊段置于狭窄血管处，囊内注入含有造影剂的液体，加压至 3～6 个大气压，每次持续 10～15 分钟。加压可重复 3～4 次，多数能使狭窄血管达到扩张的效果。

PTA 多用于动脉粥样硬化性狭窄的血管，其机理是粥样斑块受压，内膜和中层撕裂、伸展，使管腔增宽。其他原因的血管狭窄，如多发性大动脉炎、先天性血管狭窄，有时也可用 PTA 治疗。

二、非血管性介入放射学

（一）经皮穿刺活检

经皮穿刺活检（PNB）是使用细针（22～23 号，外径 0.6～0.7 mm）经皮直接穿刺身体各部位病变区，由于针头有特殊装置，便于取出病变的活检标本。也可用细针直接抽吸病变的组织碎块，再做活检。

胸部 PNB 用以诊断肺脏、纵隔和胸壁病变，对肺内球形病灶及纵隔包块的定性诊断有重要意义，准确率可达 85%。较常见的并发症为气胸、出血，但用细针的并发症甚少，腹部 PNB 应用较多，肝、胆、胰、脾、肾及腹后壁包块均可，诊断准备性亦高。骨骼穿刺需用较粗骨穿针，可诊断骨肿瘤。此外还用于穿刺甲状腺肿块、眶内肿块等。

为保证针刺安全到达待查病变处，需用电视荧屏、CT、B 超及有关造影检查，以便指引穿刺方向。

（二）经皮穿刺引流

1. 经皮肝穿刺胆道引流（PTCD 或 PTD）

由于恶性（如胆管癌、胰头癌）或良性（如胆总管结石）病变，引起肝外胆道梗阻，临床出现黄疸。PTCD 可行胆道内或胆道外胆汁引流，从而缓解梗阻，减轻黄疸，为根治手术提供有利条件。行 PTCD 前需先做经皮经肝穿胆管造影，确定胆管梗阻的部位、程度、范围与性质。PTCD 有内外引流之分：通过经皮穿刺肝胆道成像（PTC）的穿刺针引入引导钢丝，而后拔出穿刺针，沿引导钢丝送进末段有多个侧孔的导管，导管在梗阻段上方的胆管内，其内口亦在该处，胆汁经导管外口连续引流，称为外引流；若导管通过梗阻区，留置于梗阻远端的胆管内或进入十二指肠，胆汁则沿导管侧孔流入梗阻下方的胆管或十二指肠，称为内引流。

2. 经皮肾造瘘术

经皮肾造瘘术主要用于尿路梗阻引流，也可利用造瘘术的导管将肾盂或输尿管内结石向下推移，送至膀胱排出。造瘘术方法同上，使用细针经皮穿肾，进入肾盂，先做经皮顺行肾盂造影观察尿路形态、狭窄或梗阻部位及其程度，而后沿穿刺针送进引导钢丝，再将导管插入，留置于肾盂内。

第四节　X线防护

一、防护意义

一定剂量的X线照射人体后，能产生不同程度的影响。但近代X线机及机房的设计已考虑到防护措施，能保证安全使用，使接受放射量在允许范围内，不会造成身体损害。因此，对于放射线的损伤应有正确的认识，消除不必要的顾虑和恐惧，但对于放射线接触者应采取防护措施。

从X线管阳极靶发出的X线称为原发X线，原发X线遇到物体，如空气、检查床及患者身体后，会产生另一种向各方向散射的射线，称为散射X线，亦称散射线。散射线能量低，穿透性较原发X线弱，但接触人体时被体表组织吸收，过量能造成放射损伤。对于患者来说，所接受的射线主要是原发X线；而对于放射线工作人员来说，原发X线已被各种防护措施阻挡，对身体危害的主要是散射线。近代X线机配备影像增强器，患者及工作人员接受X线辐射量仅为普通透视的十分之一。此外，还有隔室透视设备，因此工作人员和患者接受剂量很少。

二、防护措施

（一）机房及机器的防护要求

（1）机房宜较大，并有通风设备，尽量减少放射线对身体的影响，就200 mA X线机而论，机房面积不得小于36 m²。另外，机房墙壁应由一定厚度的砖、水泥或铅皮构成，以达防护目的。

（2）X线球管置于足够厚度的金属套（球管套）内，球管套的窗口应有隔光器，尽量减少原发射线的照射。X线通过人体投照于荧光屏上，荧光屏的前方应有铅玻璃将原发X线阻挡。近代X线检查床改为密封式，床周以金属板完全封闭，可减少散射线。

（二）工作人员的防护

（1）工作人员不得将身体任何部位暴露在原发X线之中，尽可能避免直接用手在透视下操作，如骨折复位、异物定位及胃肠检查等。

（2）透视时必须使用各种防护器材，如铅橡皮手套、铅围裙及铅玻璃眼镜等。利用隔光器使透视野尽量缩小，毫安尽量降低，曝光时间尽量缩短。透视前应该有充分的暗适应，以便用最短时间得到良好的透视影像。

（3）照片时要避免接触散射线，一般以铅屏风遮挡。如照片工作量大，宜在照片室内另设一个防护较好的控制室（用铅皮、水泥或厚砖砌成）。

（三）患者的防护

（1）患者与 X 线球管需保持一定的距离，一般不少于 35 cm。这是因为患者距 X 线球管越近，接受放射量就越大。球管窗口下须加一定厚度的铝片，减少穿刺力弱的长波 X 线，因这些 X 线被患者完全吸收，而对荧光屏或胶片都无作用。

（2）患者应避免短期内反复多次检查及不必要的复查。对性成熟及发育期的妇女做腹部照射，应尽量控制次数及部位，避免伤害生殖器官。早期怀孕第一个月内，胎儿对 X 线特别敏感，易造成流产或畸胎，故对早孕妇女避免放射线照射骨盆部。对男患者，在不影响检查的情况下，宜用铅橡皮保护阴囊，防止睾丸受到照射。

第二章 计算机体层成像

CT 是亨斯菲尔德（Hounsfield）于 1969 年设计成功，1972 年公之于世的。CT 不同于 X 线成像，它是用 X 线束对人体层面进行扫描，取得信息，经计算机处理而获得的重建图像。CT 所显示的是断面解剖图像，其密度分辨力明显优于 X 线图像，从而显著扩大了人体的检查范围，提高了病变的检出率和诊断的准确率。CT 也大大促进了医学影像学的发展。

第一节 CT 的成像基本原理与设备

一、CT 的成像基本原理

CT 是用 X 线束对人体某部一定厚度的层面进行扫描，由探测器接收透过该层面的 X 线，转变为可见光后，由光电转换变为电信号，再经模拟／数字转换器转为数字，输入计算机处理。图像形成的处理有如将选定层面分成若干个体积相同的长方体，称之为体素（voxel）。扫描所得信息经计算而获得每个体素的 X 线衰减系数或吸收系数，再排列成矩阵，即数字矩阵。数字矩阵可存储于磁盘或光盘中。经数字／模拟转换器（digital/analog converter）把数字矩阵中的每个数字转为由黑到白不等灰度的小方块，即像素（pixel），并按矩阵排列，即构成 CT 图像。所以，CT 图像是重建图像，每个体素的 X 线吸收系数可以通过不同的数学方法算出。

二、CT 设备

CT 设备主要有以下三部分：①扫描部分由 X 线管、探测器和扫描架组成；②计算机系统，将扫描收集到的信息数据进行贮存运算；③图像显示和存储系统，将经计算机处理、重建的图像显示在电视屏上或用多幅照相机或激光照相机将图像摄下。探测器从原始的 1 个发展到现在的多达 4800 个，扫描方式也从平移／旋转、旋转／旋转、旋转／固定，发展到新近开发的螺旋 CT 扫描。计算机容量大、运算快，可立即重建图像。由于扫描时间短，可避免运动，如呼吸运动的干扰，提高图像质量；层面是连续的，所以不至于漏掉病变，而且可行三维重建，注射造影剂做血管造影可得 CT 血管造影（CTA）。

超高速 CT 扫描所用扫描方式与前者完全不同，它的扫描时间可短于 40 ms，每秒可获得多帧图像。由于扫描时间很短，可摄得电影图像，能避免运动所造成的伪影，因此其适用于心血管造影检查，以及小儿和急性创伤等不能很好地合作的患者检查。

第二节　CT 图像特点

CT 图像是由一定数目由黑到白不同灰度的像素按矩阵排列所构成的。这些像素反映的是相应体素的 X 线吸收系数。不同 CT 装置所得图像的像素大小及数目不同：大小可以是 1.0 mm×1.0 mm 或 0.5 mm×0.5 mm 不等；数目可以是 256×256，即 65 536 个，或 512×512，即 262 144 个不等。显然，像素越小，数目越多，构成图像越细致，即空间分辨力（spatial resolution）高。CT 图像的空间分辨力不如 X 线图像高。

CT 图像是以不同的灰度来表示的，反映器官和组织对 X 线的吸收程度。因此，与 X 线图像所示的黑白影像一样，黑影表示低吸收区，即低密度区，如肺部；白影表示高吸收区，即高密度区，如骨骼。但是 CT 与 X 线图像相比，CT 的密度分辨力高，即有高的密度分辨力（density resolution）。因此，人体软组织的密度差别虽小，吸收系数虽多接近于水，也能形成对比而成像。这是 CT 的突出优点。所以，CT 可以更好地显示由软组织构成的器官，如脑、脊髓、纵隔、肺、肝、胆、胰及盆部器官等，并在良好的解剖图像背景上显示出病变的影像。

X 线图像可反映正常组织与病变组织的密度，如高密度和低密度，但没有量的概念。CT 图像不仅以不同灰度显示其密度的高低，还可用组织对 X 线的吸收系数说明其密度高低的程度，具有一个量的概念。实际工作中，不用吸收系数，而是换算成 CT 值，用 CT 值说明密度，单位为 Hu（Hounsfield unit）。

水的吸收系数为 10，CT 值定为 0 Hu，人体中密度最高的骨皮质吸收系数最高，CT 值定为 +1000 Hu，而空气密度最低，定为 -1000 Hu。人体中密度不同和各种组织的 CT 值则居于 -1000 Hu 到 +1000 Hu 的 2000 个分度之间。

人体软组织的 CT 值多与水相近，但由于 CT 的密度分辨力高，所以密度差别虽小，也可形成对比而显影。

CT 值的使用，在描述某一组织影像的密度时，不仅可用高密度或低密度形容，还可用它们的 CT 值说明密度高低的程度。

CT 图像是层面图像，常用的是横断面。为了显示整个器官，需要多个连续的层面图像。通过 CT 设备上图像的重建程序的使用，还可重建冠状面和矢状面的层面图像。

第三节　CT 检查技术

患者卧于检查床上，摆好位置，选好层面厚度与扫描范围，并使扫描部位伸入扫描架的孔内，即可进行扫描。大多用横断面扫描，层厚用 5 mm 或 10 mm，特殊需要可选用薄层，如 2 mm。患者保持不动，胸、腹部扫描要停止呼吸。因为轻微的移动或活动可造成伪影，影响图像质量。

CT 检查分为平扫、造影增强扫描和造影扫描。

1. 平扫

平扫是指不用造影增强或造影的普通扫描。一般都是先做平扫。

2. 造影增强扫描

造影增强扫描是经静脉注入水溶性有机碘剂，如 60% ~ 76% 泛影葡胺 60 mL 后再行扫描的方法。血内碘浓度增高后，器官与病变内碘的浓度可产生差别，形成密度差，可以使病变显影更为清楚。造影增强扫描的方法分团注法、静滴法和静注与静滴法三种。

3. 造影扫描

造影扫描是先做器官或结构的造影，然后再行扫描的方法。例如，向脑池内注入碘曲仑 8 ~ 10 mL 或注入空气 4 ~ 6 mL 行脑池造影再行扫描，称为脑池造影 CT 扫描，可清楚显示脑池及其中的小肿瘤。

第四节　CT 分析与诊断

在观察分析时，应先了解扫描的技术条件，是平扫还是增强扫描，再对每帧 CT 图像进行观察。结合一系列多帧图像的观察，可立体地了解器官大小、形状和器官间的解剖关系。病变在良好的解剖背景上显影是 CT 的特点，也是诊断的主要根据，但凡病变够大并同邻近组织有足够的密度差，即可显影。根据病变密度高于、低于或等于所在器官的密度，分为高密度病变、低密度病变或等密度病变。如果密度不均，有高有低，则为混杂密度病变。发现病变要分析病变的位置、大小、形状、数目和边缘，还可测定 CT 值以了解其密度的高低。如行造影增强扫描，则应分析病变有无密度上的变化，即有无强化。如病变密度不增高，则为不强化；密度增高，则为强化。强化程度不同，形式亦异，可以是均匀强化或不均匀强化，或只病变周边强化，即环状强化。对强化区行 CT 值测量，并与平扫的 CT 值比较，可了解强化的程度。此外，还要观察邻近器官与组织的受压、移位和浸润、破坏等。

综合分析器官大小、形状的变化，病变的表现及邻近器官受累情况，就有可能对病变的位置、大小与数目、范围及病理性质做出判断。和其他成像技术一样，CT 还需要与临床资料结合，并同其他影像诊断综合分析。

CT 在发现病变、确定病变位置及大小与数目方面是较敏感而可靠的，但对病理性质的诊断有一定的限制。

第五节　CT 诊断的临床应用

CT 诊断由于它的特殊诊断价值，已广泛应用于临床。但 CT 设备比较昂贵，检查费用偏高，某些部位的检查、诊断价值，尤其是定性诊断，还有一定限度，所以不宜将 CT 检查视为常规诊断手段，应在了解其优势的基础上，合理地选择应用。

CT 诊断应用于各系统疾病有以下特点及优势。

（1）CT 检查对中枢神经系统疾病的诊断价值较高，应用普遍。CT 检查对颅内肿瘤、脓肿与肉芽肿、寄生虫病、外伤性血肿与脑损伤、脑梗死与脑出血，以及椎管内肿瘤与椎间盘脱出等病诊断效果好，诊断较为可靠。因此，脑的 X 线造影除脑血管造影仍用以诊断颅内动脉瘤、血管发育异常和脑血管闭塞，以及了解脑瘤的供血动脉以外，其他如气脑、脑室造影等均已较少应用。螺旋 CT 扫描可以获得比较精细和清晰的血管重建图像，即 CTA，而且可以做到三维实时显示，有希望取代常规的脑血管造影。

（2）CT 检查对头颈部疾病的诊断很有价值。例如，对眶内占位病变、鼻窦早期癌、中耳胆脂瘤、听骨破坏与脱位、内耳骨迷路的轻微破坏、耳先天发育异常及鼻咽癌的早期发现等。但明显病变，X 线平片已可确诊者则无须 CT 检查。

（3）对胸部疾病的诊断，CT 检查随着高分辨力 CT 的应用，日益显示出它的优越性。通常采用造影增强扫描以明确纵隔和肺门有无肿块或淋巴结增大、支气管有无狭窄或阻塞，对原发和转移性纵隔肿瘤、淋巴结结核、中心型肺癌等的诊断均有很大帮助，肺内间质、实质性病变也可以得到较好的显示。CT 对平片检查较难显示的部分，如同心、大血管重叠病变的显示，更具有优越性。对胸膜、膈、胸壁病变，也可清楚显示。

（4）心脏及大血管的 CT 检查，尤其是后者，具有重要意义。心脏方面主要是心包病变的诊断、心腔及心壁的显示。由于扫描时间一般长于心动周期，影响图像的清晰度，诊断价值有限。但对于冠状动脉和心瓣膜的钙化、大血管壁的钙化及动脉瘤改变等，CT 检查可以很好显示。

（5）腹部及盆部疾病的 CT 检查应用日益广泛，主要用于肝、胆、胰、脾，腹膜腔和腹膜后间隙，以及泌尿和生殖系统的疾病诊断，尤其是占位性病变、炎症性病变和外伤性病变等。对于胃肠病变向腔外侵犯，以及向邻近和远处转移等，CT 检查也有很大价值。

当然，胃肠管腔内病变情况主要仍依赖于钡剂造影和内镜检查及病理活检。

（6）骨关节疾病，多数情况可通过简便、经济的常规 X 线检查确诊，因此使用 CT 检查相对较少。

第三章　数字减影血管造影

血管造影因血管与骨骼及软组织影重叠，血管显影不清。过去采用光学减影技术可消除骨骼和软组织影，使血管显影清晰。DSA 则是利用计算机处理数字化的影像信息，以消除骨骼和软组织影的减影技术，是新一代血管造影的成像技术。努德尔曼（Nudelman）于 1977 年获得了第一张 DSA 的图像。目前，在血管造影中这种技术应用已很普遍。

第一节　DSA 的成像基本原理与设备

DSA 是数字 X 射线摄影（DR）的一个组成部分。DR 是先使人体某部在影像增强器电视系统（IITV）影屏上成像，用高分辨力摄像管对 IITV 上的图像行序列扫描，把所有的连续视频信号转为间断、各自独立的信息，如把 IITV 上的图像分成一定数量的水方块，即像素。复经模拟 / 数字转换器转成数字，并按序排成数字矩阵。这样，图像就被像素化和数字化了。

数字矩阵可为 256×256、512×512，或 1024×1024。像素越小、越多，则图像越清晰。如将数字矩阵的数字经数字 / 模拟转换器转换成模拟图像，并于影屏上显示，则这个图像就是经过数字化处理的图像。

DR 设备包括 IITV、高分辨力摄像管、计算机、磁盘、阴极线管和操作台等部分。

数字减影血管造影的方法有几种，目前常用的是时间减影法（temporal subtraction method），介绍于下。

经导管内快速注入有机碘水造影剂。在造影剂到达欲查血管之前，血管内造影剂浓度处于高峰和造影剂被廓清这段时间内，使检查部位连续成像，比如每秒成像一帧，共得图像 10 帧。在这一系列图像中，取一帧血管内不含造影剂的图像和含造影剂最多的图像，用这同一部位的两帧图像的数字矩阵，经计算机行数字减影处理，使两个数字矩阵中代表骨骼及软组织的数字被抵消，而代表血管的数字不被抵消。这样，这个经计算机减影处理的数字矩阵经数字 / 模拟转换器转换为图像，没有骨骼和软组织影像，只有血管影像，达到减影目的。这两帧图像称为减影对，因系在不同时间所得，故称为时间减影法。时间减影法的各帧图像是在造影过程中所得，易因运动而使图像不尽一致，造成减影对的不能精确重合，即配准不良，致使血管影像模糊。

第二节 DSA 检查技术

根据将造影剂注入动脉或静脉，可以分为动脉 DSA（IADSA）和静脉 DSA（IVDSA）两种。由于 IADSA 血管成像清楚，造影剂用量少，所以应用多。

IADSA 的操作是将导管插入动脉后，经导管注入肝素 3000 ～ 5000 U，行全身低肝素化，以防止导管凝血。将导管尖插入欲查动脉开口，导管尾端接压力注射器，快速注入造影剂。注入造影剂前，将 IITV 影屏对准检查部位，于造影前及整个造影过程中，以每秒 1 ～ 3 帧或更多的帧频，摄像 7 ～ 10 秒。经操作台处理即可获得减影的血管图像。

IVDSA 可经导管或针刺静脉向静脉内注入造影剂，再进行减影处理。

第三节 DSA 的临床应用

目前，IADSA 对动脉的显示已达到或超过常规选择性动脉造影的水平，应用选择性或超选择性插管，对直径 200 μm 以下的小血管及小病变，IADSA 也能很好地显示。而观察较大动脉，已可不做选择性插管。IADSA 所用造影剂浓度低、剂量小，还可实时观察血流的动态图像，作为功能检查手段。DSA 可行数字化信息存储。

IVDSA 经周围静脉注入造影剂即可获得静脉造影，操作方便，但检查区的大血管同时显影，互相重叠，造影剂用量较多，故临床应用少，不过在动脉插管困难或不适合做 IADSA 时可以采用。

DSA 有助于心、大血管的检查。对主动脉夹层、主动脉瘤、主动脉缩窄或主动脉发育异常和检查肺动脉可用 IVDSA。DSA 对显示冠状动脉亦较好。IADSA 对显示颈段和颅内动脉均较清楚，可用于诊断颈段动脉狭窄或闭塞、颅内动脉瘤、血管发育异常和动脉闭塞，以及颅内及颅内肿瘤的供血动脉和肿瘤染色等。

对腹主动脉及其大分支，以及肢体大血管的检查，DSA 也很有帮助。DSA 技术发展很快，现已达到三维立体实时成像，更有利于病变的显示。

第四章　磁共振成像

磁共振成像是利用原子核在磁场内共振所产生的信号经重建成像的一种成像技术。核磁共振（NMR）是一种核物理现象。早在 1946 年，布洛赫（Block）与珀塞尔（Purcell）就报道了这种现象并应用于波谱学。保罗·劳特布尔（Paul Lauterbur）于 1973 年发表了 MR 成像技术，使核磁共振不仅用于物理学和化学，也应用于临床医学领域。近年来，核磁共振成像技术发展十分迅速，已日臻成熟完善。检查范围基本上覆盖了全身各系统，并在世界范围内推广应用。为了准确反映其成像基础，避免与核素成像混淆，现改称为磁共振成像。参与 MRI 成像的因素较多，信息量大而且不同于现有各种影像学成像，在诊断疾病中有很大的优越性和应用潜力。

第一节　MRI 的成像基本原理与设备

一、磁共振现象与 MRI

含单数质子的原子核，如人体内广泛存在的氢原子核，其质子有自旋运动，带正电，产生磁矩，有如一个小磁体（图 4-1）。小磁体自旋轴的排列无一定规律。但如果在均匀的强磁场中，则小磁体的自旋轴将按磁场磁力线的方向重新排列（图 4-2）。在这种状态下，质子带正电荷，它们像地球一样在不停地绕轴旋转，并有自己的磁场。

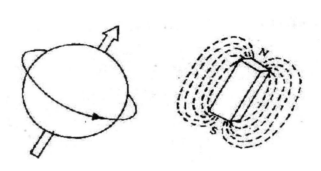

图 4-1　小磁体

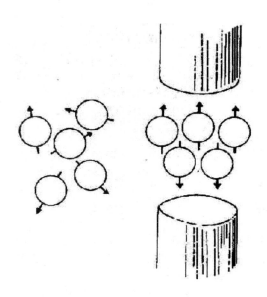

图 4-2 小磁体自旋轴重新排列

用特定频率的射频脉冲（RF pulse）进行激发，作为小磁体的氢原子核吸收一定量的能而共振，即发生了磁共振现象。停止发射射频脉冲，则被激发的氢原子核把所吸收的能逐步释放出来，其相位和能级都恢复到激发前的状态。这一恢复过程称为弛豫过程（relaxation process），而恢复到原来平衡状态所需的时间则称为弛豫时间（relaxation time）。有两种弛豫时间，一种是自旋－晶格弛豫时间（spin-lattice relaxation time），又称纵向弛豫时间（longitudinal relaxation time），反映自旋核把吸收的能传给周围晶格所需要的时间，也是 90° 射频脉冲质子由纵向磁化转到横向磁化之后再恢复到纵向磁化激发前状态所需要的时间，称为 T_1。另一种是自旋－自旋弛豫时间（spin-spin relaxation time），又称横向弛豫时间（transverse relaxation time），反映横向磁化衰减、丧失的过程，也是横向磁化所维持的时间，称为 T_2。T_2 衰减由共振质子之间相互磁化作用引起，与 T_1 不同，它引起相位的变化。

正常情况下，质子处于杂乱无章的排列状态，当把它们放入一个强外磁场中，就会发生改变。它们仅在平行或反平行于外磁场的两个方向上排列。

人体不同器官的正常组织与病理组织的 T_1 是相对固定的，而且它们之间有一定的差别，T_2 也是如此（表 4-1、表 4-2）。这种组织间弛豫时间上的差别，是 MRI 的成像基础。又如做 CT 时，组织间吸收系数（CT 值）差别是 CT 成像基础的道理。但 MRI 不像 CT 只有一个参数，即吸收系数，而是有 T_1、T_2 和自旋核密度（P）等几个参数，其中 T_1 与 T_2 尤为重要。因此，获得选定层面中各种组织的 T_1（或 T_2）值，就可获得该层面中包括各种组织影像的图像。

表 4-1　人体正常组织与病变组织的 T_1 值

组织	T_1	组织	T_1
肝	$140 \sim 170$	脑膜瘤	$200 \sim 300$
胰	$180 \sim 200$	肝癌	$300 \sim 450$
肾	$300 \sim 340$	肝血管癌	$340 \sim 370$
胆汁	$250 \sim 300$	胰腺癌	$275 \sim 400$
血液	$340 \sim 370$	肾癌	$400 \sim 450$
脂肪	$60 \sim 80$	肺脓肿	$400 \sim 500$
肌肉	$120 \sim 140$	膀胱癌	$200 \sim 240$

表 4-2　正常颅脑的 T_1 与 T_2 值 /ms

组织	T_1	T_2
胼胝体	380	80
脑桥	445	75
延髓	475	100
小脑	585	90
大脑	600	100
脑脊液	1155	145
头皮	235	60
骨髓	320	80

MRI 的成像方法也与 CT 相似，有如把检查层面分成 Nx、Ny、Nz 等一定数量的小体积，即体素，用接收器收集信息，数字化后输入计算机处理，获得每个体素的 T_1 值（或 T_2 值），进行空间编码。用转换器将每个 T 值转为模拟灰度，而重建图像。

二、MRI 设备

MRI 的成像系统包括 MR 信号产生，以及数据采集与处理及图像显示两部分。MR 信号的产生是来自大孔径、具有三维空间编码的 MR 波谱仪，而数据采集与处理及图像显示部分，则与 CT 扫描装置相似。

　　MRI 设备包括磁体、梯度线圈、供电部分、射频发射器及 MR 信号接收器，这些部分负责 MR 信号的产生、探测与编码；模拟转换器、计算机、磁盘与磁带机等，则负责数据处理、图像重建、显示与存储。

　　磁体有常导型、超导型和永磁型三种，直接关系到磁场强度、均匀度和稳定性，并影响 MRI 的图像质量。因此，磁体非常重要。通常用磁体类型来说明 MRI 设备的类型。常导型的线圈用铜、铝线绕成，磁场强度最高可达 0.3 T，超导型的线圈用铌－钛合金线绕成，磁场强度一般为 0.35～2.00 T，用液氦及液氮冷却；永磁型的磁体由用磁性物质制成的磁砖组成，较重，磁场强度偏低，最高达 0.3 T。

　　梯度线圈通过修改主磁场，产生梯度磁场。其磁场强度虽只有主磁场的几百分之一，但梯度磁场为人体 MR 信号提供了空间定位的三维编码的可能，梯度磁场由 X、Y、Z 三个梯度磁场线圈组成，并有驱动器，以便在扫描过程中快速改变磁场的方向与强度，迅速完成三维编码。

　　射频发射器与 MR 信号接收器为射频系统，射频发射器是为了产生临床检查目的不同的脉冲序列，以激发人体内氢原子核产生 MR 信号。射频发射器及射频线圈很像一个短波发射台及发射天线，向人体发射脉冲，人体内氢原子核相当于一台收音机接收脉冲。脉冲停止发射后，人体内氢原子核变成一个短波发射台，而 MR 信号接收器则成为一台收音机接收 MR 信号。脉冲序列发射完全在计算机控制之下。

　　MRI 设备中的数据采集、处理和图像显示，除了图像重建由傅里叶（Fourier）变换代替了反投影以外，其他与 CT 设备非常相似。

第二节　MRI 图像特点

一、灰阶成像

　　具有一定 T_1 差别的各种组织，包括正常组织与病变组织，转为模拟灰度的黑白影，则可使器官及其病变成像。MRI 所显示的解剖结构非常逼真，在良好、清晰的解剖背景上，再显出病变影像，使得病变同解剖结构的关系更明确。

　　值得注意的是，MRI 的影像虽然也以不同灰度显示，但反映的是 MR 信号强度的不同或弛豫时间 T_1 与 T_2 的长短，而不像 CT 图像，灰度反映的是组织密度。

　　MRI 的图像如主要反映组织间 T_1 特征参数时，为 T_1 加权成（T_1WI），它反映的是组织间 T_1 的差别；如主要反映组织间 T_2 特征参数时，则为 T_2 加权成（T_2WI）。

　　因此，一个层面可有 T_1WI 和 T_2WI 两种扫描成像方法，分别获得 T_1WI 与 T_2WI 有助于显示正常组织与病变组织。正常组织，如脑神经各种软组织间 T_1 差别明显，所以 T_1WI

有利于观察解剖结构，而 T_2WI 则对显示病变组织较好。

在 T_1WI 上，脂肪 T_1 短，MR 信号强，影像白；脑与肌肉 T_1 居中，影像灰；脑脊液 T_1 长，骨与空气含氢量少，MR 信号弱，影像黑。在 T_2WI 上，则与 T_1WI 不同，如脑脊液 T_2 长，MR 信号强而呈白影。表 4-3 列举了几种组织在 T_1WI 和 T_2WI 上的灰度。

表 4-3　人体不同组织在 T_1WI 和 T_2WI 上的灰度

	脑白质	脑灰质	脑脊液	脂肪	骨皮质	骨髓质	脑膜
T_1WI	白	灰	黑	白	黑	白	黑
T_2WI	白	灰	白	白灰	黑	灰	黑

二、流空效应

心血管的血液由于流动迅速，使发射 MR 信号的氢原子核离开接收范围之外，所以测不到 MR 信号，在 T_1WI 或 T_2WI 中均呈黑影，这就是流空效应（flowing void effect）。这一效应使心腔和血管显影，是 CT 所不能比拟的。

三、三维成像

MRI 可获得人体横面、冠状面、矢状面及任何方向断面的图像，有利于病变的三维定位。一般 CT 则难于做到直接三维显示，须采用重建的方法才能获得冠状面或矢状面图像及三维重建立体像。

四、运动器官成像

采用呼吸和心电图门控（gating）成像技术，不仅能改善心脏大血管的 MR 成像，还可获得其动态图像。

第三节　MRI 的检查技术

MRI 的扫描技术有别于 CT 扫描，不仅要扫描横断面图像，还常要扫描矢状面或（和）冠状面图像，获得 T_1WI 和 T_2WI。因此，需选择适当的脉冲序列和扫描参数。常用多层面、多回波的自旋回波（SE）技术。扫描时间参数有回波时间（TE）和脉冲重复间隔时间（TR）。使用短 TR 和短 TE 可得 T_1WI，而用长 TR 和长 TE 可得 T_2WI。时间以毫秒计。依 TE 的长短，T_2WI 又可分为重、中、轻三种。病变在不同 T_2WI 中信号强度的变化，可以帮助判断病变的性质。例如，肝血管瘤 T_1WI 呈低信号，在轻、中、重度 T_2WI 上则呈高信号，且随着程度加重，信号强度有递增表现，即在重 T_2WI 上其信号特强。肝细胞癌则不同，T_1WI 呈稍低信号，在轻、中度 T_2WI 呈稍高信号，而在重度 T_2WI 上又略低于中度 T_2WI 的信号强度。再结合其他临床影像学表现，不难将二者区分。

MRI 常用的 SE 脉冲序列，扫描时间和成像时间均较长，因此对患者的制动非常重要。采用呼吸门控和（或）呼吸补偿、心电门控和周围门控，以及预饱和技术等，可以减少呼吸运动及血液流动所导致的呼吸伪影、血流伪影及脑脊液波动伪影等的干扰，可以改善 MRI 的图像质量。

为了克服 MRI 中 SE 脉冲序列成像速度慢、检查时间长这一主要缺点，近年来先后开发了梯度回波脉冲序列、快速自旋回波脉冲序列等成像技术，已取得重大成果并广泛应用于临床。此外，还开发了脂肪抑制和水抑制技术，进一步增加了 MRI 信息。

MRI 的另一个新技术是磁共振血管成像（MRA）。血管中流动的血液出现流空现象，它的 MR 信号强度取决于流速，流动快的血液常呈低信号。因此，在流动的血液及相邻组织之间有显著的对比，从而提供了 MRA 的可能性。目前，MRA 已应用于大、中血管病变的诊断，并在不断改善。MRA 不需穿刺血管和注入造影剂，有很好的应用前景。MRA 还可用于测量血流速度和观察其特征。

MRI 也可行造影增强，即从静脉注入能使质子弛豫时间缩短的顺磁性物质作为造影剂，以行 MRI 造影增强。常用的造影剂为钆-二乙三胺五醋酸（Gd-DTPA）。这种造影剂不能通过完整的血脑屏障，不被胃黏膜吸收，完全处于细胞外间隙内，以及无特殊靶器官分布，有利于鉴别肿瘤和非肿瘤的病变。中枢神经系统 MRI 做造影增强时，病灶增强与否及增强程度与病灶血供的多少和血脑屏障破坏的程度密切相关，因此有利于中枢神经系统疾病的诊断。

MRI 还可用于拍摄电视、电影，主要用于心血管疾病的动态观察和诊断。

基于 MRI 对血流扩散和灌注的研究，可以早期发现脑缺血性改变。它预示着很好的应用前景。

戴有心脏起搏器的人须远离 MRI 设备。体内有金属植入物，如金属夹，不仅影响 MRI 的图像，还可对患者造成严重后果，因此不能进行 MRI 检查，应当注意。

第四节　MRI 诊断的临床应用

MRI 诊断广泛应用于临床，时间虽短，但已显出它的优越性。

（1）在神经系统应用较为成熟。三维成像和流空效应使病变定位诊断更为准确，并可观察病变与血管的关系。MRI 对脑干、幕下区、枕大孔区、脊髓与椎间盘的显示明显优于 CT，对脑脱髓鞘疾病、多发性硬化、脑梗死、脑与脊髓肿瘤、血肿、脊髓先天异常与脊髓空洞症的诊断也有较高价值。

（2）纵隔在 MRI 上，脂肪与血管形成良好对比，易于观察纵隔肿瘤及其与血管间的解剖关系。对肺门淋巴结与中心型肺癌的诊断，帮助也较大。

（3）心脏大血管在 MRI 上因可显示其内腔，所以心脏大血管的形态学与动力学的研究可在无创伤的检查中完成。

（4）对腹部与盆部器官，如肝、肾、膀胱、前列腺和子宫、颈部和乳腺，MRI 检查也有相当价值。在恶性肿瘤的早期，MRI 对血管的侵犯及肿瘤的分期方面优于 CT。

（5）骨髓在 MRI 上表现为高信号区，侵及骨髓的病变，如肿瘤、感染及代谢疾病，MRI 上可清楚显示。MRI 在显示关节内病变及软组织方面也有其优势。

（6） MRI 在显示骨骼和胃肠方面受到限制。

（7） MRI 有望于对血流量、生物化学和代谢功能方面进行研究，对恶性肿瘤的早期诊断也带来希望。

在完成 MR 成像的磁场强度范围内，对人体健康不致带来不良影响，所以是一种非损伤性检查。但是，MRI 设备昂贵，检查费用高，检查所需时间长，对某些器官和疾病的检查还有限度，因此需要严格掌握适应证。

第五章　心脏及大血管

医学影像学对循环系统的检查不仅能显示心脏大血管的外部轮廓，而且能显示心脏大血管壁及腔内结构的解剖和运动情况。普通X线检查可显示心脏、大血管的轮廓及肺循环，实时观察搏动，但不能显示内部结构。心血管造影可显示心血管的解剖、运动和血流情况，但属于有创性检查。超声心动图、CT、MRI可直接观察心血管内在结构和功能情况，特别是超声心动图的对比和时间分辨率高，经济实用，已成为首选的检查方法。

第一节　诊断基础

一、检查方法及价值

（一）X线

1. 普通X线检查

（1）胸部透视：与摄片比较，透视能观察心脏及大血管的搏动。从不同角度透视观察心脏房、室情况，以及心脏、大血管与周围结构的关系。

（2）X线平片：常规投照体位为后前位、右前斜位、左前斜位和左侧位。X线平片能很好地显示心脏大血管的位置、外形及大小的变化，能较好地反映肺循环改变。

2. 心血管造影检查

心血管造影是借助导管技术将对比剂快速注入心腔或大血管内，以显示腔内形态、大小和部位等解剖结构及其动态变化，是一种有创性的特殊X线检查。心血管造影可分为右心造影、左心造影、主动脉造影等常规造影和冠状动脉造影等选择性造影。

心导管检查是心血管疾病诊断与治疗的基本技术之一，主要用于检测心血管血流动力学状况，是临床诊断和介入治疗的基础。

（二）CT

常规胸部CT扫描能显示心脏、大血管的轮廓及其与纵隔内器官、组织的毗邻关系。但CT平扫对心肌和心腔内结构的显示价值有限。对比剂的引入和心电门控、多排螺旋CT的应用可提高心脏CT检查的价值和准确性。

（三）MRI

自旋回波（SE）序列主要显示心脏及大血管的解剖细节、心脏及大血管的血流。冠状动脉 MRA 可显示冠状动脉主支的近心段。对比增强 MRA（CE-MRA）尤其适合较大范围的胸腹部血管，包括肺动脉成像。磁共振电影成像（MRC）技术对评价心脏的运动功能有重要价值。

MRI 的禁忌证如下。

（1）安装心脏起搏器的患者。

（2）少数有精神异常，如幽闭恐惧症的患者。

（3）金属瓣膜置换术后的患者因产生大量伪影及有移动危险，均不适合进行 MRI 检查。

（四）超声

应用超声成像技术对心血管系统进行的检查统称为超声心动图，包括 B 型超声心动图、M 型超声心动图和多普勒超声心动图。超声心动图已成为诊断各种心血管疾病不可缺少的重要检查方法。

二、正常影像解剖

（一）X 线

1. 心脏、大血管正常投影

（1）后前位：心尖指向左下，心底部朝向右后上方。正常心影约 2/3 位于胸骨中线左侧，1/3 位于右侧，心影分左右两缘。

右心缘分为上下两段，两者之间有一浅切迹。上段较直，为上腔静脉和升主动脉的复合影。下段弧度较大，为右心房的外缘，构成心脏、大血管右缘的下 1/2，右心缘与横膈顶相交成一锐角，称为右心膈角，此处有时可见一小的三角形阴影，称为下腔静脉影。

左心缘由三段组成，上段左凸的弓状影为主动脉弓与降主动脉的起始部构成的主动脉结。其下方由肺动脉主干和左肺动脉起始部构成，称为肺动脉段，呈平直略凹或略凸。下段由左心室构成，向外下方延伸然后转向内，转弯处称为心尖部。在肺动脉与左心室缘之间为左心耳，但正常情况不隆起，X 线片上不能区分。透视下，左心室段与肺动脉段的搏动方向相反，其交界点称为相反搏动点。

（2）右前斜位：心影分为前、后两缘。

心前缘自上而下可分为三段。上段为升主动脉影，边缘较平直。中段为肺动脉主干和右心室漏斗部（圆锥部）。下段最长，向前下倾斜，多由右心室构成，仅膈上小部为左心室心尖部。心前缘与胸壁之间呈尖端向下的三角形透亮区，称为心前间隙。

心后缘分为两段：上段为升主动脉后缘、弓部、气管及上腔静脉重叠影；下段大部分由左心房构成，略向后凸出，呈浅弧形，仅膈上一小部分为右心房。心后缘与脊柱间比较透亮的区域称为心后间隙。食管吞钡时，沿途可见主动脉、左主支气管及左心房压迫形成的三个压迹。

（3）左前斜位：心影分为前后两缘。

心前缘分为三段，自上而下为升主动脉、右心房耳部和右心室。

心后缘正常应与脊柱分开。心后缘分为上下两段：上段是主动脉弓，主动脉弓下的透明区称为主动脉窗，其内有气管分叉、左主支气管和与其平行的左肺动脉；下段为房室影，其上部小部分为左心房，下部大部分为左心室。主动脉弓在此位置上显示最好。

（4）左侧位：心影呈椭圆形，分为前后两缘。

心前缘自上而下分为升主动脉、肺动脉主干与右心室的漏斗部和右心室三段。

心后缘上段一小部分为左心房，下段大部分为左心室，二者间无明显界线。后心膈角处三角形阴影为下腔静脉。食管吞钡时，向下与左心室及膈构成一心后三角。

心脏大小的估计：最常用的方法是心脏最大横径（T_1+T_2）与胸廓最大横径（T）之比，即心胸比率正常成人小于等于 0.50。心脏大小与体格和年龄关系密切，与性别关系较小。如儿童的心胸比率较高，运动员的膈高，心胸比率可大于 0.50。此外，摄片时的呼吸相、体位、心动周期等也可显示有所差别，以上情况均为正常。

2. 正常心脏、大血管造影表现

心脏、大血管造影可以显示心脏和大血管内腔的解剖结构，了解心脏功能变化及血流动力学的改变，以及有无异常通道等。

（二）CT

1. 心脏

正常心脏、大血管 CT 扫描主 - 肺动脉窗层面、主肺动脉及左右肺动脉层面、左心房层面、"四腔心"层面和心室层面。

2. 心包

CT 扫描是进行心包检查较为敏感而又无创伤的检查方法。通常显示的是壁层心包，正常厚度为 1～4 mm。

3. 大血管

CT 在心脏扫描时，同时可显示两侧锁骨下动脉、静脉，颈总动脉及头臂动脉、静脉，主动脉、腔静脉，以及两侧肺动、静脉等。CT 可显示冠状动脉主干及其主要分支的近段。

（三）MRI

1. 心脏

心脏 MRI 可直接显示心脏大小、心肌壁厚度，以及大血管管腔大小、行径和血流速度。

2. 心包

心包因其壁层纤维组织的质子密度低，T_1 值长、T_2 值短，故无论是 T_1WI 还是 T_2WI，均表现为低信号。正常心包厚度为 1～4 mm。

3. 血管

磁共振血管成像是基于血管内血液流动产生的磁共振信号，其强弱取决于血液的流速。磁共振血管造影技术除用于显示血管的形态、内径、走行外，还可测量血流速度和观察血流特征。磁共振于不同扫描体位和层面，在心外脂肪的衬托下可显示冠状动脉主支的近心段。

（四）超声

心脏位于纵隔中部，有心底和心尖之分。心底朝向右后上方，心脏长轴是指心尖部与心底部中央之间的连线，与人体长轴约呈 45°，心脏短轴是指与心脏长轴垂直的轴面。

1. 正常二维超声心动图

正常二维超声心动图主要观察心脏及大血管的形态及内部结构。

心脏大血管二维超声心动图的基本检查部位：①心前区，即胸骨左缘（第 2～5 肋间）位；②心尖位；③剑突下位；④胸骨上窝位。

（1）左心室长轴断面：将探头置于胸骨左缘第 3、4 肋间，探查平面与右胸锁关节和左乳头连线平行，声束几乎垂直向后。

（2）心底短轴断面：将探头置于胸骨左缘第 2、3 肋间，探查平面与左肩和右肋弓连线平行，即与心脏长轴垂直，声束通过主动脉根部及其瓣膜。

（3）二尖瓣水平左心室短轴断面：将探头置于胸骨左缘第 3、4 肋间，探查平面与左肩和右肋弓连线平行，与心脏长轴垂直，声束通过二尖瓣。

（4）心尖四腔心断面：探头置于心尖搏动处，探查平面平分心脏四腔，声束指向右胸锁关节。

（5）剑突下四腔心断面：将探头置于剑突下，探查平面通过心脏四腔，声束指向左肩。其特点：①显示的结构与心尖四腔心断面相似；②房间隔显示较完整，很少出现假性中断现象，弥补了心尖四腔心断面的不足，故此断面为观察房间隔缺损的最佳切面。

（6）胸骨上窝主动脉弓长轴断面：将探头置于胸骨上窝，探查平面呈右前左后方向（通过主动脉弓长轴），声束尽量朝下。

2. 正常 M 型超声心动图

正常 M 型超声心动图主要对心脏及大血管进行超声测量。

正常 M 型超声心动图主要在胸骨左缘左心室长轴断面图上，将取样线对准需检查的结构，即可获得该结构的 M 型超声心动图。

①1 区：乳头肌水平心室波群；取样线对准乳头肌。②2a 区：腱索水平心室波群；取样线对准二尖瓣腱索。③2b 区：二尖瓣前、后叶波群；取样线对准二尖瓣前、后叶。④3 区：二尖瓣前叶波群；取样线对准二尖瓣前叶。⑤4 区：心底波群；取样线对准主动脉根部及主动脉瓣。

（1）M 型超声心动图常见波形。

①二尖瓣波形：正常二尖瓣前叶形成舒张期向前（向上）、收缩期向后（向下）的双峰曲线。二尖瓣后叶曲线与前叶曲线呈镜面关系，两者收缩期合拢成 CD 段，舒张期分开，后叶开成一振幅较低的"W"形曲线。A 峰：心室舒张期末，心房收缩，左心房血液向左心室主动充盈，使二尖瓣前叶向前移动的顶点（为二尖瓣前叶活动的次高点）。C 点：心室开始收缩，二尖瓣前、后叶关闭的接合点。D 点：二尖瓣前叶向前开放的起点。E 峰：心室舒张期，二尖瓣前叶开放活动的顶点（为二尖瓣前叶活动的最高点）。F 点：心室舒张期，血液快速充盈左心室而形成旋流，使二尖瓣前叶回缩的最低点，此时二尖瓣处于半开放状态，形成轻微摆动的 FG 段。

②心底波形：主动脉根部及主动脉瓣波形。主动脉根部前、后壁呈两条平行的、同向运动的曲线，两条曲线收缩期向前（向上），舒张期向后。在主动脉前、后壁之间可见主动脉瓣的活动曲线，收缩期瓣膜分开为盒状（其中，向前的为右冠瓣，向后的为无冠瓣），舒张期瓣膜闭合为一条直线。

③肺动脉及肺动脉瓣波形：在心底短轴断面图上，将取样线对准肺动脉瓣后叶，可获得肺动脉瓣后叶的活动曲线。由 a 波、bc 段、de 段构成：a 波为右心房收缩引起瓣叶的后向运动；bc 段为右心室收缩致肺动脉瓣迅速开放；de 段为舒张期瓣叶关闭形成段，e 点为肺动脉瓣关闭点。

（2）测量方法与正常值。

①左、右心室内径：在 2a 区心室波形中测量，同时测量室间隔及左心室后壁的厚度和搏动幅度及右心室内径。心室收缩期内径为 23～36 mm。左心室舒张期内径为 37～53 mm。右心室内径为 10～20 mm。室间隔厚度（舒张期）为 7～11 mm。左心室后壁厚度（舒张期）为 8～12 mm。左心室后壁搏动幅度为 9～14 mm。右心室壁厚度为 3～5 mm。

②左心室流出道宽度：在 3 区二尖瓣前叶波形中测量室间隔左室缘到二尖瓣前叶 C 点上缘间的垂直距离，同时可测量二尖瓣前叶的漂浮幅度（DE 幅度）和 EF。左心室流出道宽度为 21～35 mm。DE 幅度为 17～28 mm。EF 斜率为 70～190 mm/s。

③右心室流出道宽度和左心房内径：在 4 区心底波形测量，同时可测量主动脉内径、主动脉瓣开放幅度。右心室流出道宽度为 22～33 mm。左心房内径为 20～32 mm。主动脉内径为 22～36 mm。主动脉开放幅度为 16～26 mm。

④肺动脉瓣：在肺动脉瓣后叶波形中测量 a 波深度和 bc 幅度。a 波深度为 2～6 mm。bc 幅度为 12～15 mm。

3. 多普勒超声心动图

多普勒超声心动图主要观察心脏及血管内的血流情况。

（1）多普勒血流检测仪的类型和检查方法。

①频谱多普勒诊断仪（脉冲多普勒探测仪、连续多普勒探测仪）。

②彩色多普勒血流显像仪。

脉冲多普勒探测仪。

优点：能确定异常血流的部位（定位功能）。

缺点：不能确定高速血流的速度。

连续多普勒探测仪。

优点：能够测定高速血流的速度。

缺点：对异常血流无法定位。

彩色多普勒血流显像仪：在二维超声心动图上叠加上彩色的血流频移信号，从而显示出心脏及大血管内的彩色血流的分布图像。

（2）血流多普勒的分析。

①血流时相：频谱多普勒和彩色多普勒结合心电图可以观察各个波形的出现及持续时间，了解这些血流信号位于心动周期的某一时相。

②血流方向：频谱多普勒曲线上，波形分布在零位基线上下。位于基线上方的为正向频移信号，表示血流朝向探头；位于基线下方的为负向频移信号，表示血流背向探头。彩色多普勒血流成像中，红色表示朝向探头的正向血流，蓝色表示背离探头的负向血流。

③血流速度与彩色辉度：频谱多普勒中，频移的幅度代表血流的速度，幅度越大，速度越快。彩色多普勒血流成像中，血流速度的大小用红蓝两色的辉度级来显示。速度越快，色彩越亮。

④频谱离散和多彩镶嵌图像：频谱多普勒中，频谱离散度是指多普勒频谱图上某一瞬间曲线在纵坐标上的宽度，它代表取样容积内红细胞速度的分布范围。取样容积内红细胞流动的速度和方向基本一致，正常血管及瓣膜口的血流均为层流。其离散度小，频谱窄，与基线间为一空窗。取样容积内红细胞流动的速度和方向均不一致，血流通过异常狭窄处即形成湍流或涡流。其离散度大，频谱明显变宽，与基线间的空窗消失，呈充填的频谱图。

彩色多普勒血流成像时，层流显示色调单一的红色或蓝色；湍流或涡流显示出正红、负蓝多种信号同时出现的多彩镶嵌的图像。

⑤血流范围：彩色多普勒血流成像中，可以清楚地显示着色血流的分布范围。

三、基本病变的影像学表现

（一）异常X线表现

心脏大血管病变时，普通X线检查是根据心脏、大血管和肺循环的改变，结合病理生理的必然联系，综合分析、推断可能存在的病变及其病变部位、性质和程度。

1. 心脏形态的异常

心脏形态的异常一般是指在后前位上心脏和大血管的形态改变，可分为二尖瓣型、主动脉型、普大型、移形型。

2. 各房室增大

心脏增大包括心肌肥厚与心脏扩大两方面，单纯凭 X 线平片不易绝对区别肥厚与扩大，但 X 线片上所见的心室增大常是由扩张引起的。

左心室增大：X 线所能反映的心室增大大多已累及流入和流出道。左心室增大的 X 线表现如下。

后前位：左室段向左下延长，心尖部明显低于右心膈角，相反搏动点上移；左心缘变得膨凸，心影向左、向下扩展；有时左室段的上段膨凸非常明显，成为左心室增大的一个重要征象。心脏增大明显时，心脏向右逆时针旋转，肺动脉段凹陷明显，主动脉弓开大，构成"主动脉型"心脏。

左前斜位：心脏后缘下段向后、向下膨凸，与脊柱阴影重叠。

左侧位：心后缘下段向后下膨凸，心后间隙缩小，食管与左心室之间的正常三角间隙消失，正常可见的下腔静脉被左心室掩盖而缩小或消失。

左心室增大常见于原发性高血压、主动脉瓣病变、二尖瓣关闭不全、室间隔缺损和动脉导管未闭等。

右心室增大：右心室增大时，一般先向前、向左上增大，继之向下膨凸。右心室增大的 X 线表现如下。

后前位：肺动脉段平直或隆起，肺动脉段延长，相反搏动点下移，横径增宽；心尖可由右室构成，显示圆钝、上翘。右心室增大时，心脏发生顺时针旋转，主动脉弓缩小，肺动脉段凸出，构成"二尖瓣"型心脏。

左前斜位：心前缘下段向前膨凸，使心前间隙下部缩小，室间隔切迹向后上方移位。心后缘向后凸出，最突出点位置较高，与左心室增大不同。

右前斜位：心前缘明显膨凸，心前间隙缩小或消失；肺动脉和漏斗部隆起。

侧位：心前缘与前胸壁接触面增大。

右心室增大常见于二尖瓣狭窄、肺源性心脏病、肺动脉狭窄、肺动脉高压、心内间隔缺损及法洛四联症等。

左心房增大：左心房位于心脏的后上方，其后方紧贴食管，左、右支气管骑跨于其上。左心房增大主要发生于体部。左心房增大的方向一般先向后、向上，继之向左、右膨凸。左心房增大的 X 线表现如下。

后前位：于心脏阴影之内右上方可见一类圆形密度增高影，左心房继续增大，向右膨凸，见心右缘呈双重边缘，称为"双心房影"；向左膨凸，左心耳增大，突出于左心缘肺动脉段和左心室之间，并形成单独凸出之弧形影，左心缘出现四个弧段影。

右前斜位：左心房向后增大时，食管中段受压移位，据受压程度分为轻、中、重三度。

左前斜位：心后缘上段左心房向后上膨凸，与左主支气管之间的透明带消失，左主支气管向后上方移位并变窄。

侧位：左心房段向后压迫食管。

左心房增大主要见于二尖瓣病变和各种原因引起的左心衰。另外，先天性心脏病中动脉导管未闭及室间隔缺损也可见。

右心房增大首先于心耳部，向右前方膨凸。但右心房增大在X线片上很难判断。右心房增大的X线表现如下。

后前位：右心房增大使右心缘向右凸出，且长度增加，右心房/心高比率大于50%，上腔静脉扩张，右上纵隔阴影增宽。

前斜位：右心耳增大，使心前缘上段向上膨凸延长，有时与其下的心室有"成角现象"。

右前斜位：心后缘下段向后膨凸。

右心房增大见于右心衰竭、房间隔缺损、三尖瓣病变和心房黏液瘤等。

心脏普遍性增大：在大多数心脏病变中，最后均能导致多个心腔增大，心脏普遍性增大。X线表现为心影向两侧增宽，心脏横径增大，心前和心后间隙均缩小，服钡后食管呈普遍性受压移位。

心脏普遍性增大常见于累及全心的心肌损伤、大量心包积液及风湿性多瓣膜病变等。

3. 主动脉的异常

主动脉的异常有主动脉增宽、伸长和迂曲，主动脉细小，主动脉位置异常，搏动改变及动脉壁钙化，等等。

4. 肺血管的改变

了解肺部X线表现对了解肺、心功能及疾病的诊断和预后有重要价值。

（1）肺充血。肺充血是指肺动脉内血流量增多，也称肺血增多。常见于：①左向右分流先天性心脏病，如房间隔缺损、室间隔缺损、动脉导管未闭等。②亦可见于心排血量增加的疾病，如体循环的动静脉瘘、甲状腺功能亢进等。

X线表现：两侧肺门阴影增大，肺动脉段凸出，右下肺动脉干扩张；肺门血管搏动增强，透视下有时可见扩张性搏动，称为"肺门舞蹈症"；肺野透亮度正常；肺血管纹理增多、增粗，边缘清楚。

（2）肺少血。肺少血是指肺动脉血流量减少，也称肺血减少。见于：①右心排血受阻或兼有右向左分流的先天性心脏病，如肺动脉狭窄、法洛四联症等。②肺动脉阻力增加，压力升高，如原发性及各种重度继发性肺动脉高压。③肺动脉分支本身的重度狭窄、阻塞性病变，如肺动脉血栓栓塞等。

X线表现：肺血管纹理变细，稀疏，肺野异常清晰；肺门血管影变小，右下肺动脉变细或正常；肺动脉段平直或凹陷，凸出者多为狭窄后扩张；在严重肺少血时，肺门动脉显著缩小或消失，被无肺门形态的粗乱血管影所取代，肺野也有粗细不均的血管纹理或星网状纹理，是支气管动脉等体动脉构成的侧支循环血管的表现。

（3）肺淤血。肺淤血是由于肺静脉血流回流受阻，使血液滞留在肺静脉系统内。常见于：①左心房阻力增加，如二尖瓣狭窄、左心房内肿瘤等。②各种原因所致的左心衰竭；肺静脉阻力增加，如各种先天性、后天性疾病所致的肺静脉狭窄、阻塞等。

X 线表现：上肺静脉扩张，自两侧肺门起始部向上走行的血管影呈鹿角状，而下肺静脉收缩或正常，为肺血重分布的表现；肺血管纹理普遍增多、增粗，边缘模糊，以两肺中、下野明显伴小斑点状阴影；肺门影增大，亦较模糊，透视下缺乏搏动；肺门透明度降低，如同薄纱遮盖，与肺充血不同。

（4）肺循环高压。肺循环高压包括肺动脉高压与肺静脉高压，许多情况可能引起其中之一或二者同时存在。

①肺动脉高压。肺动脉压力升高，收缩压和平均压分别超过 4.00 kPa（30 mmHg）和 2.67 kPa（20 mmHg），称为肺动脉高压。引起肺动脉高压的原因：肺动脉血流量增加，左向右分流畸形；心排血量增加的疾患；肺小动脉阻力增加，多为肺血管分支本身的疾患；肺胸疾患，如肺气肿、肺纤维化等。

X 线表现：肺动脉段突出；肺门增大；近肺门肺动脉分支扩张，外围的纹理纤细、稀少，形成肺门"残根"征；透视下见肺门血管搏动增强；右心室肥厚、增大。

②肺静脉高压。肺静脉压超过 3.33 kPa（25 mmHg）时，有肺淤血，液体渗出在肺间质和（或）肺泡内，表现为肺水肿，可分为间质性肺水肿与肺泡性肺水肿。

间质性肺水肿：除有肺淤血的表现外，还有周围肺间隔线（克氏线），为各种在不同部位的小叶间隔水肿增厚、积液投影的间隔线。常见有克利 B 线，表现为肺下野近胸膜处 2～3 cm 长、1～2 mm 厚的横行线状影。肺门模糊轻度增大，肺门附近较大支气管横断面可因周围水肿而管壁增厚。胸膜水肿和胸腔少量积液。间质性肺水肿和肺淤血为同一病理过程的不同阶段，有时难以截然分开。

肺泡性肺水肿：多为片状、均匀的密度增高影，边缘模糊，分布无特殊，但其分布与体位有关，主要在低垂的部位，具有分布与消散易变的特点。可表现为以两肺门为中心的"蝶翼状"，也可为广泛弥漫性分布，还可局限于某一叶、段。

5. 心血管造影异常

（1）心脏造影异常：心脏造影异常主要有体积异常、交通异常、瓣膜异常、形态异常、位置异常。

（2）冠状动脉造影异常：冠状动脉造影异常有开口异常、交通异常、血管狭窄等。

（二）异常超声、CT 和 MRI 表现

1. 心脏超声、增强 CT 和 MRI

心脏超声、增强 CT 和 MRI 可显示心肌厚薄、心肌回声、密度和信号的改变、心肌运动的异常、心腔大小及心腔内回声。

2. 心包

（1）心包缺损：超声、CT 和 MRI 均可显示心包缺损和可能合并的其他畸形。

（2）心包积液：正常心包腔含有 20～30 mL 液体。超声和 CT 扫描很容易发现心包

积液，少至 50 mL 的液体即可检出。超声表现为在心脏周围出现液性暗区，其形态可随体位的改变而改变。CT 表现为一水样密度带环绕心脏，而使壁层心包与心脏的距离加大。渗出液在 MRI 的 SE 序列 T_1WI 上呈低信号，血性积液或心包积血时，则可呈中、高信号，T_2WI 上呈均匀高信号。

（3）心包增厚和钙化：心包厚度为 $5 \sim 20$ mm，部分增厚的心包内可出现钙化。超声显示心包不均匀性增厚，回声增强。CT 扫描因其良好的密度分辨力而成为检测钙化最敏感的检查方法，并能准确定位钙化的部位和范围。MRI 可显示心包增厚，对钙化的显示不如 CT。

（4）心包新生物：增强 CT 扫描常更有利于观察心包肿瘤的大小和范围，并能区分是大量渗出所致的心脏压塞，还是肿瘤直接侵犯心包合并腔静脉阻塞。MRI 所见为心包内异常信号团块影，SE 序列 T_1WI 上为混杂信号，T_2WI 呈高信号。

3. 大血管的异常

（1）位置的异常：CT 平扫和增强扫描与 MRI 均可显示大血管位置的异常，如迷走右锁骨下动脉、右位主动脉弓等。

（2）管径的异常：主动脉瘤二维超声心动图和 CT 扫描可直接显示出主动脉内径增大的部位、范围和程度。而主动脉缩窄或狭窄则表现为管腔内径变小。MRI 可获取沿血管走行方向的切层，观察到血管全程管径的变化及主要分支受累的情况。

（3）回声、密度和信号的异常：血管壁的钙化，CT 表现为高密度影，CT 值可在 200 Hu 以上。在主动脉夹层时，超声心动图主要表现为主动脉壁内血肿产生的内膜片，以及由此形成的真假腔。CT 增强扫描可区分真、假腔及内膜片。CT 平扫时还可见内膜片的钙化。MRI 血流信号的改变直接起因于血流速度的改变，如在主动脉夹层时，因真假腔内血流速度不同，而在 SE 脉冲序列扫描可见血管内流空信号的改变。

4. 冠状动脉的异常表现

CT 能清楚地显示冠状动脉的钙化及其程度，表现为动脉壁的高密度影。冠状动脉 CTA 和 MRA 可显示其主要分支的局限性狭窄。

第二节　先天性心脏病

先天性心脏病是胎儿期心脏及大血管发育异常导致的先天畸形，是小儿最常见的心脏病。先天性心脏病可按病理生理的血流动力学改变分为左向右、右向左与无分流三类；按临床分为发绀与无发绀二型；按 X 线片肺血情况分为肺血增多、肺血减少与肺血无明显改变三类。

一、房间隔缺损

（一）概述

先天性房间隔缺损，简称"房缺"，是先天性心脏病中常见病变之一。房间隔缺损属无发绀心房水平的左向右分流的先天性心脏病，包括第一孔型（原发孔型）和第二孔型（继发孔型）。临床上以第二孔型最为常见，根据缺损部位不同可分为卵圆窝型、下腔型、上腔型和混合型四型。

通常情况下，左心房压力高于右心房压力。因此，当有房间隔缺损时，左心房的血液分流入右心房，使右心房、右心室及肺血流量增加，加重了肺循环负担，导致右心房、右心室心肌肥厚、心脏扩大，肺血流量持续增高导致肺动脉高压，严重时出现心房水平双向分流或右向左分流。

一般临床症状出现较晚，可有劳累后心悸、气促，易患呼吸道感染，重度肺动脉高压者可有发绀。查体于胸骨左缘第2、3肋间闻及2～3级的收缩期吹风样杂音。

（二）影像学表现

1. X线

（1）X线平片：①肺血增多；②心脏增大呈"二尖瓣"型，多为中度以上增大，右心房、右心室增大；③肺动脉段多呈中度以上明显凸出，肺门动脉搏动增强，透视下可见"肺门舞蹈"征象；④主动脉结、左心室缩小或正常；⑤有明显肺动脉高压时，肺动脉呈残根样改变，右心室明显增大。

（2）心血管造影：左心导管检查，左心房充盈后右心房立即显影，是心房水平左向右分流的直接征象。右心导管经间隔缺损进入左心房，当右心房压力增高并大于左心房时，右心房造影可见分流，左心房提前显影。

2. 超声

可在剑突下四腔心、心尖四腔心和主动脉水平的短轴断面图观察。

（1）二维超声心动图：出现房间隔局部回声中断，缺损断端回声增强、增粗，并可出现明显的左右摆动现象。同时可见右心房、右心室增大，右心室流出道扩大，肺动脉增宽，搏动增强。

（2）M型超声心动图：在2a区波形中测量到右心室增大，在4区波形中测量到右心室流出道扩大。

（3）多普勒超声心动图：对发现小的房间隔缺损具有重要的价值。可以通过彩色血流成像观察左心房向右心房分流的过隔彩色血流，亦可通过频谱多普勒在缺损的右房侧测及过隔血流（在收缩期和舒张早期均可测到）。

3. CT和MRI

CT平扫难以直接显示缺损的部位和大小，诊断价值不大。MRI的SE脉冲序列可多方位、多层面地直接显示房间隔有中断，利用快速成像序列MRI电影能在SE序列清楚地显示有无左向右分流的血流情况。

（三）诊断要点、鉴别诊断及检查方法的比较

1. 诊断要点

（1）临床症状较轻，无发绀，胸骨左缘第 2、3 肋间收缩期吹风样杂音。

（2）X 线检查，肺血增多，右心房、右心室增大。

（3）二维超声心动图可观察房间隔缺损的大小及范围，多普勒超声心动图可明确由左心房向右心房分流的过隔血流。

2. 鉴别诊断

超声心动图多可明确诊断。

3. 检查方法比较

超声心动图对房间隔缺损有肯定的诊断价值；X 线检查对肺血改变观察较好；房缺较少应用 CT 和 MRI 检查。

二、法洛四联症

（一）概述

法洛四联症是发绀型先天性心脏病中最常见的一种畸形，居发绀型右向左分流先天性心脏病的首位。法洛四联症包括肺动脉狭窄、室间隔缺损、主动脉骑跨和右心室肥厚。20%～30%的患者伴右位主动脉弓。血流动力学变化是由于肺动脉狭窄（为右心室漏斗部肌肉肥厚呈管状或环状狭窄）和室间隔缺损，心脏收缩期大部分血射向主动脉，且肺动脉狭窄越重，通过缺损的室间隔右向左分流量也就越大，使主动脉管径增粗，右心室射血受阻而肥厚，肺动脉内血量减少。漏斗部下方的局限性环形狭窄与肺动脉瓣膜之间形成的局限性扩张，称为第三心室。

临床表现中常有发绀，出生后 4～6 个月出现，且随年龄增大而加重；出现气短、蹲踞现象，缺氧性晕厥；胸骨左缘可闻及收缩期杂音及震颤，肺动脉第二音减弱或消失。

（二）影像学表现

1. X 线

（1）平片典型表现：①肺血减少，两肺门血管影细小，严重时可见两肺门区及下肺野杂乱无章、粗细不均的侧支循环影；②心影呈"木靴状"，肺动脉段凹陷，心尖圆隆、上翘，如有第三心室，则肺动脉段可平直；③主动脉弓不同程度增宽、突出；20%～30%的患者合并右位主动脉弓。

（2）心血管造影。①左室和主动脉提早显影：右心室造影可在收缩期时左心室及主动脉几乎同时或稍后提早显影，主动脉前移跨在室间隔之上，升主动脉扩张。②肺动脉狭窄：漏斗部狭窄呈管道状或局限性狭窄，后者在狭窄远端与肺动脉瓣之间可见第三心室；瓣膜狭窄收缩期可呈鱼口状凸向肺动脉；肺动脉主干及其左右分支常较细小。③可

显示室间隔缺损及右心室肥厚。

2. 超声

可在左心室长轴断面图及主动脉瓣水平短轴断面图上观察。

（1）二维超声心动图：在左心室长轴断面图上可见主动脉增宽、右移并骑跨在室间隔之上，主动脉前壁与室间隔不连续，出现缺损，右心室流出道狭窄。在主动脉短轴断面图上显示漏斗部狭窄，或肺动脉瓣及其左、右肺动脉处有狭窄或缩窄。右心室肥厚。

（2）M型超声心动图：在2a区波形中测量到右心室增大、室壁增厚、室间隔增厚及左心室缩小。在4区波形中测量到左心房缩小、主动脉增宽。

（3）多普勒超声心动图：可见在收缩期左、右心室血流均进入主动脉；肺动脉狭窄处的彩色血流束变细及其远端五彩镶嵌色血流。

3. CT和MRI

MRI能够显示复杂型先天性心脏病的解剖异常。

（三）诊断要点、鉴别诊断及检查方法的比较

1. 诊断要点

（1）出生后数月出现发绀，有典型杂音。

（2）X线平片提示肺少血，心影呈靴形。

（3）超声心动图可直接显示室间隔缺损的范围，以及动脉骑跨、肺动脉狭窄及血流动力学改变，多能做出明确诊断。

（4）必要时行心脏造影。

2. 鉴别诊断

一般诊断不难，但应注意与右心双出口、大动脉转位、单心室等鉴别。

3. 检查方法比较

首选超声检查，必要时行MRI及心脏造影检查。

第三节　获得性心脏、大血管病

一、风湿性心脏病

（一）概述

风湿性心脏病分为急性风湿性心脏病与慢性风湿性心脏病两个阶段，后者为急性期后遗留下的心脏瓣膜病变，以二尖瓣狭窄最为常见，常并有关闭不全。

二尖瓣狭窄时，左心房血液进入左心室受阻，左心房内压力增高，致左心房增大，

肺静脉各毛细血管压力增高，引起肺静脉和肺毛细血管扩张、淤血。为保持正常的肺动、静脉压差，建立有效的肺循环，肺动脉平均压必须上升，持续增高的肺动脉高压可致右心室负荷加重，右心室肥大和扩张。当并有关闭不全时，左心室收缩除将大部分血液推入主动脉外，有部分血液回流到左心房，使左心房充盈度和压力增加，因而发生扩张。而左心室也因额外的左心房回流血液，产生容量的过负荷，因而左心室扩张。

风湿性心脏病临床上以劳累后心悸、气短、咳嗽等为主要表现，严重的可出现端坐呼吸、咯血、肝大、下肢水肿及颈静脉怒张。心尖区闻及舒张期隆隆样较局限杂音。心电图示左心房扩大、右心室肥厚或心房纤颤。

（二）影像学表现

1. X 线

（1）X 线平片：二尖瓣狭窄的基本 X 线表现是左心房增大、右心室增大，伴有肺淤血及不同程度的肺动脉高压，伴有二尖瓣关闭不全时还表现为左心室增大。

（2）心血管造影：可显示二尖瓣狭窄及二尖瓣关闭不全，但为创伤性检查，少用。

2. 超声

可通过左心室长轴断面图、心尖四腔心和二尖瓣水平的短轴断面图来观察二尖瓣的改变。二尖瓣狭窄表现如下。

（1）二维超声心动图：主要表现为二尖瓣活动度受限，瓣口变小，瓣膜增厚，回声增强。当二尖瓣体部病变较轻，而二尖瓣口部粘连较重时，二尖瓣前叶可呈"圆顶形"改变，即呈吹气球样向左心室凸出。可见左心房增大、右心室增大。

（2）M 型超声心动图：二尖瓣前叶呈"城墙样"改变，前、后叶开放幅度减低，当重度狭窄时，舒张期二尖瓣前、后叶呈同向运动，前、后叶曲线会增粗。在 4 区波形中测量到左心房增大，在 2a 区波形中测量到右心室增大。

（3）多普勒超声心动图：通过二尖瓣的血流速度明显加快，进入左心室后会形成涡流。故在彩色血流成像中，二尖瓣口部的血流呈现红黄为主的五彩镶嵌色，并且色彩明亮；在频谱多普勒中，将取样容积置于二尖瓣口左心室侧，可测到经二尖瓣口部的舒张期血流速度增快，达到 1.5 m/s（正常不超过 1.2 m/s）。

3. CT 和 MRI

CT 和 MRI 较少用于瓣膜病变的检查。

（三）诊断要点、鉴别诊断及检查方法的比较

1. 诊断要点

（1）二尖瓣狭窄者心尖区有舒张期隆隆样杂音。

（2）X 线平片为肺淤血，左心房、右心室增大。

（3）二维超声心动图表现为二尖瓣活动度受限，瓣口变小，瓣膜增厚，回声增强，二尖瓣前叶可呈"圆顶形"改变；M型超声心动图示二尖瓣前叶呈"城墙样"改变，舒张期二尖瓣前、后叶呈同向运动。

2. 鉴别诊断

诊断不难，应注意是否有关闭不全和多瓣膜病变。

3. 检查方法比较

X线平片多能结合临床做出诊断；超声的诊断价值很大，能直接显示瓣膜的情况，有相当的特异性。MRI、心脏造影必要时可做补充检查。

二、冠状动脉粥样硬化性心脏病

（一）概述

动脉粥样硬化累及冠状动脉，使冠状动脉管腔狭窄、闭塞而引起心肌缺血，从而导致心绞痛等一系列临床症状的称为冠状动脉粥样硬化性心脏病，简称"冠心病"。

病理上冠状动脉粥样硬化主要侵犯主干和大支，引起管腔狭窄以致阻塞；粥样瘤破损，表面粗糙易于形成血栓，以左冠状动脉的前降支近心段最常见，其次为右冠状动脉和左旋支。冠状动脉狭窄可产生缺血，缺血的心肌有间质纤维化及小的坏死灶，重度的冠状动脉狭窄或出血及血栓栓塞形成管腔完全阻塞，该部心肌因营养不足产生急性坏死则为急性心肌梗死。急性心肌梗死后数周或数月，肉芽组织、结缔组织代替了原来的心肌，以致该区心肌变薄弱，不能抵挡心腔内压力的冲击而产生局部向外膨隆，形成室壁瘤。心室破裂、室间隔穿孔和乳头肌断裂也是急性严重的心肌梗死的并发症，可致急性衰竭而死亡。

临床表现主要是心绞痛发作。严重、频发、持续时间长的心绞痛，一旦发生左心衰竭，可有呼吸困难、咳嗽、咯血及夜间不能平卧等。心电图可有T波倒置，持续出现ST段升高，进而出现深大Q波。急性心肌缺血可使心脏突然停搏而猝死。

（二）影像学表现

1. X线

（1）X线平片表现。①隐性冠心病和心绞痛患者一般无异常表现，如有左心室增大，多合并有高血压。②心肌梗死。部分病例的心脏和肺循环可显示异常：梗死区搏动异常；心影增大多呈主动脉型心脏，心影中度以上增大；左心衰竭时有肺淤血及肺水肿。梗死区附近的心包和胸膜可以产生反应性炎症和粘连。③室壁瘤：左心室缘局限性膨凸；左心室增大，左心室缘的搏动异常及钙化。

（2）冠状动脉血管造影：显示管腔狭窄或闭塞，管腔不规则或有瘤样扩张；严重狭窄或闭塞形成侧支循环，通过侧支循环逆行充盈，可显示出狭窄或闭塞的范围；狭窄近端血流缓慢，狭窄远端显影和廓清时间延迟；闭塞近端管腔增粗和血流改道，闭塞远端出现空白区或（和）逆行显影的侧支循环影。

2. CT、MRI

多排螺旋 CT 冠状动脉增强扫描法的三维重建技术及 CT 仿真内镜技术，可良好地显示冠状动脉内腔、测量冠状动脉的直径、显示粥样硬化斑块。冠状动脉钙化灶多表现为沿冠状动脉走行的斑点状、条索状影，亦可呈不规则轨道状或整支冠状动脉钙化。

MRA 能较好地显示左主干、右冠状动脉和左前降支的近段。MRI 能良好地显示心室壁的形态、厚度及信号特征。例如：长期缺血引起心肌纤维化时，左心室壁普遍变薄、信号降低、运动减弱等；急性心肌梗死在 T_2WI 上呈较高信号，增强后 T_1WI 呈明显高信号；等等。

3. 超声

（1）M 型及二维超声心动图可显示心肌结构及运动异常表现。

（2）多普勒超声心动图可显示左、右冠状动脉影像，并可获得冠状动脉主干血流频谱，这为无创性观察冠脉血流和冠脉储备功能提供了重要途径。

（3）超声心动图还可显示冠心病的并发症的改变，如室壁瘤、假性室壁、乳头肌功能不全、左心室血栓形成。

（三）诊断要点、鉴别诊断及检查方法的比较

1. 诊断要点

（1）临床有心绞痛及心电图改变。

（2）冠状动脉造影显示冠状动脉主支及分支的狭窄和（或）闭塞即可确诊。

2. 鉴别诊断

一般诊断不难，但应注意并发症的诊断。

3. 检查方法比较

X 线平片无明显价值，冠状动脉造影有最重要的诊断意义，可以确诊是否有狭窄或闭塞，也可显示心肌梗死区的相反搏动现象。CTA 能显示主支近段，可作为冠状动脉粥样硬化性心脏病的筛选检查手段。超声对观察室壁运动异常很有价值，MRI 对心肌缺血及其程度的评价有一定的帮助。

第四节 心包疾病

心包为一坚韧的纤维浆膜囊，包裹心脏和大血管根部，心脏包膜分为脏层和壁层，脏层紧贴心脏，壁层下部附着于横膈的中心腱，两侧与纵隔胸膜疏松相连接。正常心包腔内有 15 ～ 50 mL 液体。

一、心包炎和心包积液

（一）概述

心包炎是心包膜脏层和壁层的炎性病变，可分为急性心包炎和慢性心包炎，前者常伴有心包积液，后者可继发心包缩窄。急性心包炎以非特异性、结核性、化脓性、病毒性、风湿性等较为常见。

临床表现：心前区疼痛，呼吸困难，水肿及心脏压塞症状；面色苍白或发绀、乏力等；体征有心包摩擦音，心界扩大，心音遥远；颈静脉怒张，肝大和腹水等。

（二）影像学表现

1. X 线

干性心包炎、300 mL 以下少量心包积液，在 X 线平片可无明显改变。中等量到大量积液：心影向两侧增大呈球形或烧瓶状，心缘各段界线消失，上纵隔影增宽、变短，心膈角锐利；心尖搏动减弱或消失，主动脉搏动正常；肺野清晰，肺纹理减少或正常，左心衰时出现肺淤血。

2. 超声、CT 和 MRI

如第一节所述。

（三）诊断要点、鉴别诊断及检查方法的比较

1. 诊断要点

（1）临床有心前区疼痛、心脏压塞症状。

（2）X 线平片显示心影增大如球形或烧瓶状，心缘各弧段界线消失。

（3）超声显示心脏周围的液性暗区，CT 和 MRI 显示心脏周围的液性密度和信号。

2. 鉴别诊断

大量心包积液需与扩张型心肌病、三尖瓣下移畸形等进行鉴别。

3. 检查方法比较

超声、CT 和 MRI 均可很好地显示心包积液，超声简便易行是首选；CT 和 MRI 同时有助于对纵隔的了解；MRI 则更可以对积液的性质进行观察。

二、缩窄性心包炎

（一）概述

急性心包炎心包积液吸收不彻底，可遗留不同程度的心包肥厚、粘连。缩窄性心包炎心脏舒张受限，右心室受压，使腔静脉回流受阻；左心室受压，进入左心室血量减少，心排血量减少；二尖瓣口被纤维包绕时可引起肺循环淤滞、左心房增大等。

临床表现中多有急性心包炎病史；颈静脉怒张、腹水、下肢水肿伴心悸、气短、咳嗽、呼吸困难等。

（二）影像学表现

1. X线

（1）心影可正常或稍增大；心影多呈三角形，心缘变直，各弓分界不清，心脏边缘不规则；心影或呈怪异状。

（2）心包增厚部位心脏搏动明显减弱或消失。

（3）心包钙化：呈线状、小片状或带状，多见于右心房室前缘、膈面和房室沟区，广泛者大片包围心影如甲壳，称为"盔甲心"，为特征性表现。

（4）上纵隔影增宽；可有胸膜增厚和胸腔积液。

（5）累及左侧房室沟致左心舒张受限时，左心房可增大，有肺淤血表现。

2. CT和MRI

心包增厚或呈弥漫性或局限性，各部位增厚的程度可不均匀，为5～20 mm。CT平扫能很好地显示心包内钙化，特别是平片不能显示的钙化灶。MRI能较好地显示左、右心室腔缩小，心室缘及室间隔僵直并有轻度变形等。

3. 超声

（1） M型及二维超声心动图：心包不均匀性增厚，回声增强，室壁在舒张中晚期活动受限，双心房增大，而心室腔正常或稍减少，下腔静脉扩张。

（2）多普勒超声心动图：各瓣膜中血流频谱随呼吸发生变化，吸气时主动脉瓣口和肺动脉瓣口收缩期血流速度减小；二尖瓣口舒张期血流频谱呼气时峰值流速低于吸气时峰值流速。

（三）诊断要点、鉴别诊断及检查方法的比较

1. 诊断要点

（1）临床心脏压塞（心包填塞）表现。

（2） X线平片、CT见心包钙化影等。

（3）超声心动图可以观察到心肌活动受限情况及血流变化情况。

2. 鉴别诊断

诊断不难，有时要与心肌病进行鉴别，以MRI检查最有鉴别意义。

3. 检查方法比较

超声检查可以观察到心肌活动受限情况及血流变化情况。CT能更好地显示心包增厚和平片不显示的钙化，以及上、下腔静脉情况。MRI可显示心室壁及心室壁运动，对本病与限制型心肌病的鉴别最有价值。

第五节　大血管疾病

一、主动脉瘤

(一) 概述

主动脉某部病理性扩张称为主动脉瘤。按病理与组织结构分真性动脉瘤、假性动脉瘤；真性动脉瘤由动脉壁的三层组织结构组成；假性动脉瘤由动脉破裂后形成的血肿与周围包裹的结缔组织构成。动脉瘤按形态可分为囊状、梭形和混合型，根据病因可分为粥样硬化、感染性、先天性、创伤性、大动脉炎、梅毒性等。

临床表现中常见有胸背痛，为可持续性或阵发性。主动脉瘤的压迫症状为压迫气管、食管、喉返神经及上腔静脉等。

(二) 影像学表现

1. X 线

(1) X 线平片：纵隔阴影增宽或形成局限性肿块影，呈梭形或囊状影，从各种体位观察均不与主动脉分开；肿块有扩张性搏动；瘤壁钙化可呈线状、弧形、片状及斑片状；有主动脉瘤压迫或侵蚀周围器官的征象。

(2) 心血管造影：胸主动脉造影可使主动脉瘤直接显影，显示瘤体的形态、范围及主动脉与周围血管的关系；瘤囊内如有对比剂外渗，则为动脉瘤外穿。

2. 超声

超声心动图检查，如发现主动脉超过近端正常主动脉宽度的30%就应考虑主动脉瘤。假性动脉瘤表现为包块中心为囊性，周围为强回声或回声不均的血栓组织，瘤体与血管腔有交通，并有血流通过。

3. CT 和 MRI

CT 和 MRI 可显示动脉瘤的大小、形态、部位及其与瘤体周围结构的关系，以及瘤壁钙化、附壁血栓、主动脉瘤渗漏或破入周围组织脏器等。

(三) 诊断要点、鉴别诊断及检查方法的比较

1. 诊断要点

(1) X 线平片显示不能与主动脉分开的局限性纵隔肿块影，有扩张性搏动。

(2) 胸主动脉造影、超声、CT 及 MRI 均可直接显示动脉瘤。

2. 鉴别诊断

一般无须鉴别诊断。

3. 检查方法比较

心血管造影、超声、CT 及 MRI 均可直接显示动脉瘤的大小、形态、部位及其与瘤体周围结构的关系，但心血管造影是有创检查。

二、动脉夹层

（一）概述

动脉夹层为主动脉壁中膜血肿或出血，病因尚不清楚，重要因素为高血压。主动脉腔内的高压血流灌入中膜形成血肿，并使血肿在动脉壁内扩展延伸，形成所谓"双腔"主动脉。多数在主动脉壁内可见两个破口，一为入口，一为出口；少数没有破口，为主动脉壁内出血。

病理是按德贝基（DeBakey）分型：Ⅰ型夹层广泛，破口在升主动脉；Ⅱ型局限于升主动脉，破口也在升主动脉；Ⅲ型局限或广泛，破口均在降部上端。

临床表现：急性者有突发的剧烈胸痛，严重者可发生休克，夹层血肿累及或压迫主动脉主支时肢体血压、脉搏不对称，如血肿外穿可有杂音和心脏压塞征；慢性者可无临床表现。

（二）影像学表现

1. X 线

（1）疑有动脉夹层者一般不选用平片检查。

（2）行胸主动脉造影可观察夹层范围和病变全貌，对比剂在真腔通过主动脉管壁内破口喷射、外溢或壁龛样凸出等。当对比剂进入假腔后，在真假腔之间可见线条状负影，为内膜片。但胸主动脉造影为创伤性检查，现少用。

2. 超声

超声心动图主要表现为主动脉壁内血肿产生的内膜片及由此形成的真假腔。内膜片很薄，在心动周期有不同程度的摆动。内膜片将血管腔分为真假两腔，一般真腔受压较小，假腔较大；多普勒超声心动图见真腔血流信号强，流速较快。

3. CT 和 MRI

CT 可显示主动脉夹层的各种征象，主要优点为显示内膜钙化灶内移、假腔内血栓，以及血液外渗、纵隔血肿、心包和胸腔积血等。MRI 通过自旋回波（SE）和梯度回波（GRE）电影显示，可分别用于观察夹层的解剖变化和血流动态，大视野、多体位直接成像，无须对比增强，即可明确显示内膜片、内破口，显示真假腔、腔内血栓及分支受累主要征象，能满足分型的诊断要求。

（三）诊断要点、鉴别诊断及检查方法的比较

（1）X 线平片主动脉增宽，主动脉壁（内膜）钙化内移，心影增大。

（2）心血管造影、超声、CT 和 MRI 均能很好地显示真假腔、内膜片及假腔内血

栓等，但心血管造影为有创检查。一般无须鉴别诊断。

三、肺栓塞

（一）概述

肺栓塞是肺动脉分支被栓子堵塞后引起的相应肺组织供血障碍。常见的栓子来源是下肢和盆腔的深静脉血栓，如血栓性静脉炎，手术后、创伤后、长期卧床不动及慢性心肺疾患等，少数来源于右心附壁血栓、骨折后的脂肪栓子和恶性肿瘤的瘤栓。

肺栓塞的病理改变取决于肺血液循环状态和栓子的大小、数目。当肺的某一分支栓塞后，肺组织因支气管动脉的侧支供血而不发生异常，栓子较小未能完全堵塞动脉分支时也不易发生供血障碍。

多数肺栓塞患者无明显临床症状，或仅有轻微的不适。部分患者可表现为突发的呼吸困难和胸痛。肺动脉大分支或主干栓塞或广泛的肺动脉小分支栓塞可出现严重的呼吸困难、发绀、休克或死亡。

（二）影像学表现

1. X线

（1）X线平片：病变累及肺动脉主干及大分支，其所分布区域提示有肺血减少，肺纹理阙如，或仅有少许杂乱的血管纹理，肺野透明度增高。病变累及外围分支少数可无异常征象，伴肺动脉压增高表现。

（2）肺动脉造影：①肺动脉分支内的充盈缺损或截断；②肺局限性血管减少或无血管区，相应区域的血灌流缓慢；③小分支多发性栓塞引起肺动脉外围分支迂曲，突然变细，呈剪枝样改变；④继发肺动脉高压和肺心病时，肺动脉主干和大分支扩张，周围分支变细。但对外围小分支的小血栓有时只能显示肺动脉高压，而不见直接征象。

2. 超声、CT和MRI

超声对肺动脉栓塞作用不大。CT检查肺动脉内栓子的显示是诊断肺栓塞最可靠的直接征象。肺门区较大肺动脉栓塞平扫时，左右肺动脉、肺动脉上干及下干内可见高密度或低密度病灶。高密度为新鲜血栓，低密度为陈旧血栓。增强扫描血栓部位表现为长条状及不规则形态充盈缺损区，其CT值明显低于其他部位。MRI靠近肺门的较大肺动脉内的栓子可被检出并确诊。

（三）诊断要点、鉴别诊断及检查方法的比较

1. 诊断要点

（1）临床有血栓性深静脉炎病史。

（2）X线平片局部肺血减少伴肺动脉高压表现。

（3）增强CT见长条状及不规则充盈缺损。

（4）部分病例需行肺血管造影，显示为充盈缺损、管腔狭窄或闭塞及肺动脉高压

表现。

2. 鉴别诊断

据影像学表现，结合临床表现，多可确定诊断。

3. 检查方法比较

肺血管造影仍为诊断肺栓塞最可靠的检查方法，但为创伤性检查。CT 和 MRI 对肺门区较大动脉栓塞的诊断有帮助。

第六章　泌尿系统

影像检查有助于显示泌尿生殖系统和腹膜后间隙疾病病变的位置、大小及其性质，确定病变与邻近结构的关系及累及的范围，有利于制定合理的治疗方案。

第一节　肾上腺无功能性疾病

一、肾上腺无功能性腺瘤

（一）临床特点

随着 B 超、CT 和 MRI 的广泛应用，肾上腺无功能性腺瘤的意外发现率明显增加。腹部 CT 检查中，无功能性腺瘤的发现率为女性略高于男性，并随着年龄而增加。某些疾病如高血压、糖尿病或肿瘤患者，其发生率较高。病理上，腺瘤具有包膜，而结节性增生无包膜。

（二）影像学表现

1. CT 表现

CT 表现为单侧肾上腺肿块，偶为双侧性，肿块呈类圆形或卵圆形，边缘光滑，直径通常在 5cm 以下，偶也可较大。密度均一，多为软组织密度。增强检查时，肿块多呈轻到中度均一强化，偶尔强化不均，内有低密度区。

2. MRI 表现

在 T_1WI 和 T_2WI 上，绝大多数肿瘤呈均质信号，其强度高于肌肉，低于脂肪，而类似肝脏信号。增强检查时腺瘤有轻度强化，并迅速廓清。

（三）影像学鉴别诊断

CT 检查难以分辨腺瘤是否有功能，只有库欣（Cushing）腺瘤的 CT 表现为同侧及对侧肾上腺萎缩性改变有助于识别，因此诊断时要结合临床表现和内分泌检查结果。一般认为，如果肾上腺肿块小于 3 cm 且临床表现及内分泌检查排除功能性病变时，可初步考虑为非功能性腺瘤。需与肾上腺转移瘤鉴别，其鉴别较为困难。

（四）检查手段的选择

MRI 有助于和肾上腺转移瘤进行鉴别，因此 MRI 优于 CT 检查。

二、肾上腺神经节细胞瘤

（一）临床特点

肾上腺神经节细胞瘤是一种良性肿瘤，由神经纤维和成熟的神经节细胞组成，可发生在任何年龄，但以 20 岁以上成年人为主。

（二）影像学表现

1. B 超表现

肾上腺区的实性低回声肿物，边界清晰，似有包膜，内部回声尚均。彩色多普勒血流成像（CDFI）：未探及血流信号，其与肾脏的界线清晰，呈强回声带。

2. CT 表现

CT 表现为呈卵圆形或分叶状肿块，大小为 2 ～ 10 cm 或更大，较小的肿瘤密度均匀，而大肿瘤常密度不均，内有类圆形或不规则形低密度区，代表囊性变或陈旧性出血灶；增强检查时肿瘤呈均一或不规则强化，其内低密度区无强化。肿瘤内可有斑点状钙化。

3. MRI 表现

MRI 多表现为肾上腺不均质信号肿块，T_1WI 像呈均匀略低信号，在 T_2WI 像呈不均质高信号。

（三）影像学鉴别诊断

肾上腺神经节细胞瘤需与肾上腺无功能性腺瘤和无功能性肾上腺皮质癌相鉴别，需要依赖穿刺活检来鉴别。

（四）检查手段的选择

肾上腺神经节细胞瘤很少见，其 CT 和 MRI 表现无特征性，与其他肾上腺疾病较难鉴别，一般需手术病理来给予证实。

三、肾上腺囊肿

（一）临床特点

肾上腺囊肿是少见病变，常无任何症状，为意外发现，少数较大的肾上腺囊肿可产生压迫症状，出现钝痛或隐痛的症状。肾上腺囊肿较大时，可因压迫周围脏器而出现腰腹部胀痛及胃肠道不适等非特异性症状，少数患者可因囊肿破裂出血而引起急腹症，手术探查时才被发现。

肾上腺囊肿的大小可从数毫米到 20 cm 以上，多为单侧，双侧性囊肿占 8% ～ 10%。临床可分为几种病理亚型：真性肾上腺囊肿、假性肾上腺囊肿、上皮样囊肿及寄生虫性（感染性）囊肿等，具体见表 6-1。

表 6-1　肾上腺囊肿病理分型

类型	比例	病理	与影像学相关的病理
真性肾上腺囊肿	约 45%	被覆内皮细胞，常为淋巴管或血管起源	与肾囊肿相比，一般囊壁较厚
假性肾上腺囊肿	约 39%	无上皮，常因肾上腺出血吸收	常见分隔，常比真性囊肿大，吸收过程偶有囊壁钙化
上皮样囊肿	约 9%	柱状上皮并包含囊样腺瘤	偶有类软组织成分的腺瘤
寄生虫性囊肿（感染性囊肿）	约 7%	常为肝包虫起源	

（二）影像学表现

1. B 超表现

真性肾上腺囊肿声像图可表现为不规则形，囊内有分隔或囊实性回声，也可表现为圆形或椭圆形，薄壁无回声区，边界清晰。假性肾上腺囊肿声像图表现为无回声、低回声及囊实性回声，规则或不规则，边界清晰或欠清，囊壁薄或厚，囊内可有分隔及钙化。CDFI：囊肿内均未探及血流信号。

2. CT 表现

CT 表现为边界清楚、边缘光滑的圆形肿物，其内密度均匀，CT 值与水相近，85% 为单侧性，大小不等，15% 囊壁有钙化，特别是出血所致囊肿。

3. MRI 表现

MRI 表现为肾上腺肿块，呈典型囊性表现，即 T_1WI 为均匀低信号，T_2WI 为极高信号。如囊内合并有出血，则其信号特征随出血时间而异，增强 MRI 检查时肿块无任何强化。

（三）影像学鉴别诊断

肾上腺囊肿需与肾上腺腺瘤及囊性变、坏死的嗜铬细胞瘤或转移瘤相鉴别。肾上腺腺瘤有时含丰富脂质而呈水样密度，然而增强 CT 或 MRI 检查可显示其有强化或相应的信号特征，囊性变、坏死的肿瘤壁明显厚于囊肿的壁且常厚度不一，增强检查有强化。根据这些特征表现及临床资料进行鉴别并不难。

（四）检查手段的选择

除极少数肿瘤源性肾上腺囊肿外，肾上腺囊肿并不影响肾上腺功能，实验室检查多无异常改变，故目前诊断肾上腺囊肿主要依靠影像学检查。如果囊肿较小时，诊断多无困难，但对于较大囊肿，无论是彩超，还是 CT 检查，诊断都可能与周围脏器的囊性病变，如肝囊肿、肾囊肿及胰腺囊肿混淆。而且肾上腺囊肿是少见病变，容易被忽略，亦是误诊原因之一。因此，对于上腹部腹膜后的囊性病变也应考虑是否来源于肾上腺。超声是首选检查手段，经济、无痛、安全，又可大大提高诊断率，同时也为患者提供了诊疗的最佳时机。

四、肾上腺髓样脂肪瘤

（一）临床特点

肾上腺髓样脂肪瘤是一种少见的无功能性良性肿瘤，多数患者临床上无明显症状，常在体检或尸检时偶尔发现，尸检发现率为 0.08%～0.20%，组织学上由成熟脂肪组织和不同比例的骨髓造血细胞构成，可伴有钙化和出血，术前主要依赖于影像学检查确诊。

（二）影像学表现

1. B 超表现

肾上腺区有高回声肿块，肿块形态欠规则，边界尚清楚。

2. CT 表现

CT 主要表现为肾上腺区边界清楚的圆形或卵圆形分叶状肿块，以脂肪密度为主（CT 值多在 -20～120 Hu）。由于肿块内含有其他组织，部分病灶呈混杂密度，肿瘤内多有条索状分隔（CT 值多在 15～35 Hu）。部分病灶可出现钙化、出血，钙化率为 20%。出血与肿瘤的大小有显著的相关性，较大的肾上腺髓样脂肪瘤更容易伴有出血。CT 对钙化和出血的检查最为敏感。肿块较大时可伴有肝脏、胰腺及下腔静脉受压移位，增强扫描肿块无明显强化。如合并感染或出血时，可出现包膜强化。

3. MRI 表现

高脂肪信号变化及增强后无强化，MRI 可在术前对肾上腺髓样脂肪瘤做出组织学诊断，应用脂肪抑制技术和化学位移成像技术，MRI 可检测到组织中的少量脂肪，使定性诊断更为精确。

（三）影像学鉴别诊断

肾上腺髓样脂肪瘤需与来自肾上极的错构瘤鉴别。错构瘤可突破肾上腺区，酷似肾上腺髓样脂肪瘤，但后者肾上极皮质的连续性有中断，不难判断病变的起源。

（四）检查手段的选择

肾上腺髓样脂肪瘤影像学公认的诊断标准是肾上腺区见到含脂肪组织的、间杂不规则骨髓组织的、增强后无强化、边界清楚的肿块。B 超是常用的筛查方法，CT 为敏感的影像学检查，MRI 有着更高的诊断价值。

五、肾上腺畸胎瘤

（一）临床特点

肾上腺畸胎瘤更罕见，国内外仅数例报告，且均为个案报告，关于其影像学诊断的报告鲜见。畸胎瘤来自三种原始胚层演变所形成的肿瘤样新生物，大体可分成三种类型。

（1）囊性分化成熟型：其生物学特征为良性。

（2）多囊性蜂窝型：部分囊性，部分实质性，镜下结构为成熟组织，生物学特征为良性。如含未成熟组织成分，虽无恶变，但应视为潜在恶性。

（3）实质型：镜下检查有明显间变及胚胎组织，应视为恶性，但有4%的镜检为良性组织。

肾上腺畸胎瘤常见于青少年，多发生在右侧，90%是良性。肿瘤生长缓慢，早期临床多无症状，实验室检查正常。如果肿瘤生长过大，压迫周围器官或者合并感染，与周围粘连或侵及周围器官，可以出现腰背痛及阵发性腹疼等症状。

（二）影像学表现

1. X 线表现

腹部平片（KUB）及静脉肾盂造影（IVP）对诊断肾上腺畸胎瘤极有帮助，腹部平片上可观察到畸胎瘤内的钙化或骨化影，而 IVP 可观察带有高密度肿块对肾脏的影响情况。

2. B 超表现

B 超表现为肾上腺区典型的不均质强光团及含有多种成分回声不均的囊实性肿块。

3. CT 表现

CT 具有钙化和脂肪两大特征性表现，可表现为以水样密度、实性密度或脂肪密度为主的混合团块，CT 值一般为 20～500 Hu，增强扫描后肿瘤实质部分包膜及分隔有强化，脂肪及水样密度无强化。

4. MRI 表现

肾上腺区可见异常信号影，其内信号混杂，以脂肪信号为主，并可见不规则形状液体样信号影及条索状低信号影。

（三）影像学鉴别诊断

肾上腺畸胎瘤较为少见，但由于其多呈囊性改变，囊液在 T_1 和 T_2 加权成像均呈高信号等特征性的表现，较易与其他肾上腺肿瘤相鉴别。当病灶较大时，应与来自肾上腺周围腹膜后的畸胎瘤相鉴别。如果能清楚看到正常肾上腺的存在，即可明确排除肾上腺畸胎瘤。

（四）检查手段的选择

CT 是诊断肾上腺畸胎瘤的最好检查方法，可清楚地显示囊性变和钙化的情况。

六、肾上腺血肿

（一）临床特点

肾上腺血肿是一种较少见的良性自愈性肾上腺疾病，一般不需要手术治疗。肾上腺血肿典型而少见的临床表现包括急性腰痛、腹部包块、低热、低血压及贫血，多数情况下肾上腺血肿患者无症状或者有非特异性腰痛、腹部不适，腰痛程度与血肿大小成正比，随着血肿吸收减少，腰痛症状逐渐减轻，症状消失时间早于血肿消失时间。

肾上腺血肿原因复杂。成人自发性肾上腺血肿可见于手术所致的系统性"应激"、身体广泛烧伤、败血症或低血压。抗凝药物、弥散性血管内凝血和抗磷脂抗体综合征可形成出血体质，引起肾上腺血肿。

（二）影像学表现

1. B 超表现

肾上腺血肿 B 超表现为致密的回声增强区，呈实性肿物；也可以是无回声区的团块，甚至呈囊性结构（因血肿内容物为血凝块，血液的液化程度各异）。

2. CT 表现

在血肿尚未形成之前，CT 表现为肾上腺轻度到重度的不均一增大，肾上腺血肿急性期（24 ～ 72 小时）CT 的特征性表现是肾上腺区圆形或者椭圆形均一高密度影，CT 值大于 60 Hu，常常伴有肾上腺周围脂肪组织的条状浸润及同侧膈肌角增厚，临床上可据此判断为肾上腺血肿。随着时间的推移，血肿会逐渐吸收，CT 检查发现密度逐渐降低并接近水样密度。在亚急性期（5 ～ 14 天）和慢性期，无论是从形态上还是密度上，CT 均难以明确区分肾上腺血肿和其他肾上腺占位性病变，增强 CT 扫描对其鉴别诊断有所帮助，一般肾上腺血肿不强化，而肾上腺癌及嗜铬细胞瘤几乎总是显著强化。

3. MRI 表现

MRI 诊断肾上腺血肿比其他影像学检查手段更准确。血肿急性期在 T_1 加权成像表现为肾上腺增大，呈等信号，T_2 加权成像信号甚高，在亚急性期表现为 T_1 及 T_2 加权成像不均一高信号。在与肾上腺恶性肿瘤或嗜铬细胞瘤伴出血鉴别时，增强 MRI 十分重要，几乎所有的嗜铬细胞瘤、约 80% 的恶性肿瘤可强化，单纯肾上腺血肿则多无变化。

（三）影像学鉴别诊断

肾上腺血肿需要与肾上腺恶性肿瘤或嗜铬细胞瘤伴出血鉴别。

（四）检查手段的选择

MRI 是探查和诊断肾上腺血肿敏感性和特异性最高的影像学方法。

第二节　肾上腺恶性肿瘤

一、肾上腺皮质癌

（一）临床特点

原发性肾上腺皮质癌，少见，高度恶性，预后极差，5 年生存率仅为 20%。肾上腺皮质癌可发生在任何年龄，并有 2 个峰值年龄，即 10 岁以内和 40 ～ 50 岁，男女受累相似。

肾上腺皮质癌中，约50%的患者具有内分泌功能，女性略为多见。

（二）**影像学表现**

1. B超表现

肾上腺皮质癌B超表现为肾上腺区较大病灶，以低回声为主，其内回声不均匀，肿块边界欠清晰，形态多样，可呈圆形、椭圆形或分叶状。彩色多普勒超声检查于肿块内部多可探及血流信号，少数周边可见血流信号。疑为肾上腺皮质癌的患者还应行腹膜后及腹腔淋巴结扫查，有时可见到肿大淋巴结，部分患者合并有下腔静脉及肾静脉癌栓。

2. CT表现

（1）一般肿块体积较大，最大径常大于7 cm，平均为12 cm（范围为3～30 cm）。

（2）肿块呈类圆形、分叶形或不规则形。

（3）密度常不均，周边密度类似肾脏，内有坏死或陈旧性出血所致的不规则性低密度区。约40%肿瘤内可见散在点状或结节状钙化，个别瘤体内甚至有小的脂肪性低密度灶。

（4）增强检查时肿瘤实体部分强化，而其内低密度区无强化，有时于肿块周边可见一薄的强化环。

（5）功能性肾上腺皮质癌常分泌皮质醇，导致对侧肾上腺萎缩，而患侧残存肾上腺也因肿块较大而显示不清。

（6）周围脏器受挤现象：由于肿块体积较大，周围脏器常受挤压移位，如患侧肾脏受压下移，右侧肾上腺肿瘤使下腔静脉向前内侧移位、肝脏向上方移位，左侧肾上腺肿瘤致胰腺前移。

（7）肿瘤转移现象：可出现其他脏器及淋巴结转移征象，如肺、纵隔淋巴结、肝脏等。

3. MRI表现

在T_1WI、T_2WI常表现为混杂信号，因为中间有坏死和出血。T_1高信号是出血的代谢物，有时也可以是钙化，出现在30%的患者身上。很少见的情况下，病灶中会有细胞质内的脂质，造成反相位的信号缺失。

（三）**影像学鉴别诊断**

肿块较大导致判断起源发生一定困难时，需与其他类型腹膜后肿瘤和侵犯肾上腺区的邻近脏器肿瘤相鉴别。非功能性肾上腺皮质癌需与其他非功能性肾上腺肿瘤、非功能性腺瘤、神经节瘤等鉴别。这些肿瘤均可表现为肾上腺区较大肿块，密度和信号不均并有钙化，此时提倡经皮穿刺活检，以获得组织学诊断。

（四）**检查手段的选择**

CT和MRI均可较为准确地诊断并显示其范围，但对非功能性皮质癌的诊断，二者均有限度。CT能够敏感地发现肿瘤内的钙化而对定性诊断有一定帮助；MRI的优点要更多一些，其可多方位成像，能较为准确地判断肿瘤的起源，不用对比剂也能敏感地发现下腔静脉受累及肝脏转移，有助于临床治疗方案的制定。

二、神经母细胞瘤

（一）临床特点

神经母细胞瘤是最常见的婴儿腹部肿块，发源于神经嵴，此病有其好发年龄段，多见于小儿（4岁以内）。患者可以在10岁以后发病，成人发生者罕见，且好发于单侧肾上腺，多表现为大分叶状肿块，瘤体密度不均，常伴有坏死及钙化，需与干酪化期肾上腺结核相鉴别。

（二）影像学表现

1. X线表现

X线平片检查可见腹膜后肿物影，30%的患者有肿瘤局部钙化表现。

2. B超表现

肾上腺见类圆形或不规则形肿块，内部回声大多为较均匀散在的细小光点，可见强回声光团和无回声区。

3. CT表现

CT表现多呈不规则形实性肿块，为软组织密度，瘤内有坏死、出血和（或）钙化。钙化常呈斑点状。亦可为环形或融合成片，化疗后变得更加致密；亦可无钙化，或为脂肪密度，有或无囊性变。超过90%的神经母细胞瘤CT上显示钙化，也倾向于侵犯周围组织，如血管和神经孔。

4. MRI表现

肾上腺区肿块边界部分较清晰，边缘可见包膜，肿瘤内信号欠均匀，T_1WI多为低信号，T_2WI多表现为等、高信号，增强扫描见不均匀明显强化合并出血时呈高信号。合并坏死囊性变时呈长T_1和长T_2信号改变，增强扫描无强化。

（三）影像学鉴别诊断

神经母细胞瘤需与肾上腺皮质腺癌、肾上腺畸胎瘤鉴别。肾上腺皮质腺癌多见于50岁以上的患者，有功能亢进与无功能亢进的患者各占50%，肿瘤密度不均匀，少有钙化；肾上腺畸胎瘤为孤立性较大的钙化，有脂肪密度。

（四）检查手段的选择

（1）B超可作为筛查首选。

（2）CT和MRI在诊断方法上均有优越性。

三、肾上腺淋巴瘤

（一）临床特点

肾上腺淋巴瘤（AL）是少见的肾上腺恶性肿瘤，临床症状多为非特征性的乏力、腹部不适、发热等。在临床工作中，AL易与需外科治疗的肾上腺腺瘤、肾上腺嗜铬细胞瘤、肾上腺皮质癌等混淆而误诊。因部分肾上腺淋巴瘤对化疗敏感而无须手术治疗，故正确的诊断可以减少患者不必要的手术创伤。

肾上腺淋巴瘤的肿块一般较大，最大径多在 6 cm 以上，可达 18 cm。肾上腺淋巴瘤多数表现为肾上腺区边缘清楚的软组织肿块，其形态变化较多，可呈圆形、椭圆形和不规则形，肿块较小（最大径小于 10 cm）时多表现为圆形或椭圆形。

（二）影像学表现

1. CT 表现

肾上腺淋巴瘤 CT 平扫多表现为软组织密度肿块，与后背肌肉相近，增强扫描多数呈轻度强化，接近肌肉，少数呈中度强化，与肝脏相近，其 CT 密度并无特征性。但 CT 平扫时肿块多较均质，增强扫描肿瘤较小时多强化均匀或稍不均匀，较大时内部可出现不均匀强化。

2. MRI 表现

T_1WI 多表现为等信号的软组织肿块，与后背肌肉相同，T_2WI 呈等低或略高信号，其 T_2WI 信号强度比肾上腺绝大多数原发或继发肿瘤低。与 CT 平扫肿瘤密度均匀不同，肾上腺淋巴瘤 T_2WI 信号显著不均匀，内可见多发线条状高信号影。

（三）影像学鉴别诊断

肾上腺淋巴瘤主要需与肾上腺腺瘤、肾上腺嗜铬细胞瘤、肾上腺皮质癌及肾上腺转移瘤进行鉴别。

（1）肾上腺腺瘤含大量细胞内脂质，CT 平扫密度较低而与肾上腺淋巴瘤不同，故二者鉴别主要依据 CT 平扫。

（2）肾上腺嗜铬细胞瘤临床常表现为阵发性或持续性高血压发作，瘤体多在 3 cm 以上，强化明显，动脉期或（和）门脉期多大于 100 Hu，伴有或不伴有中央坏死。

（3）肾上腺皮质癌常见于中老年患者，临床表现为男性女性化或女性男性化，瘤体直径大于 10 cm、形态不规则，瘤体内测得脂肪密度、增强后动脉期及门脉期小于 100 Hu 及瘤体内瘢痕状坏死等 CT 征象有助于肾上腺皮质癌的诊断。

（4）肾上腺转移癌多具有原发肿瘤病史，双侧好发，临床少见肾上腺皮质功能低下表现，瘤体边界不清晰，其内坏死区边缘不清，增强后较中度强化。

（四）检查手段的选择

CT 及 MRI 检查对肾上腺淋巴瘤的诊断准确率相当。

四、肾上腺转移癌

（一）临床特点

肾上腺是肿瘤转移的好发部位，以肺癌和乳腺癌的转移最为多见，常累及双侧，单侧转移瘤者以右侧多见。此外，原发瘤也常为乳腺癌、甲状腺癌、肾癌、胰腺癌、结肠癌或黑色素瘤等。肾上腺转移开始发生的部位为肾上腺髓质而非皮质，临床上患者很少发生肾上腺皮质功能低下，这是因为只有双侧肾上腺皮质破坏超过 90％时，才会产生肾上腺皮质功能低下，而肾上腺转移癌患者的生存时间有限，肾上腺破坏难以达到如此程度。

（二）影像学表现

1. B 超表现

B 超表现常为双侧性病变，双侧肾上腺出现低回声区或不均匀回声区。形态或为圆形，或为椭圆形，或为分叶状，两侧病灶不一定对称。

2. CT 表现

CT 表现为双侧或单侧肾上腺肿块，呈圆形、卵圆形或分叶状，大小常为 2～5 cm，然而也可小于 1 cm 或大于 5 cm，较小肿块密度均一，类似肾脏密度；大的肿块常由于坏死而密度不均，内有低密度区，合并急性出血时，肿块内可见高密度灶，增强检查时肿块可有不同程度的均一或不均一强化，其内低密度区无强化。

3. MRI 表现

T_1WI 上肿块信号类似或低于肝脏，T_2WI 上其信号强度常明显高于肝脏。肿块内有坏死时，信号不均，其内有更长 T_1 和长 T_2 信号灶；瘤内发生出血时，其信号强度依出血时间而异；亚急性期时，呈短 T_1 和长 T_2 信号。

（三）影像学鉴别诊断

肾上腺转移癌需与肾上腺无功能性腺瘤相鉴别。鉴别方法包括：行有关部位检查以发现无临床症状的原发瘤；定期随诊，观察其大小改变，若有增大，需要活检以明确诊断。

（四）检查手段的选择

MRI 检查对肾上腺转移癌的诊断准确率要高于 CT 检查。

第三节　肾脏感染性疾病

一、急性肾盂肾炎

（一）临床特点

急性肾盂肾炎常见于育龄女性，多由尿路上行感染所致，致病菌以革兰氏阴性杆菌为主，可单侧或双侧同时受累，尿路梗阻及尿流停滞是急性肾盂肾炎的常见诱因。大体观肾盂肾盏黏膜充血水肿，表面有脓性分泌物，黏膜下可见小脓肿，可见尖端指向肾乳头的楔形炎性病灶，镜下观可见肾小管腔内有脓性分泌物，小管上皮可变性坏死，间质内见白细胞浸润，肾小球一般不受累。临床表现如下。

（1）泌尿系症状：尿频、尿急、尿痛等膀胱刺激症状，腰痛及下腹痛，肋脊角及输尿管点压痛，肾区叩击痛，等等。

（2）全身感染症状，如寒战、发热、头痛、呕吐、食欲不振等，常伴有血白细胞升高、血沉增快。实验室检查可见尿白细胞升高、血白细胞升高等，尿培养可见致病菌。治疗包括补液等全身支持治疗，以及选用敏感抗生素予以抗感染治疗等。

（二）影像学特点

1. X 线表现

急性肾盂肾炎由于对抗生素敏感，一般不会造成永久性形态学的改变，因此影像学检查 3/4 的患者是正常的。KUB 偶见泌尿系结石影，IVP 可见肾盏显影延缓，肾盂显影减弱常可见输尿管上段及肾盂轻度扩张，需鉴别此种扩张是下尿路梗阻所致，还是由细菌内毒素麻痹集合系统引起。急性肾盂肾炎期避免行逆行尿路造影。

2. B 超表现

B 超下可见肾脏肿大，肾皮、髓质界限不清，并可见肾实质内低回声区。彩色多普勒超声检查显示相应肾实质灌注降低。存在梗阻或结石时，可见相应的声像特点。

3. CT

CT 平扫可见肾脏体积增大，肾实质内的低密度区。增强扫描根据肾脏受累程度不同，出现局灶性或弥漫性窄条纹状强化减弱或楔形强化降低区，从集合系统指向肾包膜而呈放射状，肾周出现条索或水肿。计算机体层成像尿路造影（CTU）可见患侧肾盂扩张，肾盏显影延迟，肾盂显影减弱。

（三）影像学鉴别诊断

急性肾盂肾炎需要与以下疾病相鉴别。

1. 肾结核

肾结核与急性肾盂肾炎有一定的相似之处，但肾结核 IVP 及 CT 可发现一侧肾小盏边缘虫蚀状破坏，有时出现空洞和钙化。

2. 慢性肾盂肾炎

慢性肾盂肾炎病程较长，可表现为肾萎缩，皮质变薄，轮廓不规则，因瘢痕收缩而使肾盂肾盏变形。

3. 肾梗死

肾梗死多表现为楔形或圆形低密度灶，增强扫描皮质缘常可见环形强化带。

4. 肾囊肿

肾囊肿病灶呈圆形低密度肿块，中央为水样密度，增强扫描呈程度不等的环形强化，中央无强化。

（四）检查手段的选择

（1）KUB ＋ IVP 检查的意义不大。

（2）B 超对急性肾盂肾炎是常用、有效、价格低廉的手段，可作为体检、诊断、复查的首选方法。

（3）CT 能评价急性肾盂肾炎的感染范围等，但费用高，较少单纯用作诊断手段。

（4）MRI 很少用于评价肾盂肾炎。

二、慢性肾盂肾炎

（一）临床特点

慢性肾盂肾炎的特征是肾实质瘢痕形成，多见于女性，多由尿路上行感染所致。病理方面，大体观肾脏大小可正常或缩小，肾包膜苍白，不易剥脱，肾脏外表凹凸不平，肾漏斗部瘢痕收缩，肾盏呈钝性扩张，肾实质萎缩，皮、髓质分解不清，肾盂黏膜苍白、纤维化。镜下观可见肾实质内有浆细胞及淋巴细胞浸润，部分肾实质纤维化，早期肾小球不受累，晚期肾小球逐渐玻璃样变。临床表现依据肾实质损坏及肾脏功能减弱程度不同，静止期症状不明显，可表现为轻度肾区不适、膀胱刺激征等急性期表现。急性肾盂肾炎类似，若炎症累及双侧肾脏，可致慢性肾功能衰竭，从而并发高血压、面部水肿等尿毒症症状。治疗包括全身营养支持治疗，以及选用敏感抗生素足疗程予以抗感染治疗等。

（二）影像学特点

慢性肾盂肾炎的诊断标准应该严格，除病史或尿细菌学检查有尿路感染的证据外，尚需影像学发现肾皮质瘢痕和肾盂肾盏变性，肾功能学检查有异常。

1. X 线表现

KUB 偶见泌尿系结石影，可见患侧肾脏肾影较小，IVP 可见肾盏扩张，偶可见肾盏显影减弱或者不显影、输尿管扩张等。

2. B 超表现

B 超下可见肾皮、髓质界限不清，肾表面凹凸不平、瘢痕化，肾盂可见扩张，上段输尿管扩张，等等。存在梗阻或结石时，可见相应的声像特点。

3. CT 表现

CT 增强可见此肾实质内强化减低区域，CTU 可见患侧肾盂扩张，肾盏显影不良。CT 常可见患肾缩小，表面瘢痕形成。

4. MRI 表现

慢性肾盂肾炎 MRI 表现不具特异性，肾盂肾盏黏膜增厚在 T_2WI 上显示清楚，为位于高信号的尿液和高信号的肾窦脂肪之间的低信号带，不光滑，肾盏宽度变窄。磁共振尿路成像（MRU）能显示变性的肾盏及输尿管，提示肾盏狭窄，肾实质内广泛瘢痕形成，在 T_1WI 和 T_2WI 上表现为实质内不均匀的低信号，正常皮、髓质信号差异显示不清。后期肾脏变小，轮廓变形。

（三）影像学鉴别诊断

慢性肾盂肾炎需要与以下疾病相鉴别。

（1）先天性肾发育不良：发病年龄及病史明显不同，且先天性肾发育不良伴随肾盏数目减少。结合临床资料或穿刺活检方可诊断。

（2）肾梗死：呈楔形或圆形低密度灶，皮质缘见高密度弧形强化影。

三、黄色肉芽肿性肾盂肾炎

（一）临床特点

黄色肉芽肿性肾盂肾炎（XGP）是慢性肾盂肾炎的特殊类型，其特征是炎症始于肾盂，进而延伸破坏周围髓质和皮质，肾实质破坏，形成多个脓腔，脓腔周围出现肉芽肿、脓肿和泡沫细胞等。该病患病比例女多于男（2∶1），发病机制不明，多累及一侧，双侧受累的极罕见。从病理学角度可分为局灶型和弥漫型，镜下可见橙黄色病变组织内含有特征性的泡沫巨噬细胞。

XGP临床表现无特异性，多表现为肾区疼痛、发热、腹部肿块、乏力、厌食、体重下降、便秘等，常合并尿路结石、梗阻性肾病、糖尿病等。本疾病典型的三联症是肾铸型结石、肾肿物、肾功能减退或消失。本病常可累及肾周脂肪，以及肾筋膜、同侧腰大肌。进展形成肾-皮肤瘘和肾-肠瘘，部分病例可表现为肾源性肝功能改变。

XGP单纯抗感染治疗疗效一般不佳，早期患者可行肾部分切除术，晚期黄色肉芽肿病变累及范围较广，可行单侧肾切除术。

（二）影像学特点

1. X线表现

KUB对诊断XGP的意义：弥漫型XGP肾脏普遍性增大，肾轮廓不清，常伴有肾铸型结石；局灶型XGP可见肾脏局部肿块隆起，也可见少许肾结石。IVP对诊断XGP的意义：对弥漫型XGP提示患肾显影不良，甚至不显影，肾功能严重受损。

2. B超表现

B超对此病诊断缺乏特异性，可见患肾增大，轮廓模糊不规则，肾实质可探及大小不等、境界欠清的低回声实质性团块或坏死腔。也可表现为肾积水、肾输尿管结石或肾内低回声病变等，排除肾肿瘤后，可在B超引导下穿刺活检。

3. CT表现

CT扫描对诊断XGP有重要意义。

局灶型XGP：较少表现有泌尿系结石，表现为肾实质内低密度的软组织影，CT值常为负值，增强后扫描不见强化或强化不明显，坏死区液性成分，伴出血密度增高，增强扫描可见脓肿壁强化，坏死区无强化，有结石者可见毗邻病灶的结石影，常伴有肾周受累，引起肾筋膜及腰大肌等部位的炎症性粘连增厚等改变。

弥漫型 XGP：可显示输尿管结石，增大的肾内可见多个水样低密度区，肾实质内多个囊实性占位，囊状低密度的坏死腔或肾盂肾盏积水，CT 值为 -15 ~ 30 Hu，这取决于脂类和脓液成分的比例。增强后病灶边缘强化，坏死区无强化，肾收集系统扩张、积液，肾功能减退或完全消失，肾周筋膜因炎症浸及增厚粘连，炎症向肾周组织广泛延伸。CT 扫描中，肾实质边缘强化及其内多发低密度囊状区域，同时见中央结石，这种 CT 特征被描述为"熊掌印"样改变，另一常见改变为"鹿角形"结石的破碎，被称为结石骨折征。

4. MRI 表现

弥漫型 XGP：肾脏增大，轮廓不规则，肾实质内见多发形态各异、大小不一的囊状异常信号，T_1WI 上呈混杂的中等信号，边缘模糊不整，T_2WI 呈不均匀的高信号。Gd-DTPA 强化后囊壁不规则强化。

局灶型 XGP：肾实质内可见单个局灶囊性肿块，T_1WI 上呈混杂的中等信号，边缘模糊不整，T_2WI 呈不均匀的高信号。

（三）影像学鉴别诊断

1. 肾肿瘤

肾肿瘤密度较 XGP 病灶密度高，增强后动脉期可明显强化，静脉期或排泄期肿瘤密度迅速下降，无边缘性强化特点，血管造影可见血管增粗增多、不规则，动静脉短路和血湖出现。

2. 肾结核

肾结核表现逐步加重，有结核中毒症状，尿检可检到结核分枝杆菌，CT 表现为肾内多个囊状低密度影，单个或多个肾盏变形，肾脏病灶多有不规则点状或壳状钙化，甚至为弥漫性钙化，可见特征性的调色盘样改变。

四、肾脓肿

（一）临床特点

肾脓肿包括急性肾脓肿、慢性肾脓肿。急性肾脓肿是急性肾盂肾炎微小病灶融合的结果，可为单个孤立的病灶，多见，主要发生于糖尿病、药物滥用、膀胱输尿管反流和肾结石患者；也可为多发病灶，少见，多发病灶往往提示为血性感染结果。慢性肾脓肿是成纤维细胞迁移进急性肾脓肿区域，并在脓肿和其他肾组织形成屏障的结果。肾脓肿早期病变局限于肾实质，表现为肾间质充血水肿，白细胞浸润，炎症可扩散至肾周。慢性肾脓肿可见成纤维细胞及纤维组织形成的脓壁将脓肿分割成多房性。

肾脓肿的表现为肾区疼痛、寒战、高热、食欲不振、菌血症等症状，肾区较饱满，肌肉痉挛，脊柱旁有明显压痛和叩击痛，并多有腰大肌征等。血源性感染早期可无泌尿系刺激症状，而逆行感染所致的肾脓肿尿路刺激症状较明显。

直径小于 5 cm 的小脓肿建议予以敏感抗生素及支持治疗等对症治疗为主。当脓肿增大，应予以外科引流。肾实质破坏严重，肾功能丧失，对侧肾功能良好，应予以肾切除术。

（二）影像学特点

1. X 线表现

KUB 可见肾影增大模糊，腰大肌阴影显示不清或消失，腰椎可侧弯凸向对侧。IVP 可见肾盂肾盏受压变性。

2. B 超表现

B 超显示不规则的脓肿轮廓，脓肿为低回声区或混合回声区，肾窦回声偏移，稍向肾边缘凸出。慢性肾脓肿可见脓肿壁为高回声后方无声音，并可见脓肿为多房性。

3. CT 表现

急性肾脓肿表现为肾实质内圆形或椭圆形低密度团块，增强扫描不见强化，因周围组织炎症反应，通常团块边界不清，肾周筋膜常增厚，邻近肾周和腹膜密度升高。慢性肾脓肿多出现显著的多血管边缘。

4. MRI 表现

肾脓肿病灶中央部分在 T_1WI 表现为低信号，在 T_2WI 为高信号，脓肿壁在 T_1WI 和 T_2WI 均呈等信号。Gd-DTPA 增强后，脓肿壁显著强化，显示清晰，壁厚光滑而均匀一致。

（三）影像学鉴别诊断

1. 肾肿瘤

肾肿瘤增强后，动脉期可明显强化，静脉期或排泄期肿瘤密度迅速下降，无边缘性强化特点，血管造影可见血管增粗增多、不规则，动静脉短路和血湖出现。

2. 肾结核

肾结核表现逐步加重，有结核中毒症状，而全身症状较肾脓肿减轻，尿检可检到结核分枝杆菌，影像检查可见特征性的虫蚀样病变及肾盏变化。

3. 肾癌

肾癌结合患者病史不难鉴别。影像学上 CT 增强后，肾癌病灶强化明显。

五、肾周脓肿

（一）临床特点

肾周脓肿可由肾脓肿感染蔓延、血源性感染、经腹膜后淋巴系统侵入，以及肾邻近组织如肝胆等感染蔓延所致。肾周脓肿临床表现依据感染原因不同而有所差异，包括原发病灶及全身感染症状、肾区疼痛、患侧腰部肌紧张、皮肤水肿等。肾周脓肿迁延不愈可突破膈肌导致支气管胸膜瘘。急性肾脓肿、慢性肾脓肿小于 5 cm 的小脓肿建议予以敏感抗生素及支持治疗等对症治疗为主。若脓肿增大，应予以外科引流；若继发于肾结石或脓肾，应施行肾脏切除术。

（二）影像学特点

1. X 线表现

KUB 可见肾外形不清，腰大肌阴影显示不清或消失，腰椎可侧弯凸向对侧。拍片时嘱患者吸气可见患肾固定。IVP 可见患肾显影差或不显影。

2. B 超表现

B 超可见肾周低回声区的肿块，肿块壁常不规则。可在 B 超引导下行穿刺诊断并放入导管引流。

3. CT 表现

CT 为肾周脓肿诊断的首选方法，可见肾移位，肾周围低密度肿块及密度稍高的炎性壁，患肾增大，肾周筋膜增厚。CT 能确定肾周脓肿的范围，常可提示脓肿来源。

4. MRI 表现

肾周脂肪信号被脓肿取代，脓肿在 T_1WI 表现为低信号，在 T_2WI 表现为高信号。

六、肾盂积脓

（一）临床特点

肾盂积脓是泌尿外科的急症之一，由尿路梗阻并发梗阻上段严重感染所致，不及时治疗可引起败血症、感染性休克，甚至死亡。治疗方案以及时外科引流梗阻段以上的脓尿为主。

（二）影像学特点

1. X 线表现

KUB 偶可发现肾结石等，IVP 对肾盂积脓诊断价值不大，肾盂积脓可进行逆行造影。

2. B 超表现

集合系统可分离暗区，脓液稀薄者呈大片液性暗区，内有细小光点漂动。脓液黏稠者可见粗大弥漫光点及增强回声光斑，改变体位见其间的回声有漂移现象。肾盂输尿管扩张，沿着扩张的输尿管可找到结石梗阻部位。

3. CT 表现

CT 可见肾盂输尿管扩张，并能提示梗阻的原因及部位。

4. MRI 表现

MRI 可见肾盂及上段输尿管内正常水样信号被脓尿信号取代。

七、泌尿系统结核

泌尿系统结核常见，可多继发于身体其他结核病灶。肺结核是最早可见的原发病灶，但骨关节结核、肠结核等也可成为原发病灶。肾、输尿管、膀胱均可累及，不同部位的泌尿系统结核可出现相应的不同症状。肾常常是泌尿系统结核的初发器官，而输尿管结石、膀胱结石常常继发于肾结核。

泌尿系统结核的治疗包括适量、联合、规范、全程、长期的化疗。如果内科治疗效果欠佳或出现严重并发症，则进行手术治疗。

（一）临床特点

1. 肾结核的特点

肾结核多为继发性感染，结核分枝杆菌经血运抵达肾脏，当人体免疫力低下、细菌毒力较大时，可引起肾髓质干酪样坏死、肾脏及泌尿系统纤维化，继而引发肾皮质的阻塞性缺血性萎缩等基本病变。早期肾结核临床表现不明显，可无任何症状，只在尿检时发现异常，尿呈酸性、少量蛋白尿、血尿等，尿中偶可见结核分枝杆菌。随着病情进展出现尿频，尿频与疾病进程相称，晚期患者一昼夜排尿可达数十次乃至百余次。肾结核患者血尿可表现为全程血尿或终末血尿，并伴随有不同情况的脓尿。局部症状多见于肾结核继发脓肾患者，全身症状多不明显，仅当肾结石破坏严重或合并其他器官结核时可表现为消瘦、乏力、发热、盗汗等。

2. 输尿管结核的特点

（1）输尿管结核继发于肾结核，结核分枝杆菌首先侵犯输尿管黏膜，向深部发展达黏膜下层及肌层，最终发生纤维化，导致输尿管狭窄、变硬、增粗和僵硬，甚至完全梗阻。

（2）最常受累的部位为输尿管膀胱壁内段，肾盂输尿管连接部较少受累，输尿管中段更少受累。输尿管膀胱壁内段狭窄的长度一般小于 5 cm，且纤维化的部位较为局限，局限于输尿管腔内或病灶附近。

（3）患者多有肺结核或肾结核病史，早期有尿频、尿急、尿痛和血尿症状。晚期输尿管梗阻可出现腰痛，甚至皮肤窦道，伴低热、乏力等消耗症状。有严重肾积水时，可以触及增大的肾脏，肾区有叩痛。

3. 膀胱结核的特点

膀胱结核继发于肾结核，少数由前列腺结核蔓延而来。膀胱结核多与泌尿生殖系统结核同时存在。早期病变为炎症、水肿、充血和溃疡，晚期发生膀胱挛缩病变累及输尿管口发生狭窄或闭锁不全，致肾、输尿管积水，肾功能减退。膀胱结核具有如下特点：

（1）肾结核病史。

（2）显著尿频，每次尿量甚少，重者有尿失禁。

（3）上腹部可触及肿大肾脏。

（4）晚期慢性肾功能不全症状。

（5）膀胱造影示膀胱容量缩小，呈圆形，边缘不规则。对比剂可经输尿管口反流到输尿管和肾盂。

（6）给予抗结核治疗。

（二）影像学特点

1. X 线表现

KUB 可见患肾局灶或斑点状钙化影或全肾广泛钙化。如果出现全肾广泛钙化时，提示为终末期肾结核。局限的钙化灶应与肾结石鉴别，鉴别要点是肾结核的钙化灶位于肾实质内，而肾结石位于肾集合系统内。

大多数情况下单纯 KUB 对肾结核的诊断意义不大，X 线检查主要依靠 IVP 及逆行尿路造影。IVP 检查时可见以下表现。

（1）早期表现为肾盏破坏，边缘不光滑，如虫蛀状；随着病变进展，肾盏失去杯形，不规则扩大或模糊变形。

（2）中期，若肾盏颈纤维化狭窄或完全闭塞时，肾盏消失变形，严重者形成空洞，可见空洞充盈不全或完全不显影。

（3）后期，肾结核损坏严重时可见肾不显影，肾结核广泛破坏肾功能丧失时，病肾表现为"无功能"，不能显示出典型的结核破坏性病变。根据临床表现，如果尿内发现结核分枝杆菌，静脉尿路造影一侧肾正常，另一侧"无功能"未显影，即使造影不能显示典型的结核性破坏病变，也可以确诊肾结核。输尿管发生结核时，还可见输尿管管腔狭窄、僵硬变直，无自然蠕动波形，动态观察可见输尿管僵硬、蠕动减少等，并可发现输尿管的梗阻部位，通常以输尿管膀胱壁内段及肾盂输尿管连接处多见。

初期膀胱结核，行膀胱造影时膀胱形状可正常，或呈折叠状且有膀胱颈部痉挛，膀胱边缘毛糙、不光滑。随着结核病变的加重，膀胱造影见膀胱容量缩小在 50 mL 以下，呈橄榄核样膀胱，边缘不光滑，不呈折叠状。重者膀胱颈部张开，后尿道扩张。部分患者对侧有膀胱输尿管反流。

2. B 超表现

早期肾结核超声表现可能完全正常。随着疾病的进展，学者依据声学特点将肾结核分为以下几种类型。

（1）结节型：肾实质局部肿胀，多呈单发或多发性低回声结节，边界模糊，似肾肿瘤，代表早期干酪样结核结节伴有坏死，很少出现血流信号。

（2）空洞型：干酪样结核结节进一步液化坏死，肾乳头和肾盏进一步破坏，形成结核空洞，与肾盏相通，看不到肾乳头，皮质变薄或消失，结核性空洞似囊肿，呈无回声或低回声，但与扩张的肾盏相通。

（3）肾积水型：轻者局部肾盂肾盏显著扩张，重者酷似中度或重度肾积水，体积增大，外形不规则，断面多呈多房囊性改变，囊液常呈"云雾"状低回声。此型与肾积水的不同之处在于，肾盂肾盏壁不均匀增厚，肾盂输尿管结合部管壁不规则增厚，甚至管腔狭窄，代表结核性肾积脓或肾积液。

（4）纤维硬化型和钙化型：纤维硬化型结核的肾外形不规则，包膜不规则增厚或呈结节状，肾内回声增强、结构不清，其中可见团块状或弧形强回声，伴有大片声影，此型代表"油灰肾"或"自截肾"。

（5）混合型：肾脏大小不一，表面不光滑，包膜不规则，肾实质回声紊乱，其内可见多个无回声区及斑片状或团块状强回声，部分可伴声影，肾盂、肾盏扩张，内为无回声或分布密集的大小不等的光点，可伴输尿管扩张。

当输尿管发生结核时，B 超较容易发现对侧肾积水及膀胱有无挛缩。

膀胱结核时，超声检查膀胱壁增厚，内膜不光整，回声增强，膀胱内见钙化形成斑点状强回声。

3. CT 表现

CT 为肾结核的重要检查方法。肾结核的 CT 特点为肾内多发低密度灶，增强后静脉呈花瓣样强化，不对称性肾积水，多发钙化、肾盂肾盏输尿管及膀胱壁增厚，伴随肾周筋膜模糊。邹艳等通过对 20 例经过证实的肾结核患者的 CT 表现进行探讨，总结了肾脏结核的影像学特点（表 6-2）。

表 6-2　肾脏结核的 CT 影像特点

临床与病理特征	例数 / 发生率	CT 平扫表现	CT 增强表现
空洞	14(70%)	环形低密度	静脉期花瓣样强化
肾积液	16(80%)	阴性或肾盂扩张	延迟期造影剂充盈，肾盏扩张
管壁增厚	8(40%)	肾盂、输尿管壁均匀增厚	增厚管壁均匀中等强化
肾无功能	3(15%)	完全钙化，或者背呈囊袋样	无强化，或囊袋壁轻度强化
肾周炎性渗出	12(60%)	肾周脂肪模糊，条索影	轻度强化
肾脏强化异常	17(85%)	阴性	患肾强化低于对侧
钙化	4(20%)	高密度	无强化

CT 对中晚期肾结核能清楚地显示扩大的肾盏肾盂、皮质空洞及钙化灶，三维成像还可以显示输尿管全长病变。

膀胱结核：CT 下膀胱充盈较满时呈圆形、椭圆形或类方形，膀胱腔内尿液为均匀一致水样低密度，膀胱壁在周围低密度脂肪组织及腔内尿液对比下，显示为均匀一致薄壁软组织影，内外缘均光滑。膀胱壁上小结节多为结核性肉芽肿，增强扫描时可不规则强化，提示病变活动和进展。动态增强扫描时可显示高密度对比剂自输尿管口喷入膀胱内，呈一带状致密影，如输尿管口阻塞则无上述征象，因此动态增强扫描可提示输尿管梗阻等征象。膀胱结核中晚期检查可清楚显示膀胱壁的厚度、容积及外形改变。

4. MRI 表现

由于肾结核早期一般没有临床症状，因此磁共振检查常于肾结核中晚期时进行。中晚期肾结核表现为肾皮质变薄，肾实质内脓腔或空洞形成，肾盂、肾盏破坏变形，壁增厚，肾盂肾盏扩张不成比例。空洞为不规则形或类圆形，围绕肾盏排列，为长 T_1、长 T_2 信号，空洞壁不光滑，Gd-DTPA 增强后，壁呈点线状强化而空洞内无强化。肾结核 MRU 表现为肾盂狭窄、肾盏紊乱、扩张不均、输尿管管壁僵直、管腔局限性扩张。MRU 可以清晰地显示肾积水的全貌，其影像表现可以反映肾结核时尿路不同部位破坏、溃疡、形成空洞及纤维化修复等特点，对中晚期肾结核肾皮质改变、肾实质内脓腔或空洞形成、肾盂输尿管壁增厚等征象显示有特异性。钙化是结核的常见表现，而钙化在 T_1 加权成像和 T_2 加权成像中均为低信号。

MRI 水成像对诊断肾结核对侧肾积水有独到之处。在双肾结核或肾结核对侧肾积水，静脉尿路造影显影不良时，CT、MRI 有助于确定诊断。

（三）影像学鉴别诊断

1. 肾结核的鉴别要点

（1）黄色肉芽肿性肾盂肾炎：CT 表现与肾结核相似，肾盏扩张，相邻肾皮质变薄，但囊状扩张的肾盏壁较厚，内容物 CT 值可低于水，且输尿管壁不厚。另外，黄色肉芽肿性肾盂肾炎肾实质内钙化少见，而肾结核钙化多在肾实质内。

（2）慢性肾盂肾炎：肾结核晚期与慢性肾盂肾炎均可见肾脏缩小，包膜不规则，实质与肾窦分界不清，内部结构混乱及肾功能减退，脓肿、钙化及输尿管壁增厚为肾结核的特征性表现。

（3）肾囊肿并发感染：囊肿壁增厚，光滑清楚，可呈环状强化，钙化少见。输尿管、膀胱不受累。

2. 输尿管结核的鉴别要点

（1）输尿管肿瘤：输尿管肿瘤中常见良性病变为输尿管息肉，恶性病变为输尿管癌。输尿管结核均引起病变以上输尿管扩张，肾积水和肾功能减退。输尿管肿瘤的特点是患者多以无痛性血尿就诊，排泄性及逆行尿路造影显示输尿管病变处有充盈缺损，病变以上输尿管扩张，其黏膜光滑，不像输尿管结核那样病变范围广泛，呈虫蚀状、串珠状改变。输尿管可因积水而呈 S 样改变，但无僵直的表现；尿液中脱落细胞检查可呈阳性。

（2）输尿管炎性狭窄：由非特异性感染引起，多继发于肾盂肾炎、膀胱炎，排泄性和逆行尿路造影显示输尿管炎症部位局限性狭窄，狭窄部位以上输尿管扩张、肾积水，应加以鉴别。但肾盂、肾盏无破坏性改变，尿液细菌培养阳性而结核分枝杆菌培养阴性。膀胱镜检查膀胱黏膜有水肿、充血，但无结核结节、肉芽创面和溃疡。输尿管炎性狭窄因输尿管蠕动而发生阵发性绞痛，而输尿管结核以尿频、尿急、尿痛为主要临床表现，二者有区别。

（3）输尿管周围炎：输尿管周围炎病因不明。其病变发生为腹膜后纤维组织增生，增生的组织包绕一侧或双侧输尿管。输尿管周围炎常见于输尿管肾盂交界处和髂血管分叉处，但也可以累及盆腔以上输尿管，甚至肾脏，纤维组织包绕输尿管导致输尿管狭窄、输尿管僵直、肾积水，二者需加以鉴别。输尿管周围炎少见，较少有尿频、尿急、尿痛。

排泄性及逆行尿路造影显示输尿管向中线移位，管腔变细，但输尿管管腔光滑，无虫蚀状及串珠状改变，肾内无破坏病灶；膀胱镜检查膀胱黏膜无结核结节、肉芽创面和溃疡；尿液检查脓细胞少见，无米汤样脓尿。

3.膀胱结核的鉴别要点

（1）膀胱癌：CT下为膀胱壁凸向腔内的结节，呈分叶状或菜花状软组织肿块，大小不等，表面可有点状钙化，常位于侧壁及三角区。

（2）间质性膀胱炎：排泄性尿路造影一般无异常，CT影像结果表现为膀胱壁不规则增厚。病变轻者，膀胱壁不规则增厚，仅累及膀胱两侧；病变重者，膀胱壁全部受累及，肾盂、输尿管扩张积水，膀胱两侧及前壁明显增厚。CT增强扫描增厚的膀胱壁呈轻度到中度强化。

（四）检查手段的选择

（1）IVP、CTU及MRU水成像是泌尿系统结核诊断的常用方法，其中IVP为首选，可同时显示膀胱及上尿路改变。膀胱造影能清晰地显示膀胱的形态改变，亦可用于发现有无膀胱内增生物，具有重要的临床诊断价值。

（2）IVP可以了解分侧肾功能、病变程度与范围，对肾结核治疗方案的选择必不可少。

（3）B超作为排除其他疾病的初步手段，有一定价值。

八、肾包虫病

肾包虫病是农牧区常见的寄生虫病。青壮年多发，男性多于女性，右肾多于左肾。早期无明显不适，多由体检时被发现。肾包虫病的诊断包括流行病学诊断、临床诊断和病原体诊断。流行病学诊断应仔细询问是否来自牧区，有无犬羊接触史。临床诊断包括临床表现、实验室检查、影像学检查。该病发病早期无任何临床表现，随着包虫的逐渐增大，肾包膜紧张，肾实质受压、破裂、感染，可出现一系列症状体征，如患侧肾区不适、上腹部包块、高血压、发热、休克等。实验室特异性检查为包虫三项试验。尿液检查一般无变化，当肾包虫破入肾盂时才出现异常。B超检查诊断率高，典型肾包虫的B超图像为圆形或椭圆形，边界清晰，包膜较厚，内为分隔状的液性暗区。CT对发现隐匿病灶，鉴别多子囊病灶、囊壁细小钙化、破裂感染等情况具有优越性。肾包虫的典型CT表现为圆形或类圆形低密度病灶。病灶边缘光滑清晰，囊内密度均匀一致。增强扫描后囊壁稍有强化，囊内无强化。

第四节 肾脏囊性疾病

一、单纯性肾囊肿

（一）临床特点

单纯性肾囊肿非常常见，具有以下临床特点。

（1）病因不清，大多数患者为成年人，随着年龄的增长，发病率逐渐上升。50 岁以上人群中，约 50％有一个或者多个单纯性肾囊肿，70 岁以上人群的患病率高达 90％。儿童少见，所以如果发现儿童有肾囊肿，要认真检查，仔细鉴别是良性囊肿还是囊性肾母细胞瘤。

（2）病理学上，单纯性肾囊肿的囊壁薄而透明，内含淡黄色清亮液体。如有炎症，囊壁可增厚、纤维化、甚至钙化。囊肿与肾盂不相通，壁内衬以单层扁平上皮细胞。

（3）临床表现，一般没有症状，偶有腰部胀痛或酸痛及血尿。若囊肿严重压迫邻近血管，可引起肾局部缺血和肾素升高而发生高血压。

（4）较小的单纯性肾囊肿无须处理，直径大于 5 cm 的单纯肾囊肿、增大迅速的囊肿，或是可疑恶变的囊肿，应考虑手术治疗。

（二）影像学表现

1. X 线表现

KUB ＋ IVP 对较小肾囊肿的诊断价值不大。较大囊肿使肾轮廓发生改变时，KUB 可见肾外形局部扩大，呈圆形或椭圆形。囊肿壁发生钙化表现为肿块边缘处有弧形条状钙化影。IVP 难以发现小囊肿，但当囊肿位置较深且较大时，可使相邻肾盏、肾盂明显变长、缩短、扩大或压扁等，但不造成肾盂、肾盏破坏。

2. B 超表现

（1）囊内呈光滑圆形的无回声区。

（2）后壁回声增强。

（3）囊肿的壁薄而光滑，呈强回声反射的弧形影。

3. CT 表现

（1）呈卵圆形或圆形。

（2）密度均匀，多为水样密度，CT 值为 0 ～ 15 Hu。

（3）壁薄。

（4）与周围正常肾组织分界清楚。

（5）增强后无强化。

4. MRI 表现

（1）圆形。

（2）密度均匀，T_1加权图像中表现为低信号，T_2加权图像中表现为高信号。

（3）壁薄。

（4）与周围正常肾组织分界清楚。

（5）增强后无强化。

（三）影像学鉴别诊断

1. 囊性肾癌

主要观察囊壁，囊性肾癌的囊壁不均匀，有较厚而不规则的实性部分，且增强后囊壁有强化。而肾囊肿壁薄，常常难以显示。

2. 复杂性肾囊肿

囊肿内常常有强化的隔伸入，将囊分成数房，与单纯性肾囊肿相鉴别，但伸入的隔常常为均匀一致的，与囊性肾癌的壁厚薄不均不同。

二、多房性肾囊肿

（一）临床特点

多房性肾囊肿是新生儿常见的腹部肿物之一，多为单侧，无性别差异。患肾被大小不一、数目不同的不规则分叶状囊肿所替代，失去正常形态。多房性肾囊肿常伴随输尿管闭锁。大体观不见肾脏的正常实质，镜下囊肿被覆立方上皮，囊肿之间的组织为小而圆的初级细胞至长而成熟的成纤维细胞，偶见平滑肌细胞，也可见胚胎性肾组织，如肾小球、肾小管。肾小球与肾小管呈初级形态，间质为疏松组织或致密胶原纤维。腹部肿物为本病的最常见症状，透光试验阳性。若病变累及双侧，则肾功能严重受损，预后不佳。单侧病变以肾切除为主，双侧病变尚无良好的治疗方案。

（二）影像学表现

1. X线表现

KUB软组织密度占位，成人可见，IVP患肾不显影。

2. B超表现

患侧无法探及正常肾脏回声，可见大小不一的分叶状多发囊性结构，形态不规则，边缘凹凸不平，无包膜，切面呈蜂窝状，内囊性无回声区大小不一，互不相通。对侧肾脏形态、结构往往正常。

3. CT表现

CT中可清晰地显示有厚壁间隔的多发囊肿，壁钙化常见，通常患侧不见肾动脉显示。

三、多囊肾

（一）临床特点

多囊肾是肾囊性疾病中最常见的一种，属于遗传性疾病，可分为常染色体显性遗传多囊肾病和常染色体隐性遗传多囊肾病。常染色体隐性遗传多囊肾病并不多见，患者多在出生后不久死亡。常染色体显性遗传多囊肾病又称为成人型多囊肾病，通常为双侧，多在成年后发病。病理学方面，大体观肾脏布满大小不等、层次不一的囊肿，囊内液体因囊肿来源，囊内有无出血、感染等而有所不同，大多数囊肿之间仍可见正常的肾实质，镜下可见少量肾实质，以及继发萎缩硬化的肾小球、肾小管，囊壁为低立方上皮细胞构成。成人型多囊肾病的主要临床表现为肾区疼痛不适、腹部肿块及肾功能损坏等，常伴有肝、胰、脾、肺等多器官囊肿及心脑血管先天畸形。对于早期的多囊肾患者，以对症支持治疗为主，如肾囊肿去顶、饮食限制等；晚期患者需血透及肾移植。

（二）影像学表现

1. X 线表现

KUB 可见肾影增大，并发感染时可见肾周及腰大肌影模糊等，并发结石可见结石影。IVP 不见正常的肾盂、肾盏形态，肾盂、肾盏被囊肿压迫变性，呈现"蟹爪状"。肾盏扁平，盏颈狭长，肾功能受损时可见排泄延迟或肾盂不显，为避免诱发感染，通常不行逆行尿路造影。

2. B 超表现

B 超可见患肾增大，肾脏布满液性暗区，早期囊肿太小，可见多发小回声复合体布满肾脏。

3. CT 表现

CT 显示双肾增大，呈"开花样"改变。肾脏布满大小不同的囊肿，偶可见囊内高密度区提示囊内出血，同时可发现肝、脾、胰等器官伴发囊肿。

4. MRI 表现

双肾增大，布满囊肿，囊肿与单纯性肾囊肿表现相似，T_1 加权图像中表现为低信号，T_2 加权图像中表现为高信号。

四、髓质海绵肾

（一）临床特点

髓质海绵肾是肾囊性疾病中常见的一种先天性、良性肾髓质囊性疾病，可分为常染色体显性遗传和常染色体隐性遗传，多在 20 岁以后发病，临床少见。病理表现为远端集合管扩张，形成小囊和囊腔，囊内尿液淤滞可并发结石、感染等，扩展的囊腔近端与正常的集合管相连，远端与肾乳头内小管相连。病变多累及双侧，病变较轻可无临床症状，病变较重可继发尿路感染、结石、血尿等。本病本身不引起肾功能损坏，但 10% 的患者应会继发肾结石、反复尿路感染终至尿毒症。病变较轻、无状者，可无须治疗，对于出现结石、反复严重尿路感染者，应予以外科干预。

（二）影像学表现

1. X 线表现

KUB 表现为患肾增大或正常，多见不同数目的肾内小结石位于近肾小盏的锥体乳头区，呈簇状、密丛状、放射状或多数性粟粒状排列，砂粒大小可达 10 mm，个别结石可破入肾盂、肾盏内。IVP 可显示对比剂在肾锥体扩张的小管内形成扇形、刷子状、条纹状、花束状、葡萄串状阴影，肾小盏可增宽，小盏杯口可扩大突出，大剂量静脉尿路造影更能清楚地显示上述特点。逆行尿路造影意义不大。

2. B 超表现

B 超的特征性表现是围绕肾髓质呈放射状、簇状分布的小无回声区和强回声光点，后方伴有声影。小无回声区代表锥体内扩张的集合管，强回声光点、后方伴有声影为囊肿内结石所致。

3. CT 表现

CT 平扫可见双侧肾正常或肾锥体内多发斑点状小结石，呈散在的小点状或簇集成团。增强扫描后可见扩张的集合管内对比剂聚集，扩张的集合管呈条纹状、刷子状改变。

4. MRI 表现

肾髓质集合管扩张囊性变，在 MRI 上表现为点状、条管状及多发小囊状的长 T_1、长 T_2 信号。

（三）影像学鉴别诊断

肾钙盐沉着：钙盐沉着较海绵肾广泛，伴随集合管的囊状扩张。

五、肾盂旁囊肿

（一）临床特点

肾盂旁囊肿为一种非遗传性肾囊性病变，发病机制和病理结构与单纯性肾囊肿相同，可由先天发育异常或后天性肾内梗阻造成。肾盂旁囊肿在任何年龄均可发病，发病率相对较低，通常为单发和单侧发生，但也有多发和双侧发生。肾盂旁囊肿发展缓慢，早期临床无特殊症状，患者多在中年以后出现症状，临床表现与囊肿压迫肾集合系统或肾蒂血管有关，表现为腰痛、血尿或并发结石，亦可出现尿路感染、肾血管性高血压及肾功能衰竭。对于无症状的肾盂旁囊肿以定期随访为主，当肾盂旁囊肿压迫肾盂引起相关临床症状时，需予以囊肿去顶等外科手术干预。

（二）影像学表现

1. X 线表现

KUB 诊断意义不大，IVP 可见患侧肾盂积水扩张，肾盂占位，肾盂输尿管连接部位梗阻常见，或可见肾盂、肾盏被囊肿挤压变形，有时见一细管影。

2. B 超表现

B 超的典型影像表现为囊肿边缘规整、边界清晰，囊壁薄而光滑，囊内无回声，囊液透声性好，后方回声增强，囊肿为球状体或卵圆状，位于肾蒂处，可有肾盂压迹。

3. CT 表现

CT 检查在形态学上与 B 超相似，可显示位于肾门处而非肾皮质区域的囊肿，CTU 显示囊肿与集合系统不相通，肾盂输尿管连接部常见梗阻，患肾常见积水，肾窦扩张。

4. MRI 表现

MRI 可见肾门处囊性占位，MRU 显示肾盂、肾盏受压，肾盂输尿管连接处梗阻常见。囊肿在 MRI 上 T_1 加权图像中表现为低信号，T_2 加权图像中表现为高信号。

（三）**影像学鉴别诊断**

1. 肾盂输尿管连接部梗阻

CT 检查无肾盂旁占位，可显示异位血管等外源性压迫。

2. 肾错构瘤

肾门部的肾错构瘤临床表现与 IVP 和肾盂旁囊肿相似，但 B 超下肾错构瘤呈强回声，CT 可显示负 Hu 值的脂肪密度。

六、肾盏憩室

（一）临床特点

肾盏憩室是位于肾实质内的囊性病变，其囊壁被覆与肾盏相似的移行上皮，没有收缩及分泌功能，与肾盂、肾盏之间相通。整个集合系统从肾盂至穹窿部均可见肾盏憩室，最常见于肾脏上下极的肾盏穹窿部。肾盏憩室并发憩室内结石并不少见，因憩室颈部较窄，结石常难以通过。单纯性肾盏憩室多无明显症状，憩室较大或并发结石、感染时可以出现腰痛、血尿、发热、尿频、尿急、尿痛等症状。对于合并结石、感染或有临床症状的肾盏憩室患者建议手术治疗，目前多采用微创外科治疗，主要包括体外冲击波碎石、经皮肾镜技术、经皮肾造瘘、球囊扩张术、逆行输尿管软镜碎石及腹腔镜下手术等。

（二）影像学表现

1. X 线表现

KUB 可见肾盏憩室内的结石影，IVP 显示憩室或结石位于肾盏周围肾实质内即可诊断，疑有憩室者可加摄斜位片及侧位片，尽可能显示肾盏憩室的中间管道，但常常由于通道较短或憩室与肾盏距离较近，因此肾盏憩室的中间细管显示率不高。延迟摄片可发现其显影顺序依次为相邻盏、中间细管、憩室，之后憩室内的对比剂密度逐渐增高。

2. B 超表现

B 超表现为肾实质内低回声区，可呈球性囊腔，移动探头不难发现囊腔和肾脏集合系统相通，当合并憩室内结石时，其内可见高回声伴声影。

3. CT 表现

CT 扫描可见肾脏囊肿样病灶，壁厚，合并结石时可见结石位于囊肿底部，囊内均有钙液平面，表现为高低不平的"半月征"。CTU 可见肾盏憩室与集合系统相通，排泄期肾盏憩室可被对比剂填充。

4. MRI 表现

MRI 单独诊断肾盏憩室不多见，MRU 可见肾盏憩室与肾盂相通。

（三）影像学鉴别诊断

单纯性肾囊肿：CT 平扫多无法鉴别，IVP 及 CTU 可见肾囊肿，囊内不见对比剂填充。

第五节　肾损伤

肾损伤在泌尿系统损伤中仅次于尿道损伤，居第二位，占所有外伤的 1%～5%，腹部损伤的 10%。肾损伤多见于男性青壮年，男女比例约 3：1，以闭合性损伤多见，1/3 常合并其他脏器损伤。当肾脏存在积水、结石、囊肿、肿瘤等病理改变时，损伤可能性更大。

肾损伤临床依据损伤原因分为闭合性损伤、开放性损伤、医源性损伤。闭合性损伤多见于车祸、摔落、对抗性运动、暴力攻击；开放性损伤主要由锐器损伤、枪弹伤等引起；医源性损伤是指手术过程中意外撕裂、穿破肾脏或腔内手术等造成的肾脏损伤。

病理学将肾损伤分为以下几种类型。

（1）肾挫伤：仅局限于部分肾实质，形成肾瘀斑和（或）包膜下血肿，肾包膜及肾盂黏膜完整。

（2）肾部分裂伤：部分实质裂伤伴有包膜破裂，致肾周血肿。

（3）肾全层裂伤：实质深度裂伤，外及包膜，内达肾盂、肾盏黏膜，常引起广泛的肾周血肿、血尿和尿外渗。

（4）肾蒂损伤：肾蒂血管或肾段血管的部分和全部撕裂；也可能因为肾动脉突然被牵拉致内膜断裂，形成血栓。

肾损伤后临床表现依据肾脏损伤情况，以及有无合并其他脏器中有所不同。肾挫伤往往仅表现为腰痛、腹痛及血尿等；肾裂伤可有明显的肉眼血尿、腰痛合并休克等；肾蒂损伤则肾功能可丧失严重，出血量大，早期出现休克、腹痛，合并肾实质损伤时可出现血尿，病情凶险。

《中国泌尿外科疾病诊断治疗指南》（2011 版）推荐采用 1996 年美国创伤外科协会器官损伤定级委员会（AAST）制定的肾损伤分级（表 6-3）。

表6-3　美国创伤外科协会肾损伤分级

分级	类型	表现
I	挫伤	镜下或肉眼血尿，泌尿系统检查正常
	血肿	包膜下血肿，无实质损伤
II	血肿	局限于腹膜后肾区的肾周血肿
	裂伤	肾实质裂伤深度不超过 1.0 cm，无尿外渗
III	裂伤	肾实质裂伤深度超过 1.0 cm，无集合系统破裂或尿外渗
IV	裂伤	肾损伤贯穿肾皮质、髓质和集合系统
	血管损伤	肾动脉、静脉主要分支损伤伴出血
V	裂伤	肾脏碎裂
	血管损伤	肾门血管撕裂、离断伴肾脏无血供

注：对于III级损伤，如双侧肾损伤，应评为IV级。

肾损伤的治疗依据受伤程度不同而有所差异，轻度的肾挫伤及肾裂伤以保守治疗为主，包括绝对卧床、抗休克、抗感染等，严重的外伤往往需要外科干预。影像检查对肾损伤的诊断分类及治疗决策至关重要。以下对常见的肾损伤影像学表现列举说明。

一、肾挫伤

肾挫伤仅局限于部分肾实质，肾包膜完整，常见影像学表现为肾被膜下血肿及肾内血肿。

（一）肾被膜下血肿

1. 临床特点

肾被膜下血肿是肾实质损伤，肾包膜完整，为肾挫伤常见的类型。临床表现以腰痛为主，可有或无血尿，较少引起休克。治疗以保守治疗为主。预后良好。

2. 影像学表现

（1）X 线表现：KUB 及 IVP 对于肾被膜下血肿诊断价值不大，多未见明显异常，较大血肿偶可见肾影增大，脊柱凹向患侧。

（2）B 超表现：B 超作为肾外伤的首选检查，能明确肾外伤的类型、受伤范围。肾被膜下血肿 B 超可见肾周包绕肾脏的无回声区，无回声区内可有细小回声或条带状高回声。肾脏纵横切，病变一般呈"新月形"，以伤处外侧最宽，严重时肾脏受压变形，但肾轮廓清晰，肾盂、肾盏回声多无异常。

（3）CT 表现：CT 扫描肾被膜下有新月形低密度区。血肿往往局限于肾被膜下，肾周不见血块。严重时肾受压变形，但肾轮廓清晰。创面周围肾实质增强时出现强化减弱，创面止血后 CT 增强不见明显强化。若创面持续出血，可见血肿增大，CT 增强可见对比剂填充。一般肾盂、肾盏不受累。CT 冠状面、矢状面重建能清晰地显示血肿的范围。

（4）MRI 表现：肾被膜下出现新月形血肿，T_1WI 及 T_2WI 均为高信号，周围实质常见 T_1WI 低信号、T_2WI 高信号的水肿带。肾盂、肾盏不见明显异常。

3.影像学鉴别诊断

肾脏肿瘤出血：肾脏肿瘤自发性出血，其临床表现与肾外伤相似，但无明显外伤史或受伤轻微，且影像学可见原发肿瘤的形态。国外报道以肾癌自发性破裂出血多见，国内报道以肾错构瘤为主。超声及 CT 均可鉴别。

（二）肾内血肿

1.临床特点

肾内血肿多为肾实质受损、肾挫伤的表现形式。严重时可致休克，压迫集合系统可致肾绞痛等。

2.影像学表现

（1）X 线表现：KUB 对于肾内血肿诊断价值不大，多不见明显异常，较大血肿偶可见肾影增大。IVP 可显示肾盂、肾盏受压变形，血肿大影响肾脏血供时可见患肾不显影。

（2）B 超表现：B 超可见肾内无回声区，无回声区内可有细小回声或条带状高回声。无回声区形态不规则，大小不一，可压迫肾盂、肾盏等。

（3）CT 表现：CT 扫描肾轮廓规整，大小尚正常，肾实质内见低密度灶或见点状、线条状、斑片状高密度陈旧性病灶，病灶形状不规则，边界不清。增强后病灶不见强化或强化不明显。

（4）MRI 表现：肾内血肿及 T_2WI 均为高信号，周围实质常见 T_1WI 低信号、T_2WI 高信号的水肿带。肾盂、肾盏可受压变形。

3.影像学鉴别诊断

肾内占位：常见为肾癌、肾错构瘤、黄色肉芽肿性肾盂肾炎等。结合病史易与之鉴别。

二、肾裂伤

（一）临床特点

肾裂伤为肾实质裂伤伴有包膜破裂，致肾周血肿，当裂伤累及肾盂、肾盏时为全层裂伤，易出现休克、尿外渗、血尿、广泛的肾周血肿等症状。病情凶险需急诊手术。

（二）影像学表现

1.X 线表现

KUB 可见肾影模糊，腰大肌影不清晰，脊柱凹向患侧。IVP 可见对比剂外渗，肾功能受损严重，患肾可不显影。

2.B 超表现

B 超可见肾脏裂口呈"一"字形或线形通向包膜外，裂口内为液性无回声区，裂口外肾周血肿为液性无回声区或中低回声团块，小血肿一般呈弧形，出血较多的可见肾周被液性无回声区间的中低回声团块环绕，裂口处周围肾组织回声减低。伴有肾盂、肾盏黏膜破裂时，损伤处肾组织回声减低，肾盂裂口不易发现，肾盂、肾盏内见分离液性无回声区间有中低回声团块。肾全层裂伤时，可见上述两型声像图表现同时存在。彩色多普勒超声提示裂口处周围肾组织血流信号明显减少至无血流信号。

3. CT 表现

肾裂伤 CT 扫描肾轮廓增大变形，肾包膜不完整，可见裂口。肾实质可见低密度区，肾周血肿密度不均，血肿可致肾脏发生移位。CT 增强后无继续出血者，血肿一般不强化，出血持续可见血肿强化，并早期填充肾盂输尿管等集合系统，患肾强化较正常侧降低，CTU 可显示对比剂外渗情况。肾脏全层裂伤，CT 横断面可见肾脏实质分离，冠状面、矢状面重建能清晰了解全肾损伤的情况。

4. MRI 表现

肾脏实质连续性中断，肾脏内血肿及肾周血肿在 T_1WI 及 T_2WI 均为高信号，显液外渗至肾周筋膜，肾周脂肪囊膨胀推压，充填不同信号强度的血液、尿液、血肿破入肾盂时，见 T_1WI 肾盂内水样信号变为血液的高信号。

三、肾蒂损伤

（一）临床特点

肾蒂损伤为肾动静脉或其分支部分和全部撕裂；也可能因为肾动脉突然被牵拉，致内膜断裂，形成血栓。损伤后患肾功能受损严重，早期出现休克，需在抗休克的同时进行手术。

（二）影像学表现

1. X 线表现

不合并肾实质损伤者，KUB 对诊断意义不大。IVP 可见肾功能受损严重，患肾不显影。肾动脉造影，可见受损血管节段对比剂外渗，可同期行血管栓塞。

2. B 超表现

B 超可见肾周及腹膜后无声区并迅速增大。肾大小、形态正常，包膜完整，未见明显异常低强回声区，彩色多普勒超声可见患肾血流减少。

3. CT 表现

CT 可见肾蒂损伤引起腹膜后血肿，多位于肾内侧与主动脉之间，肾门处裂伤，应高度怀疑肾蒂损伤。CTA 重建可见肾血管损伤情况。

4. MRI 表现

肾蒂损伤伤情严重，急需处理，MRI 检查不予以推荐。

第六节　肾结石

一、临床特点

泌尿系结石是泌尿外科的常见病之一，根据结石晶体成分可分为含钙结石、非含钙结石。前者包括草酸钙结石、磷酸钙／碳酸磷灰石、碳酸钙结石，后者包括胱氨酸结石、黄嘌呤结石、尿酸盐结石、磷酸镁铵结石、纤维素结石等。泌尿系结石依据病因可分为代谢性结石、感染性结石、药物性结石、特发性结石等。

肾结石为上尿路结石的重要组成部分，结石可位于肾集合管、肾盏、肾盂等部位，并可充满整个肾脏的集合系统形成鹿角形结石。肾结石的主要症状是不同程度的腰痛和与疼痛相关的血尿，大多数患者没有症状，只有血尿，可表现为肉眼血尿或镜下血尿。当肾结石从肾脏掉落到输尿管造成输尿管梗阻引发急性肾绞痛时，疼痛剧烈，如刀绞样，难以忍受，常伴恶心、呕吐（肾脏内压力升高导致的胃肠道反应），若合并尿路感染或结石本身为感染性结石，可有畏寒、发热等现象。影像学检查对于结石的诊断至关重要。

肾结石的治疗方案与结石大小、位置、成分、是否合并梗阻等有关。直径小于等于 8 mm 的光滑结石可保守排石治疗；直径小于等于 20 mm 的肾结石患者一般推荐采用体外冲击波碎石；直径大于等于 20 mm 的肾结石或鹿角形结石患者，往往推荐经皮肾镜碎石取石术或联合应用体外冲击波碎石，部分患者也可选择输尿管软镜碎石等。当结石为感染性结石时，常需积极处理感染；结石为尿酸盐结石时，推荐同时服用溶石药物。

二、影像学表现

（一）X线表现

KUB 可以发现 90% 左右的 X 线阳性结石，能够大致地确定结石的位置、形态、大小和数量，并且初步地提示结石的化学性质，因此可以作为结石检查的常规方法。在尿路平片上，不同成分的结石显影程度依次为草酸钙结石、磷酸钙结石和磷酸镁铵结石、胱氨酸结石、尿酸盐结石。单纯性尿酸结石和黄嘌呤结石能够透过 X 线（X 线阴性），胱氨酸结石的密度低，后者在尿路平片上的显影比较淡。

IVP 可了解尿路的解剖，确定结石在尿路上的位置，发现尿路平片上不能显示的 X 线阴性结石，鉴别平片上可疑的钙化灶。此外，还可以了解分侧肾脏的功能，确定肾积水程度。在一侧肾脏功能严重受损或者使用普通剂量对比剂而肾脏不显影的情况下，采用加大对比剂剂量（双剂量或大剂量）或者延迟拍片的方法往往可以达到肾脏显影的目的。肾绞痛发作时，急性尿路梗阻往往会导致尿路不显影或显影不良，因此对结石的诊断会带来困难。

（二）B超表现

B超下结石往往呈强回声，后方伴声影，可见肾盂、肾盏的积水扩张，可发现2 mm以上X线阳性及阴性结石。此外，超声波检查还可以了解结石以上尿路的扩张程度，间接了解肾实质和集合系统的情况。

（三）CT表现

CT扫描已作为肾结石术前的常规检查项目，不受结石成分、肾功能和呼吸运动的影响，能使医生了解结石形态、数目、位置和肾脏积水情况。CT平扫肾结石呈高密度，与骨密度相当，可见肾盂、肾盏积水扩张，CT增强及CTU可提示肾脏功能情况，肾重度积水可见肾实质变薄、萎缩，肾盂、肾盏扩张，CTU不见肾盏、肾盂显影等，尤其有利于在经皮肾镜碎石手术前了解患肾情况。CTA肾动脉的重建能指导手术入路等情况。

（四）MRI表现

因MRI难以显示结石，故泌尿系结石一般不采用MRI检查。对于不适合CT、X线检查，而又需要了解结石引起的泌尿系梗阻情况时，如妊娠期患者，也可采用MRI。

第七节　肾良性肿瘤性疾病

一、肾素瘤

（一）临床特点

肾素瘤亦称为球旁细胞瘤，源于肾小球旁器入球小动脉演化的平滑肌细胞，是以合成、分泌肾素为主要特征的肿瘤。肾素瘤多位于肾皮质，边界清楚，周围有纤维包膜，切面呈浅黄色至灰白色，可有局灶出血。光镜下肿瘤细胞聚集成团或呈小梁状、乳头状排列，细胞呈圆形或多角形，大小不等，胞质轻度嗜酸性，细胞核位于中央，核仁不明显。可见细胞核异型，但没有分裂象。肿瘤间质特点是血管丰富，可见较多的薄壁血管及局灶分布的厚壁血管。本病多发生于青年，虽然文献报告可发生于6～69岁，但发病高峰在20～30岁。女性多见，男女比例为1.0：1.9，临床表现包括高血压、高肾素血症、高醛固酮血症、低钾血症等，需要与原发性醛固酮增多症、肾动脉狭窄等相鉴别。手术切除是本病首选治疗方法。由于肾素瘤为良性，保留肾单位手术是合理的治疗方式。肾部分切除、肿瘤剜除术均可取得良好效果，文献报道患者施行保留肾单位手术后未发现肿瘤复发或转移。

（二）影像学表现

1. X线表现

KUB及IVP对本病诊断意义不大。

2. B超表现

B超检查肿瘤可表现为低回声，也可表现为中强回声。由于肿瘤体积往往较小，单纯依靠B超检查容易漏诊，往往需要进一步行CT检查。

3. CT表现

肿瘤位于肾皮质区，多表现为单发类圆形肿物，多在3 cm以下，多为实性。CT平扫呈均匀等密度或稍低密度，少数呈囊实性，病理上为实性病变发生囊性坏死所致。可合并出血，此时肿瘤内可见高密度出血灶。肿瘤与正常肾脏分界不清，如果肿瘤较小且不向肾外突出，则CT平扫容易漏诊，因此对于疑诊病例应及时行增强扫描。CT增强肿瘤在动脉早期无明显强化，延迟期可有轻至中度强化，延迟期肿瘤CT值高于动脉早期，因此延迟期肿瘤显示较清楚。肾素瘤的CT特征，有学者认为是渐进式的动脉期增强，其原因可能与肾素引起的肾内小血管收缩有关，这一结论有待大样本的研究证实。

（三）影像学鉴别诊断

1. 肾细胞癌

肿瘤占位常位于肾皮质区，肾细胞癌动脉期增强明显，并且动脉期后强化减弱较快，表现为快进快出的特点。

2. 肾错构瘤

肾错构瘤无临床上的"三高一低"特点，且错构瘤在B超表现为高回声，在CT表现为负值的低密度，这两个表现可资鉴别。

二、后肾腺瘤

（一）临床特点

后肾腺瘤是一种罕见的肾皮质小管良性肿瘤，目前报道均为单侧单发，性别发病仍存在争议，多数人认为以女性发病较多见。临床上常见症状为肾区疼痛、血尿和可触及肿块，但多数患者的症状和体征均不明显，10%～12%的患者伴有红细胞增多症。病理方面，大体可见瘤组织与周围正常组织分界不清，切面呈灰黄色、灰褐色，大部分呈实性，局部囊状，可有钙化或瘢痕形成。镜下见瘤细胞往往为非常小而强嗜碱性的上皮细胞，排列成腺管或腺泡或者乳头状结构。肿瘤间质细胞不多见，本病为良性肿瘤，往往因血尿或者偶然体检发现肾占位而行手术切除，腹腔镜下肾部分切除为常见术式。

（二）影像学表现

1. X线表现

KUB及IVP，逆行尿路造影的X线检查，对诊断帮助不大，偶可见瘤体钙化形成的高密度影，需与肾结石相鉴别。

2. B超表现

B超示肿瘤为圆形或椭圆形，边界清楚，常呈高回声表现，内部回声不均匀，彩色多普勒超声提示瘤体为乏血管占位。

3. CT 表现

CT 表现为边界清、密度均匀。直径一般不超过 3 cm，平扫时肿瘤密度高于周围肾组织密度，增强后肿瘤密度增强，但仍明显低于周围肾组织密度。

4. MRI 表现

MRI 无助于该病的定性诊断。占位位于肾的任何位置，可呈等 T_1、等 T_2 信号，也可呈长 T_1、略长 T_2 信号。

（三）影像学鉴别诊断

1. 肾细胞癌

肾细胞癌 B 超为低回声，CT 平扫表现为低密度影，增强动脉期增强明显且强化大于周围肾组织，强化减弱较快，表现为快进快出的特点。

2. 肾错构瘤

肾错构瘤 B 超表现为高回声，在 CT 表现为负值的低密度增强不明显，富含血管的错构瘤经彩色多普勒超声可资鉴别。

三、肾错构瘤

（一）临床特点

肾错构瘤是较常见的肾脏良性肿瘤，又称为肾血管平滑肌脂肪瘤，多见于女性，40 岁左右发病。病理方面，典型的肾错构瘤由异常血管、脂肪组织及平滑肌等基本成分组成。在某些不典型的肾错构瘤中，脂肪成分相对缺乏，且可见多倍体核型及有丝分裂现象，很容易被误诊为肾癌。有些肾错构瘤临床上可能出现肿瘤侵及肾静脉、腔静脉和局部淋巴结等情况，腔静脉出现瘤栓者亦不罕见。临床上，随着体检的普及，较大的肾错构瘤已不常见。瘤体较小的错构瘤往往无明显临床症状，瘤体增大时可压迫周围的十二指肠等消化道引发腹胀等消化道症状，瘤体巨大可有破裂出血的风险，出血后可有休克、腹痛等表现。

国外报道 20% 的肾错构瘤合并多发性硬化，据此有人根据肾错构瘤是否合并多发性硬化来分类。合并多发性硬化的患者发病年龄早，无明显临床症状，多为双侧，肿瘤较小，多发；而不合并多发性硬化的患者发病年龄晚，多有临床症状，多为单侧，瘤体往往较大，可单发或多发。

现一致认为，对于小于 4 cm 的肾错构瘤往往无须治疗，大于 4 cm 的肿瘤或瘤体破裂出血时应予以手术切除或动脉栓塞。

（二）影像学表现

1. X 线表现

KUB + IVP 对较小肾错构瘤的诊断价值不大。较大肾错构瘤 KUB 可见肾区有透明区。

当肿瘤压迫肾盂、肾盏、输尿管时，可表现为肾积水。血管造影可见肾错构瘤血管呈囊状动脉瘤样扩张、葡萄状，不同于肾细胞癌表现为血管丰富，分布紊乱，扭结，有血管池、动静脉瘘，肾静脉及下腔静脉显影早；肾错构瘤造影早期肾实质可见透明区。

2. B 超表现

B 超表现为肾脏内可见强回声占位，彩色多普勒超声可见瘤体血供丰富。

3. CT 表现

CT 表现为平扫发现肾内极低密度占位，CT 值常为负值，增强后可见强化。对于乏血管的肾错构瘤，强化水平可能较低，而缺乏脂肪组织的肾错构瘤与肾癌鉴别较难，此时应用血管造影可资鉴别。

4. MRI 表现

MRI 表现为肾内占位，边缘清楚，内部信号依据成分不同而有差异，常混杂不均；血管成分呈流空、迂曲的管状低信号，脂肪组织在 T_1 加权成像上为高信号，在 T_2 加权成像上为中等信号，内部可有低信号，平滑肌在 T_1、T_2 加权成像上均为中等回声，Gd-DTPA 强化后可为中等强化。脂肪信号与血管信号并存为本病的诊断要点。

（三）影像学鉴别诊断

1. 肾癌

脂肪组织较少的肾错构瘤与肾癌鉴别诊断往往较难，血管造影与 MRI 可资鉴别。

2. 肾脂肪瘤

肾错构瘤以脂肪为主，需与肾脂肪瘤鉴别，肾脂肪瘤 MRI 表现为无血管的流空信号。

四、肾平滑肌瘤

（一）临床特点

肾平滑肌瘤为临床较少见的良性肿瘤，源于肾包膜、肾盂、肾皮质，甚至肾静脉等含有平滑肌的部位。国外报道女性多见。病理方面，肾平滑肌瘤大体可以表现不一，可为囊性、囊实性，甚至实性瘤体，镜下可见，肾平滑肌瘤由纺锤状瘤细胞组成，分裂象少见，无异型性。分裂象增多及异型性明显往往提示为肾平滑肌肉瘤。临床表现无明显特异性。肾平滑肌瘤常发生于肾皮质，肿瘤一般较小，多小于 2 cm，单发多见，无明显临床症状；发生于肾盂及包膜等部位较少见，体积大，单发，可引起腰痛、腹部包块、消化道压迫、血尿、泌尿系梗阻等临床症状。肾平滑肌瘤无特异的临床表现，影像诊断与肾平滑肌肉瘤等恶性疾病无法鉴别，确诊困难，因此手术是治疗和诊断的唯一方法，对于体积较小、界限清楚的肿瘤应尽量行保留肾脏手术。如肿瘤体积大，或不能排除恶性可能者，应行根治性肾切除。

（二）影像学表现

1. X 线表现

KUB 对诊断价值不大，偶可见肾影增大。对于发生于肾盂、肾门附近或所迫肾盂、输尿管等集尿系统的肿瘤，IVP 可显示充盈缺损、肾积水扩张等变化。

2. B 超表现

B 超表现为肾脏内可见中等回声占位，当肿瘤为囊性结构时，可见液性暗区。

3. CT 表现

CT 诊断价值相对较大，多表现为软组织密度实性肿瘤，有中度强化，偶可见囊性或囊实性肿瘤。病变位于肾包膜、肾包膜下或肾盂，与周围组织界限清楚，一般无肾外浸润或转移表现。CT 增强可见轻度强化。

MRI 中 T_1WI 和 T_2WI 均呈低信号，与肌肉信号相似。Gd-DTPA 增强扫描皮髓期均呈不均匀中度强化，排泄期均呈持续性较均匀中度强化。

（三）影像学鉴别诊断

1. 肾癌

肾平滑肌瘤瘤体为囊实性，与肾癌鉴别困难，依靠术后病理鉴别。

2. 肾错构瘤

肾错构瘤以平滑肌为主时较难鉴别，术后病理及免疫组化为唯一鉴别方法。

五、肾血管瘤

（一）临床特点

肾血管瘤为先天性良性肿瘤，多从血管淋巴管内皮细胞产生，单侧单发。多见大部分肾血管瘤小于 10 cm，但也有少部分可达 10 cm，常为海绵状和毛细血管型。90% 的肾血管瘤体发生在黏膜下层，但肾脏其他部位也可发生。肾血管瘤患者血尿常见，可为镜下血尿、肉眼血尿，甚至可因血尿影响血流动力学稳定而诱发失血性休克，常伴随腰痛等症状，对于血尿严重及瘤体较大难以明确诊断者应考虑手术治疗。

（二）影像学表现

1. X 线表现

KUB 对诊断价值不大，选择行肾动脉造影对诊断意义较大。

2. B 超表现

B 超对于 1 cm 以上的团块状血管瘤敏感性较高，能充分了解血流分布及流速等情况，可见肾血管瘤呈强回声光团，内质均匀，边界清晰，无包膜，无透声。但对于较小的肾血管瘤，B 超可能无明显阳性发现。

3. CT 表现

CT 作为诊断血管瘤较好的辅助检查，在诊断肾血管瘤上有帮助。平扫双肾实质密度未见异常，或可为低密度区域，偶可见增强后肾脏血管瘤强化，强化时间较久，表现为"快进慢出"，但 CT 表现多无明显特异性，无法确诊。

4. MRI 表现

MRI 诊断肾血管瘤的敏感性及特异性均较 CT 提高。对比多见的肾海绵状血管瘤，MRI 上表现为 T_1WI 等信号和低信号、T_2WI 高信号，较大的肿瘤血管可在 T_1WI 和 T_2WI 上呈流空信号。

（三）影像学鉴别诊断

1. 肾错构瘤

瘤体内含有丰富血管的肾错构瘤，影像诊断往往较难鉴别，有时依靠术后病理鉴别。

2. 肾血管肉瘤

肾血管肉瘤较少见，MRI 多呈混杂信号，边界不清，信号不均匀，肉瘤早期转移多见。

六、肾纤维瘤

（一）临床特点

肾纤维瘤可发生于肾脏的任何部位，如肾实质、肾盂、肾包膜及肾周组织等病理方面，大体观似子宫肌瘤，肿块有完整包膜，质硬，分界清楚，切面呈灰白色。肿瘤细胞形态多变，由梭形细胞及大量纵横交错的纤维结缔组织组成，伴有致密的纤维基质分隔，未见病理性核分裂象，瘤体较小，无临床症状。如肿瘤为肾髓质纤维瘤，可较早引起血尿，临床发现多为较大的肿瘤，可致周围器官的压迫症状，以及影响集尿系统造成肾积水等。治疗方面，术前往往无法通过影像学检查确诊，需手术切除患肾，可依据具体情况行肾部分切除术或根治性切除术。

（二）影像学表现

1. X 线表现

KUB 对诊断价值不大，偶可见肾影增大。当压迫肾盂、输尿管时，IVP 可见肾积水情况。

2. B 超表现

B 超对于较大的纤维瘤表现为高回声占位，内部回声不均匀，可见低回声反射。瘤体钙化时，可见强回声。

3. CT

CT 平扫呈高密度，瘤体边界清晰、密度均匀，瘤体巨大，但瘤体内不见明显坏死囊性变。病灶内可伴有钙化，呈斑点状或斑块状。增强扫描渐进性强化，动脉期轻度强化，延迟期强化明显。

4. MRI 表现

MRI 表现为肿瘤轮廓光滑，T_1WI 和 T_2WI 为明显低信号，此种特征性表现与瘤体内含有较多的胶原成分及细胞数较少有关。

（三）影像学鉴别诊断

肾细胞癌：肾细胞癌 CT 平扫常呈等密度或低密度，增强扫描皮质期强化十分明显，实质期肿瘤强化程度开始下降，坏死、囊性变明显，常呈蜂窝状或环状强化。MRI 检查肾细胞癌 T_2WI 呈高信号，且信号多不均匀。

第八节　肾恶性肿瘤性疾病

一、肾细胞癌

（一）临床特点

肾细胞癌是起源于肾脏泌尿小管上皮系统的恶性肿瘤，占肾脏恶性肿瘤的 80% ～ 90%。绝大多数肾细胞癌发生于一侧肾脏，以单发多见，肿瘤多位于肾脏的上下两极，假包膜病理学分型包括肾透明细胞癌、乳头状肾癌、肾嫌色细胞癌及未分类的肾癌。肾透明细胞癌起源于肾近曲小管上皮，是肾细胞癌最常见亚型，常规切片大部分肿瘤细胞胞质透明，肿瘤内血管丰富，常同时含有实性和囊性结构，分化好的肿瘤多见钙化。该肿瘤多为富血供肿瘤，生长较迅速，易出现出血、坏死、囊性变，其病理大体标本可见肿瘤切面呈灰红色、灰黄色，具有多彩性，在富含类脂的区域是黄色，在出血坏死区域是红色。乳头状肾癌恶性程度比肾透明细胞癌低，起源于肾近曲小管或远曲小管。镜下癌细胞排列在纤维血管轴心，构成的乳头结构上可见明显纤维假包膜。嫌色细胞癌恶性程度较前两种亚型低，起源于集合管。细胞病理大体标本可见肿瘤切面灰白质地较均匀，镜下瘤细胞多排列成巢索状，肿瘤内结构多较均匀，不易发生出血、坏死及囊性变，但钙化率较前二者高。

肾细胞癌的临床表现为血尿、腰痛、腹部肿块，即经典的肾癌三联征。随着常规体检的开展，经典的肾癌三联征表现在临床上已不多见。有 10% ～ 40% 的患者会出现高血压、贫血、体重减轻、恶病质、红细胞增多症、发热、肝功能异常、高钙血症等副瘤综合征。肾癌的分期现推荐采用 2009 年美国癌症联合委员会（AJCC）的 TNM 分期代替以往使用的 Robson 分期。

治疗方面，对于局限性肾癌推荐采用肾癌根治性切除术或早期采用肾部分切除术；局部进展期除手术根治外，尚需术后辅助化疗；对于晚期转移性肾癌，手术无法根治，需要化疗及放疗等综合治疗。

（二）影像学表现

1.X 线表现

KUB 对诊断肾细胞癌意义不大。偶可见肾影增大变性，肿瘤内有时可见钙化；对于压迫集合系统的肾细胞癌，IVP 可显示相应的肾盂、肾盏变形。

2. B 超表现

B 超可显示 1 cm 以上的肾细胞癌，表现为低回声占位病变，当肾细胞癌内有出血、坏死、囊性变时可显示回声不均匀。彩色多普勒超声可见肾细胞癌血供较为丰富，了解肾静脉、下腔静脉内有无癌栓形成。

3. CT 表现

CT 是临床上对肾细胞癌诊断及分期的重要检查手段，可发现肾内 0.5 cm 以上的病变。据文献报道，CT 的诊断准确性如下：肾静脉受累 91%，下腔静脉内癌栓 97%，肾周围扩散 78%，淋巴结转移 87%，周围器官受累 96%。

对肾细胞癌的评价，包括肾脏肿瘤评价、局部浸润、淋巴结转移、静脉瘤栓，以及邻近器官和远处转移的情况。

据文献报道，肾细胞癌的局部 CT 与病理亚型密切相关，肾透明细胞癌 CT 增强扫描早期，即肾皮髓质期显影明显强化，于肾实质期肿瘤强化明显消退，呈典型一过性强化。因肾透明细胞癌内部出现囊性变、出血、坏死等继发性改变，故瘤体内部 CT 密度不均匀，可见钙化、出血灶等。乳头状肾癌 CT 增强扫描后呈不均匀或较均匀轻中度强化。肾嫌色细胞癌 CT 平扫多表现为边界清楚、密度均匀的类圆形肿块，增强扫描密度呈均一轻中度强化，一般没有肾周改变及静脉侵犯。

淋巴结转移方面，CT 诊断为转移淋巴结的标准是淋巴结直径大于 1 cm，重点关注的局部淋巴结包括肾门淋巴结、腹主动脉旁淋巴结及下腔静脉旁淋巴结等。但 CT 无法鉴别淋巴结是肿瘤转移还是反应性增生，需术后病理证实。

肾静脉或下腔静脉内存在癌栓时，CT 平扫静脉内可见肿瘤密度相仿的占位性改变，肾静脉及下腔静脉增粗时尤其应注意有无肾静脉癌栓的存在。

4. MRI 表现

肾细胞癌表现为肾实质内圆形或椭圆形肿物，可为分叶状，肿瘤组织信号较为均匀，T_1WI 为低信号，T_2WI 为高信号，部分病例可与此相反。肿瘤常压迫周围肾实质形成假包膜，在 T_2WI 上常可清楚显示。肿瘤压迫肾盏、肾盂、输尿管等结构时出现相应的肾积水等表现。通常当单个淋巴结直径大于 15 mm，或多个淋巴结直径大于 10 mm 时，可认为是淋巴结转移的标准；肾静脉及下腔静脉内瘤栓形成后，可见静脉腔内异常信号。

（三）影像学鉴别诊断

1. 肾盂癌

肾盂癌位于肾盂内，但经肾盂的肾细胞癌需要与肾盂癌相鉴别。肾盂癌尿液中可见癌变的移行细胞，往往 IVP 或 CTU 能显示肾盂内的充盈缺损。

2. 肾上腺神经母细胞瘤

肾上极的肾细胞癌压迫或侵犯肾上腺时需要与肾上腺神经母细胞瘤鉴别。从流行病学方面来讲，二者发病年龄不同，肾上腺神经母细胞瘤多见于儿童，肾细胞癌多见于成人。CT 重建的冠状面、矢状面，或者 MRI 可见肾上腺神经母细胞瘤源于肾上腺，巨大的肿瘤压迫肾上极，但极少浸润肾实质，肾细胞癌则与之相反。

二、多房囊性肾细胞癌

（一）临床特点

多房囊性肾细胞癌是囊性肾癌中的一种类型，具有低分期、低分级和预后良好的特点。多房囊性肾细胞癌的癌细胞数量很少，故诊断困难，该肿瘤预后较好，故应与实体性肾透明细胞癌相鉴别；多房囊性肾细胞癌边界清楚，囊腔大小不等，其内充以浆液性或血性液体，肿瘤有纤维性包膜，与周围正常肾组织分隔。肿瘤直径为 25 ～ 130 mm，多于 20% 的肿瘤间隔内有钙化，偶见骨化生。其临床表现与肾癌相似，治疗以手术切除为主。

（二）影像学表现

1. X 线表现

KUB 对诊断多房囊性肾细胞癌意义不大，偶可见肾影增大变性、囊壁钙化等改变。对于压迫集合系统的肾癌，IVP 可显示相应的肾盂、肾盏变性。

2. B 超表现

B 超表现为囊性或囊实性肿物，囊壁不光滑，低回声或中低回声，内部回声不均匀，有时可见分隔及囊壁上的结节，肿物为少血流性，彩色多普勒超声检查可见少量或无血流信号。

3. CT 表现

多房囊性肾细胞癌表现为多发或单发囊性或囊实性肿物，囊壁不规则、较厚，在增强扫描后不均匀强化，囊壁上可有钙化。文献报道，当影像学检查发现粗大钙化或新月形钙化时对诊断更有意义。

4. MRI 表现

多房囊性肾细胞癌，T_1WI 为很低的均匀信号，在 T_2WI 为高均匀信号，肿瘤肾癌类似表现具有以下特征。

（1）肿瘤囊壁厚薄不均匀，厚度常大于 5 mm，也可有囊内乳头状结节，向囊内凸出。

（2）肿瘤囊间可见分隔。

（3）肿瘤常向外生长。

（三）影像学鉴别诊断

1. 多发性肾囊肿

行 MRI 检查。如果 T_1WI 呈高信号，无论囊壁是否增厚或囊内有无分隔，均考虑为良性囊肿。肾囊肿穿刺检查。若穿刺检查发现其中蛋白、乳酸脱氢酶及脂肪成分异常增高，提示恶性可能性大。

2. 肾多房性囊肿

肾多房性囊肿为新生儿常见的股部肿块，伴随肾发育不良。T_1WI 多为高回声，囊内增生少见，囊壁厚薄均匀。

三、肾母细胞瘤

（一）临床特点

肾母细胞瘤（WT）居儿童恶性肿瘤第 5 位、儿童原发性腹腔恶性肿瘤第 2 位，占儿童肾肿瘤的 95%。肾母细胞瘤 90% 发生于 7 岁以下儿童，15 岁以上罕见。肾母细胞瘤起源于原始胚胎性肾组织，含有上皮细胞、原生细胞和基质细胞等成分。但每个肿瘤内不同组成成分的含量及分化程度均有很大不同。肾母细胞瘤在肾包膜内呈挤压性生长，与肾之间有纤维包膜分开。当肿瘤进一步生长时，引起对肾的浸润破坏，肾盂和肾盏变形、移位、破坏。当肿瘤巨大时，肾绝大部分萎缩破坏。肿瘤易累及肾门血管，患侧肾脏在增强后肾功能明显降低，甚至消失。

临床表现方面，腹部肿块是最常见的症状，约 75% 的患者因腹部肿块或腹胀就诊。由于肿块在较小的时候不影响患儿营养及健康状况，也无其他症状，肿块位于上腹季肋部一侧，表面平滑，中等硬度，无压痛，早期可稍具活动性，迅速增大后，少数病例可超越中线。小儿受巨大肿瘤压迫，可有气促、食欲不振、消瘦、烦躁不安等现象。肾母细胞瘤压迫肾包膜可引起腹痛，压迫肾动脉可导致高血压，压迫肾盂可引发血尿，等等。

肾母细胞瘤的治疗包括外科切除、术前术后辅助化疗，以及术后辅助放疗等综合治疗。外科技术的进步及肿瘤放化疗多学科系统规范治疗模式的引入进一步提高了疗效，使患者的总生存率从不到 30% 上升至 90%。

（二）影像学表现

1. X 线表现

KUB 对诊断肾母细胞瘤意义不大，可见肾影增大变性。IVP 患侧肾不显影或表现为肾内肿块，即患侧肾盂、肾盏被挤压、移位、拉长变形或破坏，部分患者肿瘤侵犯肾组织过多或侵及肾静脉而不显影。

2. B 超表现

B 超或彩色多普勒超声检查提示肾脏低回声团块，回声不均，可见液性暗区，边界清楚或模糊。

3. CT 表现

CT 平扫见起自肾脏内软组织密度肿块、片状低密度坏死区和出血，钙化较少。增强检查：肿瘤呈不均匀强化，低密度坏死区无强化。肿瘤突破肾包膜侵犯邻近组织使边界模糊不清，腹膜后脂肪间隙消失，肿瘤与肾实质间可见到线状强化的假包膜影肿瘤侵蚀，压迫肾脏，使残存肾实质呈"新月形"强化，为肾母细胞瘤的典型 CT 表现。

4. MRI 表现

MRI 表现为肾内较大肿块，边缘尚清楚，分叶状，T_1WI 为中等信号，T_2WI 为高信号，肿瘤包膜在 T_2 加权成像上显影，肿瘤内可见出血、坏死等继发病变。Gd-DTPA 增强后可见肿瘤组织强化，强化小于周围正常肾组织。周围肾组织被肿瘤挤压形成环状，为肾母细胞瘤较为特征性的改变。

（三）影像学鉴别诊断

1. 巨大肾癌

巨大肾癌多见于成人。儿童巨大肾癌不易与肾母细胞瘤鉴别。

2. 肾上腺神经母细胞瘤

肾上腺神经母细胞瘤多见于儿童，CT 重建的冠状面、矢状面，或者 MRI 可见肾上腺神经母细胞瘤源于肾上腺，巨大的肿瘤压迫肾上极，但极少浸润肾实质。肾母细胞瘤可见周围肾实质挤压改变。

四、肾平滑肌肉瘤

（一）临床特点

肾平滑肌肉瘤是最常见的肾肉瘤组织学亚型，女性好发，男女发病比例为 1 ∶ 2，任何年龄均可发病，40 ～ 50 岁发病最为多见，老年期发病率随着年龄的增加而增高。肾平滑肌肉瘤起源于肾包膜、肾盂平滑肌纤维、肾乳头括约肌环和肾血管平滑肌纤维等。病理方面，肾平滑肌肉瘤大体标本示肿瘤切面均呈灰白色，鱼肉状，质较软，其中肿瘤与周围组织界限清楚，肾包膜多完整，肿瘤进展可见包膜不完整与周围组织分界不清，瘤体内可继发囊性变、出血、坏死、钙化等。镜下见细胞均呈梭形，胞质嗜伊红，异型性明显，瘤细胞排列致密杂乱。临床表现包括腰腹部疼痛和镜下或肉眼血尿、腹部肿块、消瘦和食欲低下，偶可见肿瘤自发破裂，根治性肾切除术为其治疗首选。该病预后差，5 年生存率低，即使手术切除，也多在 2 年后复发或死亡。

（二）影像学表现

1. X 线表现

KUB 对诊断价值不大，偶可见肾影增大。对于发生在肾盂、肾门附近或压迫肾盂输尿管等集尿系统的肿瘤，IVP 可显示充盈缺损、肾积水扩张等变化。

2. B 超表现

B 超表现为肾脏内可见中等回声占位，当肿瘤为囊性结构时，可见液性暗区。

3. CT 表现

CT 表现为肿块大、密度混杂，并见大片坏死、囊性变；CT 平扫呈低密度、等密度或高密度，增强呈持续强化；可见肾包膜受侵，静脉瘤栓，肾门、腹膜后淋巴结肿大及周围组织器官受侵。

4. MRI 表现

MRI 中 T_1WI 和 T_2WI 均呈低信号，与肌肉信号相似，Gd-DTPA 增强扫描皮髓期均呈不均匀中度强化，排泄期均呈持续性较均匀中度强化。

（三）影像学鉴别诊断

1. 肾癌

肾癌 B 超为低回声。CT 为极低密度，增强后强化多呈一过性强化。

2. 肾平滑肌瘤

肾平滑肌瘤为良性肿瘤，术前与肾平滑肌肉瘤甚难鉴别，需做病理鉴别。

五、肾淋巴瘤

（一）临床特点

肾淋巴瘤为结外淋巴瘤的常见类型，多为非霍奇金淋巴瘤，霍奇金淋巴瘤报道罕见。其发病机制尚存争议，有学者认为是肾脏包膜下淋巴细胞癌变，亦有人认为肾内淋巴样细胞为之前的炎症性过程，如肾盂肾炎等牵拉到达肾脏，经直接蔓延、血源播散或淋巴转移而来，并散播生长。肾淋巴瘤多见于男性，最常见的肾原发性淋巴瘤为肾移植后淋巴增殖性疾病（PTLD）。病理方面，肾淋巴瘤可表现为单发鱼肉样肿物，或肾脏弥漫增大，而肾脏形态尚正常。镜下可见肾单位充满淋巴样增生结节，依据肿瘤细胞可分为 $CD20^+$ B 细胞、$CD3^+$ T 细胞、$CD56^+$ NK 细胞及 $CD30^+$ Reed-Sternberg 细胞。肾淋巴瘤临床多无明显症状，以腰痛多见，肾内肿物型可压迫肾集合系统出现肾积水，肾周肿物型可压迫肾包膜或周围器官引起腰痛或消化道症状，弥漫增大型肾淋巴瘤可有肾功能损坏。肾原发性淋巴瘤的诊断需排除肾外淋巴瘤及淋巴细胞白血病。治疗以手术根治性肾切除，术后以辅助化疗为主。此病预后较差，通常在诊断后 1 年内死亡。

（二）影像学表现

1. X 线表现

KUB 对诊断价值不大，偶可见肾影增大。对于单发结节压迫集合系统或肾脏弥漫型增大者，IVP 可见肾积水或肾盏、肾盂不显影。

2. B 超表现

B 超下可为单发结节，呈低回声，边界清晰，形态规则，彩色多普勒超声在病灶内部未探及血流信号。患侧肾脏无明显增大，形态规则，肾周未见异常回声。亦可为全肾弥漫型增大，肾脏回声较正常侧降低，肾内血供缺乏。

3. CT 表现

肾淋巴瘤依据 CT 表现可分为肾内肿物型、肾弥漫增大型和肾周肿物型。对于肾内肿物型，CT 平扫和增强扫描其表现均与肾脏肿块密度相仿。肾弥漫增大型 CT 平扫肾脏体积增大，密度无异常改变，肾脏正常轮廓尚存。增强扫描，未受累及的肾皮质正常强化，肿瘤组织强化减弱，肾实质期强化较肾皮质期明显。肾周肿物型可见肾包膜下紧密包绕的等密度或稍高密度的新月形肿块影，肾受推压前移，肾脏形态、大小及强化密度正常，CT平扫肿瘤与正常肾组织相比呈等密度或稍高密度。增强扫描动脉期肿块轻度均匀性强化，较正常肾组织强化降低。

4. MRI表现

常见双肾弥漫性增大，实质增厚，肾轮廓改变不大，肾脏信号亦无明显改变。多发结节，T_1WI呈低信号或混杂信号，T_2WI为等信号或混杂信号。单个肿块信号强度与淋巴结相似，T_1WI为低信号，T_2WI为中等信号。

（三）影像学鉴别诊断

1. 急性肾炎

双肾弥漫性增大患者，与肾炎肾脏增大相似，但病史有血尿、蛋白尿、高血压等，影像学无法提供鉴别诊断。

2. 肾痛

单个结节者，需与肾癌鉴别，肾癌B超为低回声，CT为极低密度，增强后强化多呈一过性强化。

六、肾转移瘤

（一）临床特点

肾脏是转移性肿瘤的好发部位，多来源于肺、结肠、黑色素瘤、乳腺、子宫、睾丸、胃、胰腺、食管等。肾转移瘤常为双侧多发多见，原发肿瘤的表现除外，多无血尿或氮质血症，偶可有腰痛。治疗以原发肿瘤的综合治疗为主，单个肾转移瘤而原发肿瘤有手术指证时可行根治性肾切除术。

（二）影像学表现

1. X线表现

KUB对诊断价值不大，偶可见肾影增大。对于单发结节压迫集合系统或肾脏弥漫性增大者，IVP可见肾积水或肾盏、肾盂不显影。

2. B超表现

B超下可为单发结节，呈低回声结节，边界不清，形态不一，双侧常见。患侧肾脏无明显增大，形态规则，肾周未见异常回声。可为全肾弥漫性增大。

3. CT表现

肾转移瘤CT表现多样，包括以下类型。

（1）实变型：可单发或多发，少数呈双侧分布。平扫时病灶多呈低密度，形态多不规则，边界模糊不清，病变较大时可有肾脏变形，增强后扫描病灶有轻度均匀性强化。

（2）囊性变型：单发多见，转移瘤因囊性变或坏死而呈液性，无明显强化，周边组织可有轻微强化。

（3）弥漫浸润型：病变累及全肾，肾脏呈弥漫性增大，平扫呈等密度，增强后扫描肾密度不均，正常皮髓质结构消失。

（4）出血型：病变原发于多血管性恶性肿瘤，如绒毛膜癌、黑色素瘤、平滑肌肉瘤等。可表现为肾实质内或肾包膜下出血性病变，根据出血是否新鲜、出血部位及实性结节的大小，这类病变的表现可有很大差异。

（5）其他类型的病变：包括累及肾周和合并钙化的病变。前者有两种类型，一种表现为巨大肾脏病变侵入并使肾周间隙消失，另一种表现为肾脏肿物呈条索状渗入肾周间隙。后者则有明显钙化。

4. MRI 表现

肾实质内多发大小不等的异常信号区，边缘不清，转移瘤信号依据原发肿瘤有所不同，一般为 T_1WI 呈中信号或低信号强度，T_2WI 为高信号。肾脏可增大或正常，皮髓质差异可不明显。转移瘤形态如 CT 可分为实变、囊性变、浸润型、出血型，以及其他类型病变。

（三）影像学鉴别诊断

肾癌：单个转移瘤需与肾癌鉴别，肾癌 B 超为低回声。CT 为极低密度，增强后强化多呈一过性强化，如有原发肿瘤病灶可资鉴别。

七、肾盂癌

（一）临床特点

肾盂癌起源于肾盂、肾盏黏膜上皮，约占所有肾肿瘤的 10%。患者年龄多在 40 岁以上，男多于女，约 3：1，左右肾发病无明显差异，两侧同时发生者，占 2%～4%。病理方面，可分为移行细胞癌、鳞状细胞癌和腺癌，后两者占肾盂癌的 15% 左右，它们的恶性程度远较移行细胞癌为高，肿瘤细胞恶性程度分级与膀胱癌相似。移行细胞癌可在任何被覆有移行上皮的尿路部位先后或同时出现。临床表现包括早期即出现肉眼血尿，多为全程血尿，血尿形成血凝块梗阻输尿管时可引起肾绞痛，肾盂内占位可形成肾积水。肾盂癌的临床分期现多采用 2009 年世界卫生组织（WHO）的上尿路移行上皮癌 TNM 分期，对于低级别早期的肾盂癌可保守治疗，包括肾部分切除术、单纯肿物切除术。对于复发或肿瘤进展期及恶性度高的肾盂癌可行肾盂癌根治术，手术切除范围包括同侧肾、输尿管及部分膀胱。晚期尚需化疗、放疗等综合治疗。

（二）影像学表现

1. X 线表现

KUB 对诊断价值不大，早期无特异改变，晚期肾积水加重或肿块向周围组织浸润，偶可见肾影增大。IVP 及逆行尿路造影对肾盂癌诊断意义重大，晚期可见肾盂内的充盈缺损、肾盂扩张积水、肾盂不显影等继发改变。

2. B 超表现

B 超对于早期肾盂癌诊断意义不大，晚期超声可见肾窦内实性回声团块，低回声者居多，中等回声及高回声者数量相似，边界可清或不清，血供大多数显示不丰富，可伴有肾盂积水。

3. CT 表现

CT 平扫可见肾盂、肾盏内软组织肿块，或可见肾盂壁增厚。当肿瘤侵犯肾实质时，显示肾盂及肾实质内软组织肿块，病灶密度不均匀，内有液化坏死，增强扫描病灶呈轻中度强化。巴伦（Baron）等将肾盂癌 CT 表现分型为 3 型。Ⅰ型：肾盂内肿块型，表现为肾盂内软组织肿块，可伴轻度肾积水，肾轮廓正常，肾窦脂肪清晰。Ⅱ型：肿块浸润型，此型肿块较大，为肾实质受侵，周围肾窦脂肪消失，肾外形尚保持或稍外隆。Ⅲ型：肾盂壁增厚型，此型表现为肾盂壁不规则增厚或扁平状肿块，肿瘤沿肾盂黏膜浸润蔓延至输尿管，可伴有明显肾积水。CTU 能清晰显示肾盂内占位形态、肾盂增厚、肾盂扩张积水的情况。

4. MRI 表现

肾盂癌早期仅表现为肾盂增厚，可无肿块，病变进展后，可发现肾盂内的实性肿块，边缘光滑或呈分叶状、乳头状。肿瘤信号均匀，T_1WI 与肾皮质相似，在 T_2WI 呈低信号或与肾皮质一致，周围被高信号的尿液包围，显示清楚。肾盂常扩大积水。Gd-DTPA 增强后，肿瘤均匀强化。MRU 可明确显示肾盂内占位的范围，以及肿块形态、输尿管、膀胱的转移情况。

（三）影像学鉴别诊断

1. 肾盂旁肾癌

肾盂旁肾癌肿瘤位置靠近肾盂，临床表现与肾盂癌相似，但肾盂癌早期可出现尿肿瘤细胞，IVP、CTU、MRU 可资鉴别。

2. 肾盂乳头状瘤

早期二者不易区别，临床表现均为全程血尿。肾盂乳头状瘤为良性肿瘤，不发生转移及周围器官的浸润；肾盂癌随疾病进展向周围浸润。

第九节　膀胱肿瘤

一、膀胱良性肿瘤

膀胱良性肿瘤少见，大部分为间质来源，仅占膀胱肿瘤的 1%，包括平滑肌瘤、神经纤维瘤、血管瘤和嗜铬细胞瘤。单纯影像学不能诊断，需要进行病理检查。

（一）平滑肌瘤

平滑肌瘤为最常见的膀胱良性肿瘤，多发生于中年女性，多见于膀胱三角区及顶部，60% 以上的平滑肌瘤向膀胱内生长，30% 向外生长，10% 为两种生长方式均含有。临床表现为血尿和尿频、尿急等膀胱激惹症状。

平滑肌瘤的影像学检查表现为向膀胱腔内凸出的膀胱壁光滑肿物，膀胱外肿物可压迫膀胱或使其移位，有时很难判断其是否来源于膀胱壁。

（二）嗜铬细胞瘤

嗜铬细胞瘤来源于肾上腺髓质及交感神经系统的嗜铬组织，如腹腔神经丛等。膀胱很少出现异位嗜铬细胞瘤，大部分位于膀胱三角区，女性多见，大部分患者出现高血压症状，典型症状为突发心悸、出汗、头痛、排尿时出现视物模糊，血清儿茶酚胺浓度测定可确诊。

位于肾上腺外的嗜铬细胞瘤称为副节瘤。膀胱副节瘤起源于膀胱壁内的副神经节组织，是嗜铬细胞瘤的一种类型，在膀胱肿瘤中所占比例不到0.05％，在嗜铬细胞瘤中不到1％，且仅13％～15％为恶性。

二、膀胱恶性肿瘤

（一）临床特点

膀胱癌是泌尿系统最常见的肿瘤，我国膀胱癌发病率在泌尿系统肿瘤中占第一位。95％以上是尿路上皮性肿瘤，移行细胞癌占90％，腺癌和鳞状细胞癌占2％～3％。源于间叶组织的肿瘤，如平滑肌肉瘤和横纹肌肉瘤等少见。膀胱癌具有如下特点。

（1）血尿为首发症状，多表现为无痛性肉眼血尿，间歇发作，终末性血尿居多。

（2）下尿路症状如尿频、尿急和尿痛等刺激症状，提示肿瘤可能位于膀胱三角区，广泛的原位癌或浸润性癌肿伴有坏死。

（3）肿瘤较大导致膀胱出口梗阻，或肿瘤位于膀胱颈口时，可出现排尿困难或尿潴留。

（4）患者若有一侧或双侧的肾区酸痛，应注意有无肿瘤堵塞输尿管口，引起输尿管扩张和肾积水。

（5）膀胱癌晚期症状有明显消瘦、贫血、恶病质、远处转移等表现。男性患者肿瘤侵犯直肠可出现直肠刺激征或低位肠梗阻的表现；女性患者肿瘤可侵犯子宫或附件；肿瘤有盆腔的广泛浸润时，可出现一侧或双侧下肢的水肿。

（二）影像学表现

1. X线表现

IVP：膀胱肿瘤患者必须做静脉尿路造影，一方面了解上尿路有无肿瘤，另一方面了解肾功能情况。有统计显示，非肌层浸润性膀胱肿瘤存在上尿路肿瘤者占0.26％～5.90％。静脉尿路造影在膀胱充盈时有65％～80％较大的肿瘤可能出现充盈缺损，但绝大多数小肿瘤和原位癌造影时不能发现。膀胱造影一般不需要，除非怀疑有憩室或反流时。

2. B超表现

膀胱肿瘤声像图表现为膀胱壁出现肿块回声，呈高回声或中等回声，其大小、形态、个数和生长部位各异，根据观察膀胱壁回声的清晰程度、连续性可以进行超声分期。移行上皮乳头状癌常在肿瘤表面有毛刺样高回声，鳞状上皮癌和腺癌向膀胱腔凸出不多，而侵犯膀胱肌层早而广泛。采用彩色多普勒血流图可找到肿瘤的滋养动脉。

3. CT 表现

CT 在诊断膀胱肿瘤中有重要价值，其作用主要表现为以下几方面。

（1）对肿瘤进行诊断：CT 表现为局部膀胱壁增厚或一乳头状凸出膀胱腔的肿块，部分肿瘤存在钙化现象。肿瘤和膀胱肌层的密度可相似，界限不清楚，增强扫描有助于分辨。

（2）对肿瘤进行分期：由于 CT 能很清楚地显示膀胱周围脂肪及其他盆腔内结构，如可发现肿瘤膀胱外浸润范围，淋巴结有无转移，是否侵犯相邻器官，如盆腔肌肉、血管等，根据这些 CT 征象可进行临床分期。虽然 CT 不能明确膀胱肿瘤侵犯的深度，但若膀胱癌邻近膀胱壁周围出现脂肪线，则提示癌灶已穿透膀胱壁。

（3）指导淋巴结活检：CT 对肿大的淋巴结不易区分是转移还是炎症，但如果其直径大于 1.5 cm，往往是转移病灶，必要时可在 CT 引导下行穿刺活检以分期。

（4）术后 CT 随访有利于及时发现肿瘤是否复发，包括原发部位肿瘤复发和淋巴结复发。

4. MRI 表现

MRI 对肿瘤的软组织浸润容易发现，对膀胱肿瘤的分期优于 CT 和超声检查。MRI 检查膀胱，T_1 加权时，尿液呈极低信号，膀胱壁为低至中度信号，而膀胱外脂肪为高信号。T_1 加权成像有助于检查扩散至邻近脂肪的肿瘤、淋巴结转移及骨转移情况，甚至可评价除前列腺以外的邻近器官受侵犯情况。T_2 加权时，尿液呈高信号，正常逼尿肌呈低信号，而大多数膀胱癌为中等信号。低信号逼尿肌下方的肿瘤出现中断现象提示肌层浸润，所以膀胱黏膜和膀胱外脂肪在 T_1 加权时清晰，而 T_2 加权对于膀胱壁内病灶比较容易发现。应用对比剂行 MRI 检查进行分期，有助于区分非肌层浸润性膀胱癌与肌层浸润性膀胱癌及其浸润深度，也可发现正常大小淋巴结有无转移征象。如膀胱壁穿破，则常为 T3b 和 T4 期肿瘤。MRI 优于 CT 的另一方面是可以做各种切面，膀胱肿瘤最好有垂直的切面。

MRI 有优越的软组织对比，三维影像易显示膀胱顶和底病变，复发肿瘤示高信号而手术瘢痕为低信号，有助于术后随访。

（三）影像学鉴别诊断

（1）膀胱内凝血块：CT 平扫密度较膀胱癌高，CT 值为 50～60 Hu，形状不规则。改变体位，可见病灶位置改变，同时在增强扫描时血块不会有增强表现。要注意的是，膀胱癌合并凝血块，因此应多改变几次体位。可在临床行膀胱冲洗后，复查 B 超或 CT，可见凝血块消失。

（2）前列腺癌突入膀胱可见前列腺体积增大，密度不均匀，增强后呈结节状强化，多呈菜花状突入膀胱底部，双侧精囊角消失，可见精囊增大。另外，膀胱壁因长期慢性排尿困难，造成整个膀胱壁增厚，但无局部改变，此可与膀胱癌鉴别。前列腺癌血尿癌肿浸润膀胱时出现，经直肠指诊、B 超、CT、活组织检查等明确诊断。

（四）检查手段的选择

（1）IVP 检查的意义较大。

（2）B 超对膀胱肿瘤是常用、有效、价格低廉的手段，可作为体检、诊断、复查的首选方法。超声检查可同时检查肾、膀胱，超声可以通过经腹、直肠、尿道三个路径，但对原位癌和小于 5 mm 的肿瘤发现较困难。经直肠超声对三角区、膀胱颈和前列腺看得更清楚。经尿道检查是有创的，需要麻醉，但影像最清楚，分期的准确性优于其他路径。超声检查如果配合尿细胞学检查，肿瘤大于 5 mm，尿细胞学阳性，即可确诊，减少膀胱镜检查。超声检查可以帮助确定膀胱癌的分期，并了解局部淋巴结有无转移，是否侵犯相邻器官，如前列腺、子宫、阴道和盆壁，必要时可在超声指引下行穿刺活检。

（3）CT 是诊断膀胱癌的重要手段，用于膀胱癌的诊断与分期，了解肿瘤浸润膀胱壁的深度，以及盆腔和腹膜后淋巴结、肝及肾上腺有无转移。这是术前必查项目。

（4）MRI 在显示肿瘤对膀胱壁浸润深度、盆腔脏器与肿瘤的关系、膀胱癌引起上尿路积水等方面有一定的优势。增强 MRI 检查还能确定肿瘤侵犯膀胱壁的深度，所有这些均有助于临床治疗方案的选择。

第十节　膀胱炎症

一、间质性膀胱炎

（一）临床特点

间质性膀胱炎是一种慢性的、严重的膀胱炎症，常发于中年妇女，其特点主要是膀胱壁的纤维化，并伴有膀胱容量减少，以尿频、尿急、膀胱区胀痛为主要症状。对中年妇女出现严重尿频、尿急及夜尿增多，伴耻骨上方膀胱区胀痛而尿检查正常者，应考虑间质性膀胱炎。该病具有如下特点。

（1）患者常有长期进行性尿频、尿急和夜尿增多，膀胱充盈时耻骨上区疼痛明显，有时亦可出现尿道及会阴部疼痛，排尿后可缓解。血尿偶可出现，在膀胱过度充扩张时明显。有的患者在病史中可能有过敏性疾患。

（2）临床检查一般正常，有的患者可出现耻骨上触痛，在女性患者阴道前壁触诊时可有膀胱区触痛感。

（3）患者尿常规多数正常，可有血尿出现，肾功能检查只有在膀胱纤维化导致膀胱输尿管反流或梗阻时才有变化。

（4）膀胱镜检查是诊断间质性膀胱炎的重要方法，由于膀胱容量缩小，患者甚为痛苦。膀胱水扩张后可见膀胱顶部小片状瘀斑、出血，有的可见到瘢痕、裂隙或渗血。

（5）治疗包括膀胱水扩张、全身药物治疗，手术治疗包括肠道膀胱扩大术、尿流改道术等。

（二）影像学表现

1. X 线表现

排泄性尿路造影一般无异常，合并反流时在造影片上可见肾盂积水、膀胱容量减少表现。

2. B 超表现

B 超仅作为导致同样症状疾病的排除检查手段。

3. CT 表现

CT 表现为膀胱壁不规则增厚。病变轻者，膀胱不规则增厚仅累及膀胱两侧；病变重者，膀胱壁全部累及，甚至肾盂、输尿管扩张积水，膀胱两侧及前壁明显增厚。CT 增强扫描增厚的膀胱壁呈轻到中度强化。

（三）影像学鉴别诊断

1. 慢性膀胱炎

B 超提示膀胱黏膜粗糙不光滑，回声增强，呈粗细不均的颗粒状或断续状；在 CT 图像上常表现为整个膀胱壁增厚，但是一般厚度小于 5 mm。

2. 腺性膀胱炎

CT 表现为膀胱壁的弥漫性增厚，CT 平扫多数病灶呈均匀等密度改变；增强后病灶呈较均匀一致的轻度强化。MRI 表现：T_1WI 病变为等信号，T_2WI 病变为稍高信号。

（四）检查手段的选择

作为排除其他病变的检查手段，B 超可作为首选，膀胱造影、CT 有一定价值，MRI 较少采用。

二、其他膀胱炎症

（一）临床特点

膀胱炎常伴有尿道炎，统称下尿路感染。许多泌尿系统疾病可引起膀胱炎，而泌尿系统外的疾病（如生殖器官炎症、胃肠道疾患和神经系统损害等）亦可使膀胱受到感染。膀胱炎分为急性膀胱炎和慢性膀胱炎，具有如下特点。

（1）急性膀胱炎可突然发生或缓慢发生，排尿时尿道有烧灼痛，尿频，往往伴尿急，严重时类似尿失禁。

（2）尿混浊，尿液中有脓细胞，有时出现血尿，常在排尿终末时明显。耻骨上膀胱区有轻度压痛。

（3）单纯急性膀胱炎，无全身症状，不发热。女性患者急性膀胱炎发生在新婚后，称为"蜜月性膀胱炎"。

（4）急性膀胱炎的病程较短，如及时治疗，症状多在 1 周左右消失。

（5）慢性膀胱炎伴有轻度的膀胱刺激症状，且经常反复发作。

（二）影像学表现

1. X 线表现

排泄性尿路造影一般无异常。

2. B 超表现

B 超提示膀胱黏膜粗糙不光滑，回声增强，呈粗细不均的颗粒状或断续状。

3. CT 表现

CT 表现为膀胱壁的弥漫性增厚，CT 平扫多数病灶呈均匀等密度改变；增强后病灶呈较均匀一致的轻度强化。

4. MRI 表现

MRI 表现：T_1WI 病变为等信号，T_2WI 病变为稍高信号。

（三）影像学鉴别诊断

1. 间质性膀胱炎

排泄性尿路造影一般无异常，CT 影像结果表现为膀胱壁不规则增厚。病变轻者，膀胱壁不规则增厚，仅累及膀胱两侧；病变重者，膀胱壁全部受累及，肾盂、输尿管扩张积水，膀胱两侧及前壁明显增厚。CT 增强扫描增厚的膀胱壁呈轻到中度强化。

2. 腺性膀胱炎

CT 表现为膀胱壁的弥漫性增厚，CT 平扫多数病灶呈均匀等密度改变；增强后病灶呈较均匀一致的轻度强化。MRI 表现：T_1WI 病变为等信号，T_2WI 病变为稍高信号。

（四）检查手段的选择

B 超作为排除其他病变的手段，为首选；CT 作为排除其他病变的选择有一定价值；MRI 较少采用。

第十一节　膀胱畸形

一、脐尿管畸形

（一）临床特点

脐尿管在胚胎期是一个连接胎儿膀胱与脐的管道。在胚胎进化过程中，脐尿管会自行闭锁，成为脐正中韧带，位于脐正中襞内。脐尿管畸形为一种先天性畸形，临床上少见。当发生畸形时，根据其闭合部位，可出现以下几种情况。

1. 脐尿管未闭（50%）

脐尿管膀胱与脐部相通。

2. 脐尿管窦道（15%）

脐尿管与脐部相通，而与膀胱不通。

3. 脐尿管囊肿（30%）

脐尿管两端闭锁，中部扩张成囊肿。

4. 脐尿管憩室（3%～5%）

脐尿管与膀胱相通，而与脐部不通。

脐尿管完全不闭合，在出生后的数日内即可出现症状。可见脐中有尿液滴出，有时排出物可含尿或黏液，以及脓、血或纤维蛋白。脐尿管囊肿除非囊肿较大、有感染或有排出物，临床很少有症状。脐尿管窦道时可出现脐部少许分泌物。无症状时可观察，当出现感染或可疑恶性变时，应行手术切除。

（二）影像学表现

1. X线表现

脐尿管病变的IVP表现因病变大小、形状不同而有变化，病变小时IVP无异常，病变较大时可见膀胱充盈缺损或受牵拉变形。

膀胱造影或从脐部开口处注入对比剂可明确部分患者的诊断。当病灶较大时，可见软组织肿物压迫膀胱顶部形成压迹。脐尿管未闭，可显示脐部瘘口与膀胱相通；脐尿管窦道，可显示瘘管的大小、长短；脐尿管憩室在造影时可显示膀胱顶部的前方有一憩室与膀胱相通，底部较宽，与膀胱憩室不同的是，膀胱憩室常常位于膀胱三角区输尿管入口旁边；脐尿管囊肿通过膀胱造影及脐部开口造影一般不能明确诊断。

2. B超表现

B超检查提示脐尿管未闭，膀胱内非匀质实性肿块凸向膀胱。

3. CT表现

该病有以下特征。

（1）肿块位于膀胱顶部沿腹中线或略偏向一侧，紧贴于前腹壁后向脐部延伸。

（2）肿块多为囊性或囊实性，部分可有钙化或结石，囊壁可不规整或分叶，实性部分强化明显。

（3）肿块可突入或压迫膀胱，或附近膀胱壁局限性增厚。笔者认为肿块为囊实性且明显强化，边缘不规整，结节状突起，有附近膀胱壁浸润者提示为恶变。

4. MRI表现

脐尿管囊肿主要表现为脐尿管走行区囊性病灶，常呈椭圆形或长条状，腔内信号均匀，囊壁光整，无强化。合并感染时，囊壁增厚，增强后多强化明显，以内壁强化为著，且内壁光整，感染严重时可伴脓肿形成，甚至呈多房状包块。脐尿管窦道合并感染时，耻骨后间隙增宽增厚，脂肪层模糊。MRI 表现为 T_2WI 呈高信号，T_1WI 呈等低信号，增强后呈强化明显的条索影，甚至出现类似肿瘤样软组织。脐尿管膀胱憩室则主要表现为膀胱前壁外囊腔影，囊内液体信号均匀，与膀胱内尿液信号一致，矢状面扫描可见囊腔与膀胱相通。

（三）影像学鉴别诊断

1. 膀胱憩室

脐尿管憩室时需要与膀胱憩室相鉴别，后者常位于膀胱角区输尿管入口旁边，且通过窄颈与膀胱相连。

2. 卵巢恶性病变

CT 表现为占据盆腔或下腹部的巨大多房囊性或囊实性肿块，与附件关系密切，需要结合临床病史、膀胱受累情况加以鉴别。

3. 肠系膜囊性淋巴管瘤

囊肿较大，壁菲薄，有分隔，钙化少见。增强扫描，分隔明显强化。贴膀胱者，膀胱无受压，而囊肿随膀胱充盈程度引起形态的改变。

（四）检查手段的选择

（1） KUB + IVP 检查的意义不大。

（2）B 超对脐尿管憩室是常用、有效、价格低廉的手段，可作为诊断、复查的首选方法。

（3） CT 是诊断脐尿管憩室的最重要手段。

（4） MRI 诊断价值高，但费用较高，较少用。

二、先天性膀胱憩室

（一）临床特点

膀胱憩室是指膀胱黏膜从缺损或薄弱的膀胱平滑肌纤维间向外疝出，可分为继发性膀胱憩室和先天性膀胱憩室。继发性膀胱憩室是指继发于膀胱下方梗阻或膀胱手术后的医源性影响，如尿道瓣膜病、神经源性膀胱、尿道狭窄、膀胱颈挛缩、前列腺增生等。先天性膀胱憩室多由先天性膀胱壁缺失所致，并不合并膀胱以下梗阻，通过膀胱内输尿管与输尿管开口顶部之间的空隙局限性疝出，少见，多见合并全身结缔组织病的患儿，只发生于单侧，双侧病变罕见。本节只讨论先天性膀胱憩室。

憩室逐渐增大，可压迫旁边的输尿管，导致输尿管扩张积水，甚至肾衰竭；压迫膀胱颈和后尿道，引起膀胱出口梗阻。较小、无症状的先天性膀胱憩室往往在其他疾病的诊治过程中无意发现，可定期随访。若憩室导致梗阻、膀胱输尿管反流，则需手术治疗。

（二）影像学表现

1. X 线表现

膀胱造影可示膀胱后重叠影像，斜位或侧位摄片可见膀胱后方憩室内有对比剂充盈，排尿后摄片可见憩室内残留对比剂。

2. B 超表现

超声诊断可在膀胱后外方见到囊样液性区，与膀胱紧邻，两者仅隔一层带状回声。对隔层做顺序扫描，回声中断处应为憩室口。

3. CT 表现

CT 见膀胱后壁囊性突起，平扫壁光滑，呈水样密度，增强扫描有对比剂进入憩室内。

4. MRI 表现

MRI 见下腹及盆腔内长 T_1 低信号、长 T_2 高信号影，周围可见低信号包膜，内有不规则低信号分隔，占位效应显著，邻近结构明显受压，但无侵犯。

（三）影像学鉴别诊断

1. 输尿管憩室

B 超显示囊性包块在膀胱轮廓外。输尿管下端的憩室可借助 B 超、CT、MRI 结合排泄性或逆行尿路造影显示憩室的部位，且憩室以上可见输尿管扩张。

2. 重复膀胱

B 超及 CT 检查显示膀胱有完整的肌层和黏膜，经尿道造影检查膀胱内有分隔或者是两个完整的膀胱。

（四）检查手段的选择

（1）KUB + IVP 检查的意义较大。

（2）B 超对膀胱憩室是常用、有效、价格低廉的手段，可作为体检、诊断、复查的首选方法。

（3）CT 是诊断膀胱憩室的重要手段。

（4）MRI 很少用于诊断膀胱憩室，且费用昂贵，但对于鉴别诊断和膀胱周围软组织病变有一定价值。

第七章　肌肉骨骼系统

第一节　骨质疏松

　　骨骼作为一种组织，受到代谢性疾病的影响，即使在影像学上没有发现任何证据，但在组织学上所有的骨组织都会受到累及。多种原因可以引发骨质疏松，如遗传、内分泌、营养或生化代谢异常等。

　　骨质疏松是最常见的代谢性骨病。与佝偻病和软骨病表现的骨质异常（矿物质/骨质下降）不同，骨质疏松表现为骨量异常，即骨量减少和小梁结构改变，骨质变脆，在轻微外伤或没有外伤的情况下就可以发生骨折或不全骨折。骨质疏松症的定义为一种以骨量低下，骨细微结构破坏，导致骨脆性增加，易发生骨折为特征的全身骨骼疾病。一方面，骨组织的量减少；另一方面，骨小梁的破坏使骨结构的完整性和生物力学强度受到损害，从而导致支撑骨的连续性和相互关联性减少。因此，人们付出了很大的努力去开发采用非侵入性方式获取骨皮质和骨小梁结构的图像。

一、临床表现

　　全身性骨质疏松症是一种慢性疾病，直到后期才出现临床后果（低创伤、骨折不全）。有时只有发生了这样的骨折，才能做出临床诊断。由于这个原因，骨质疏松有时也被称为"沉默的流行病"。但是急性骨折会引起疼痛，之后可能导致畸形（如腕关节和椎体骨折）。

　　椎体骨折是最常见的骨质疏松性骨折。其发生为急性事件，仅有轻微的外伤，可伴有疼痛。症状通常在 6～8 周后自行缓解。这种自行缓解现象可用来区分骨质疏松椎体骨折和可以引起类似症状的恶性疾病，如肿瘤转移。恶性疾病的症状持续时间较长。然而，有 30%～50% 的脊椎骨折患者可能不存在任何症状。椎体骨折的临床症状包括背痛、身高下降、脊柱后凸畸形（驼背），肋骨可能覆盖髂嵴。骨折还可能产生呼吸道和胃肠道症状（食管反流），并导致患者抑郁和生活质量下降。椎体骨折导致残疾和脊柱活动受限，可以增加死亡率。既往发生的椎体骨折可以有效预测将来发生骨折的危险度。如果存在单一椎体骨折，则未来 12 个月内发生椎体骨折的风险增加 12%；如果存在多个椎体骨折，这种风险会增加到 22%；伴有椎体骨折的患者，再次发生椎体骨折的风险增加 5 倍，髋部骨折发生的风险增加 2 倍。因此，放射科医师需要对椎体骨折进行准确的识别和明确的报告，这对于骨质疏松症患者和具有骨质疏松风险患者的诊断和处理是至关重要的。

有研究显示，椎体骨折会被漏报。国际骨质疏松基金会提出相应的倡导，以提高对骨质疏松症的认识程度和放射科医师的诊断准确性，特别强调了准确诊断椎体骨折的重要性。当患者同时存在椎体骨折和骶骨骨折时，与其他危险因素相比，发生后续椎体骨折的风险增加 25 倍。

近年来的一些研究表明，先前定义为骨坏死的情况实际上是不全骨折。膝关节自发性骨坏死（SONK）曾被用来描述发生在股骨内髁的骨软骨损伤，而现在认为这是一个不全骨折。发生在老年人股骨内髁和股骨头的不全骨折指示了骨骼的脆性增加。

二、病理生理学

（一）解剖

骨质疏松的变化在富含骨小梁的部位最为突出，特别是中轴骨（脊椎、骨盆、肋骨和胸骨）。这是因为骨小梁的代谢活性比骨皮质活跃约 8 倍。最终，在周围骨也可以发现骨质疏松的相应变化。骨小梁变细，甚至完全消失；骨小梁稀疏，但剩下的骨小梁可能变粗，这是部分骨结构暴露于应力的结果。骨内膜骨吸收导致骨皮质厚度减小，在骨转换增加时，会出现皮质内隧道状态。

（二）病理学

1. 区域性骨质疏松

急性制动可以引起局灶性和不规则的骨形成及骨吸收，而慢性失用引起的骨量丢失表现为不同的特异性形式，包括弥漫骨量减少、线性透亮带、散在透亮区及骨皮质吸收。

可以通过核素扫描诊断反射性交感神经营养不良（Sudeck 萎缩），尤其是当常规影像学检查无异常发现时。据报道，这种方式具有大于 80% 的灵敏度和特异性。核素检查在受累骨的主要表现是在血流相、血池相和静态相，强烈和广泛的放射性核素摄取。MRI 表现正常或出现非特异性软组织水肿、软组织萎缩或骨髓水肿。

区域性骨质疏松在髋部最为常见。X 线平片可以发现受累骨的骨密度降低。在这种情况下，有可能存在潜在的骨髓异常灌注，引起水肿。放射性核素扫描显示患髋非特异性同位素摄取增加。MRI 可以在出现其他影像学异常之前，敏感地发现骨髓水肿，可能出现关节腔积液。同时，股骨头及关节囊内的股骨颈表现为弥漫性 T_1 低信号、T_2 高信号。利用化学位移，脂肪抑制和短时间反转恢复序列（STIR）成像可以有效地加强这些信号的变化，提高骨髓水肿的检出率。局灶性骨丢失和骨髓水肿也可以出现在肿瘤、关节炎或感染等情况，在做出髋关节短暂性骨质疏松的诊断之前，必须排除其他相关疾病。

关节周围骨质疏松可能是在临床实践中遇到的最常见的区域性骨质疏松，与炎症关节的充血和局部细胞因子刺激破骨细胞进行骨吸收有关。关节周围骨质疏松是类风湿关节炎的早期特征性表现，骨皮质和骨小梁均会受累。在整体上骨吸收增加，而骨形成正常或降低。发生这些变化的原因是复杂的。制动、循环细胞因子增加和口服糖皮质激素都有可能加重骨质疏松。

2. 全身性骨质疏松

成骨不全的影像学特征根据疾病的类型和严重程度有所不同，包括骨质减低、骨折及伴有大量骨痂形成的骨折愈合，类似骨肉瘤。

原发性骨质疏松和继发性骨质疏松的影像学表现基本上是相同的。尽管出现了新的成像技术（CT、MRI），但当出现不全骨折时，X线摄片仍然是最常用的，而且可能是最好的诊断技术。但是，X线摄片技术在检测早期骨丢失时（30%～40%及以下的骨丢失）相对不敏感。一方面，X线片中的"骨密度"受到很多因素的影响，如患者身材和照相的各种参数因素；另一方面，骨密度的视觉判断是主观的。因此，一种客观定量骨密度测量技术是非常重要的。全身骨质疏松的主要X线片特征表现是骨密度降低（骨量减少）和骨皮质变薄。

X线片显示骨密度下降，但不伴骨折，被称为骨量减少。这是由于骨小梁被吸收、变薄，其中一些甚至完全消失。这一过程从次级骨小梁开始，而初级骨小梁由于在后期才受到影响所以显得更为突出。在股骨近端，压力骨小梁和拉力骨小梁被加强，而在其间（Ward三角区）的区域，因骨小梁的丢失而显得透亮。

发生在骨内膜、骨膜或皮质内（皮质隧道）的骨吸收造成了骨皮质变薄，也有可能是所有这些部位骨吸收的结果组合。骨内膜部位的吸收在X线片中是最不具有特异性表现的，它可能会出现在许多代谢性疾病中，包括骨质疏松。皮质隧道的特异性稍强，主要发生在伴有快速骨转换的疾病中，如失用性骨质疏松和反射性交感神经营养不良。骨膜下骨吸收是最具特异性的X线表现，见于甲状旁腺功能亢进症。

全身性骨质疏松的X线影像学特征以中轴骨和长骨近端为主，这些部位含有丰富的骨小梁。在某些部位出现多发的细微骨折和骨痂形成，在X线片中表现为骨硬化，必须与其他恶性疾病（转移）相鉴别。与骨质疏松相关的细微骨折通常发生在特定的解剖部位，包括耻骨联合、骶骨、耻骨支和跟骨，还包括胸骨、髋臼上部、骨盆其他部位、股骨颈，以及胫骨的近端和远端。一些骨折可伴有溶骨，特别是涉及耻骨联合的部位，可能被错误地经X线片诊断为恶性肿瘤。其他成像技术（同位素核素扫描、CT和MRI）可能有助于做进一步的鉴别。急性不全骨折时，放射性核素扫描可以发现骨折区域摄取增加。骶骨翼受累时，放射性核素检查表现为特征性的H形。CT检查对于诊断骶骨和跟骨的不全骨折有特别意义（骶骨骨折线通常平行于骶髂关节）。在这些部位，骨折可能无法在X线片中识别，因为复杂的解剖结构同时与其他结构相互重叠。在X线片出现征象前，MRI对于判断股骨颈的不全骨折非常敏感，放射性核素扫描也有同样的功效。约有3%的隐匿性股骨颈骨折不能通过X线诊断，MRI是首选的确定骨折的成像方法。

椎体骨折可能与通过脊椎的生物力学有关。在骨小梁的丢失过程中，水平方向的次级骨小梁受到更大的影响，而垂直方向的骨小梁实际上因为增厚变得更加突出，导致椎体侧位X线片出现垂直"条纹"。这一特征通常可见于骨质疏松患者脊柱的数个或全部椎体。类似的表现可以出现在血管瘤的病例中，不过仅仅出现在单一椎体上。与长骨骨折比较，骨质疏松性椎体骨折很少出现骨皮质的断裂和显著的骨痂形成。例外的是库欣综合征，未完全形成的类骨质钙化以致大量的骨痂形成，即特征性椎体边缘凝结现象。

椎体骨折是最常见的骨质疏松骨折。椎体的前部和中央部分经受压能力较椎体的后部和环形附件差，导致楔形骨折或终板骨折；在少见的情况下可以出现粉碎性骨折。椎体骨折可以采用半定量分级法进行分级，这是目前最常用的方法，应用于调查椎体骨折的患病率和发病率的流行病学研究，以及骨质疏松新药的研究。椎体骨折的分级越严重，未来发生骨折的风险就越大，尽管椎体骨折通常伴随椎体形状的改变，但并不总是如此。仔细观察椎体终板相邻部位细微骨密度变化，可能提示终板中部骨折。

脊柱 X 线摄片时，需要对放射线照相技术有一定的要求，特别是在投照侧位片时，脊椎必须平行于曝光平面以防止椎体出现双凹状终板，这是一种由椎体的倾斜或 X 射线束发散造成的人工假象。其他病理过程（外伤、骨髓瘤、转移、休门病、许莫氏结节、感染、退行性疾病和先天性异常）和正常变异（"丘比特的弓"）都可以导致椎体的畸形，应该与骨质疏松性椎体骨折鉴别。休门病常导致胸椎的终板不规则，并同时涉及几个相邻椎体。脊柱退行性疾病时由于椎体塑形的改变，椎体可以出现轻微的楔形，前后径增加。其他的成像方法，如 CT（特别是从 3D 多层螺旋 CT 扫描中重建的正中矢状面图像）、MRI 和核素扫描，对于鉴别诊断是有帮助的。MRI 对于鉴别陈旧椎体骨折和新鲜椎体骨折有特别的意义，新鲜骨折可以看到骨髓水肿，液体填充骨折部位，在 T1 加权成像中显示高信号，这将有益于鉴别其他由浸润引起的椎体骨折（如转移）。陈旧椎体骨折显示骨髓脂肪的信号强度。

三、影像学技术

任何领域的理想的定量测量都必须有良好的准确度和精密度。准确度是指测量值与实际化学成分的接近程度（如骨密度测量结果与骨的化学分析结果的相关性精密度是指测量技术的可重复能力），通常表示为变异系数（CV％）。任何纵向研究都需要高精确度（低 CV％，约 1％）以检测一段时间内的微小变化（最小显著差异）。测量统计上，显著差异被认为是 2.77× 精度。

（一）影像形态计量学

骨骼测量有标准化的影像学方法，如应用 X 线影像计量学测量皮质骨厚度，用辛格（Singh）指数测量骨小梁，用形态计量学描述椎体的畸形。

X 线影像计量学可以在 X 线片上测量不同长骨的皮质厚度，最常应用的部位是非优势手的第 2 掌骨。在过去，这种方法也已被应用到其他骨（如锁骨、桡骨、肱骨、股骨和胫骨）。测量掌骨时，使用测径器测量干骺端之间部分骨的直径（骨膜表面之间的距离）和髓腔直径（骨内膜表面之间的距离）。可以使用多种指数进行描述，包括骨宽度（BW）、皮质厚度（CT）、掌骨指数（MCI）和"分布区"皮质密度（g/cm²）。这一技术简单易行、放射剂量低，被广泛应用。然而，其可重复性有限（CV％约为 11％），因为老人和骨质疏松患者的骨内膜表面不规则，所以更加难以确定这些患者的骨吸收情况。纵向研究需要观察 10 年或更长时间以评估骨量变化。这种成熟的测量技术与现代计算机视觉方法（主动形状／外观模型）结合后焕发了新的活力，不但实现了自动化，而且精度提高到了 1%以上 [数字 X 线影像计量（DXR）]。

辛格指数评估股骨近端两种主要的骨小梁结构。

（1）压力骨小梁分布在股骨颈的中间部分。

（2）张力骨小梁主要分布在股骨颈外侧。由于骨吸收的程度不同和应力的不同，股骨颈部位骨小梁的数量、厚度随年龄改变。X 线影像上，骨小梁的这种变化可以被分级，并作为骨量减少的指标。辛格和他的同事们描述了 6 个等级，从 6 级（正常）到 1 级（严重的骨质疏松）。辛格分级的主观性限制了它的可重复性。然而，计算机的应用使这一测量更加快速和准确。

目前，有多种方法用于通过主观视觉标准地评价椎体骨折的形态，以及量化椎体高度和形状改变。这是为了适应流行病学研究的需要，同时还可以为针对骨质疏松的新疗法的研究提供入选标准及评估治疗的效果。

当测量椎体形态学时，脊柱摄片必须标准化，固定摄影距离（FDD），脊椎必须平行于曝光平面。由定位较差引起的脊柱侧弯或倾斜会在 X 线片上表现出明显的双凹征，但这是一种人工假象。当拍摄胸椎侧位片时，X 线束应该以 T7 棘突为中心；而腰椎侧卧位片应以 L3 棘突为中心。通常在 T4 到 L4 水平评估椎体骨折。脊椎骨折可以见到不同的形式，如终板骨折、楔形变或粉碎骨折，也可能是混合型态。椎体变形一般用六点定位法进行评估，首先确定椎体上下椎板的前、中、后点，而后测量椎体前、中、后部的高度。这些点可以直接标记在数字图像或 X 线片上，或把 X 线照片数字化，然后进行标记。椎体形态变化可以如下分级：0 级＝正常；1 级（轻度）＝椎体前部、中部和（或）后部高度减少 20%～ 25%；2 级（中度）＝椎体前部、中部和（或）后部高度减少 25%～ 40%；3 级（重度）＝椎体前部、中部和（或）后部高度减少 40%以上。

双能 X 射线吸收法（DXA）采用扇形波束技术可以获得高质量（双核和单能模式）的胸椎和腰椎图像（后前位和侧位），此项技术被称为椎体骨折评估（VFA）。与传统 X 线脊椎摄影比较，VFA 的优势在于具有较低的辐射剂量（1/100），以及更少的终板变形。这是由于 X 线束在每个椎体平面都能平行于终板，在一张图像中显示整个脊柱。预测心血管系统发病率和死亡率的主动脉钙化评分，也可以通过这些图像获得。由于很大部分的椎体骨折是无症状的，同时椎体骨折是否存在显著影响临床处理，所以越来越多地怀疑骨质疏松，而在近 12 个月内没有进行脊柱 X 线检查的患者进行 VFA 检查（指南参见 www.iscd.org/official-positions）。这项检查适用于 65 岁以上女性、70 岁以上男性和45 岁以上口服糖皮质激素的患者。

1.骨密度测量

是否发生骨折取决于多种因素，包括患者的年龄、活动能力、摔跤时的反应等。

然而，骨密度是发生骨折与否的重要决定因素，骨强度的 70％由骨密度决定。骨密度降低是骨折风险增加的一个有效预测指标。峰值骨密度越低，在以后生活中发生骨折的风险就越高。通过测量骨密度，可以用于研究骨骼的发展变化、检测骨量减少和评估骨质疏松症治疗的疗效。检测方法应该是精准而敏感的，既能检测出随时间的微小变化，也能检测出患者的组间差异（骨折人群和非骨折人群），价格相对低廉，电离辐射最小。目前已经有一些技术接近了这些理想要求。

2. 双能 X 射线吸收法

自 1987 年进入市场以来，DXA 已经成为使用广泛的骨质密度检测技术。不同的厂商使用多种不同的技术产生两个能量峰值的 X 线束（K 边缘过滤，能量转换）。这些所选用的能量可以较好地区分扫描区域的矿化组织和软组织成分。原始的扫描仪采用笔式线束和与其匹配的检测器以直线的方式进行扫描。现在的扫描仪采用扇形 X 线源及检测器组。这种设计可以实现快速扫描（每个部位不到 1 分钟）及更高的空间分辨率。较高的光子通量使对整个侧位脊柱进行成像成为可能（单能或双能）以评估椎体骨折。在临床实践中，DXA 被应用于腰椎（L1～L4）、股骨近端（包括股骨颈、转子、Ward 区和全髋关节）。根据全髋关节和股骨颈的数据进行结果解释。全身 DXA 还被用于体成分分析（瘦肌肉组织量和脂肪组织量）的信息，检测还提供腰臀比和内脏脂肪组织含量。DXA 检测整体（骨小梁＋骨皮质）骨密度，不同骨骼部位有不同的骨皮质与骨小梁比（在腰椎前后位为 50/50，在股骨近端为 60/40，在整个身体为 80/20）。DXA 的准确度在 3％～8％，精确度（CV％）也很高，在脊柱前后位和全股骨小股骨颈为 1％～2％。DXA 检查的优点在于快速扫描（＜1 分钟）和精确的结果（需要训练有素的技术人员精心操作），以及极低的辐射剂量（每扫描部位 1～6 μSv）。而其局限性在于测量结果为"面积"密度（g/cm^2），而不是真正的体积密度（g/cm^3）。DXA 结果依赖于骨骼的尺寸大小，因此对孩子的测量有一个特殊问题，即骨的大小和形状在不断发生变化。此外，X 线束路径中的所有的钙都会增加骨密度，因此可以引起腰椎 DXA 的测量误差。

骨外钙化（主动脉壁、椎体骨折、继发于椎间盘和小关节病变的退行性与骨增生性改变）会导致骨密度（BMD）的假性增高。老年患者的退行性改变是常见的（60％的 70 岁以上患者）。对于这些患者，脊柱 DXA 的准确度和灵敏度受到了影响。椎板切除术会导致 BMD 假性减低。在解读报告时，这些椎体应该被排除（必须至少有两个椎骨用于分析）。雷奈酸锶治疗时可引起 BMD 增加，50％的增加是由高原子量的锶被骨骼摄取而引起的。DXA 扫描仪现在还可用于外周部位（如前臂远端），特别适用于甲状旁腺功能亢进相关患者的检查（原发性或继发性），因为前臂远端约 95％为皮质骨。此外，还可以测量髋关节置换术后假体周围骨密度。

解释患者的 BMD 结果应该参考相应的种族和性别 BMD 参考范围，因为 BMD 和骨折发生率存在种族差异。BMD 结果表示为标准差（SD）、与年龄和性别相匹配的平均骨密度 Z 值，或与同性别的年轻正常人（峰值骨量）比较的 T 值。WHO 规定在股骨近端（股骨颈、全髋）和腰椎（L1～L4）进行 DXA 检查，当 T 值等于或低于 −2.5 时即可诊断骨质疏松。这一定义并不适用于其他技术，如定量超声（QUS）或定量 CT（QCT）计算而得的骨密度 T 值，或其他解剖部位，如跟骨骨密度。这是一个令人满意的诊断标准，但是把这一分界点作为治疗性干预的起点是不适当的，主要是因为年龄是骨折的一个强有力的独立预测因子，而未在 T 值的定义中体现。2008 年，WHO 发布了 10 年骨折风险预测工具（FRAX）（www.shef.ac.uk/FRAX），既考虑到了临床危险因素，也考虑到了骨质疏松的继发因素，有或没有股骨颈骨密度测量结果，都可以计算髋部和其他主要骨质疏松性骨折的发生风险。使用该工具的结果是更具成本效益的治疗干预，以及更恰当地使用 DXA 检查。

在纵向研究中，以绝对骨密度（g/cm^2）来评估患者骨密度随时间或治疗的变化而变化。测量的时间间隔取决于测量部位（中轴骨或周围骨）、骨骼的类型（骨小梁、骨皮质或整体骨）、骨密度变化的预期值、测量技术及其精度等。推荐的测定部位和方法是腰椎 DXA（精度优于 1%）。两次检查间隔 1～2 年或以上，以确保 BMD 有显著的变化（最小的显著变化是 2.77× 精度误差）。

3. 定量 CT

定量 CT（QCT）是唯一允许分别评估骨小梁和骨皮质 BMD 的技术，QCT 测量真实的体积密度（mg/cm^3），而不是 DXA 的"面积"密度（g/cm^2）。QCT 不依赖于骨的大小，这特别有益于儿童和身材矮小的患者（Turner 综合征、生长激素缺乏等）。腰椎是最常用的检查部位，可以获得侧位片及原始二维 QCT 扫描平面（通过每个椎体的中间，10 mm 间隔，平行于终板，通常在 L1～L2）。如果存在椎体骨折，可能需要更薄（5 mm）的扫描，以避免终板部位，否则将导致骨密度的高估。低剂量扫描技术（80 kV，70 mA，2 s）可用于减少患者的辐射剂量。随着多层 CT 的出现，可以获得组织的体积，同时选择二维图像进行分析。在横断面上的椎体静脉入口标志，有助于确认椎体的中间层面，并在此层面中确定感兴趣的椭圆形区域，尽可能包括更多的骨小梁，而不包括与皮质相连部分或椎体静脉，用于分析结果。QCT 技术通过扫描参考校准体模，将 CT 值转化成骨矿物质当量。这些体模最初为液体（K$_2$HPO$_4$），现在由固体羟基磷灰石材料制成。不同类型的体模校正的结果是不能互换的（除非进行交互校正计算）。在纵向研究中，推荐使用相同的参考体模。

使用多层 CT 提高了精度（CV% ＝ 1%），该方法适用于测量髋部骨骼大小和密度。世界卫生组织的骨质疏松诊断标准（T < −2.5）不适用于 QCT 技术；Z 值低于 −2.0 是不正常的。一些研究认为，QCT 结果低于 100 mg/cm^3 为"骨量减少"，而低于 80 mg/cm^3 为"骨质疏松"。

QCT 检查多见于椎体骨小梁。近来出现了专用小型 CT 扫描仪（周围定量 CT、pQCT），允许在非优势前臂分别检查骨皮质和骨小梁的骨量，还可以扫描骨骼的其他部位，包括胫骨。pQCT 也可以测量横断面上骨骼和肌肉的面积与密度，以及其他生物力学参数。

pQCT 扫描仪使用旧的 CT 技术（旋转 / 平移），并且每个部分大约需要 1 分钟。最近，高清技术已被引入，可以对骨皮质及骨小梁进行成像。骨小梁的厚度为 50 ～ 200 μm，因此非侵入性成像系统的空间分辨率必须高于 200 μm，才能使每个骨小梁成像。这种高分辨率的要求在技术上是具有挑战性的。在高分辨 CT 和高分辨 MRI 中使用了不同的方法以显示在体骨结构的显微图像，但目前仍处于研究阶段。现有高分辨率周围 CT 扫描仪（HRpCT）的平面内的空间分辨率为 130 ～ 150 μm，用于扫描桡骨远端和胫骨远端。

（二）骨密度测量中的射线剂量

DXA 扫描（和 pQCT 扫描）具有非常低的辐射剂量，每个部位为 1 ～ 6 μSV，这相当于约 3 小时的背景等效辐射（BER，2400 ～ 7200 μSV，取决于地理位置）。正因为此，对正常儿童使用这些技术来研究骨骼的生长和发育才可能获得伦理批准。QCT 的辐射剂量较高，与常规的 X 线照相曝光相比，其计量类似。使用较低电压时，腰椎（包括初始定位图）的 QCT 剂量约为 90 μSV。

定量超声技术测量宽带超声衰减（BUA）和声速（SOS）。这种技术主要用于跟骨，以预测老年女性的骨折风险。然而，不能依照世界卫生组织的诊断标准诊断骨质疏松。虽然超声技术已经被应用到许多其他骨骼部位（如指骨），但是超声对温度敏感，不能作为监测工具。在临床实践中，应当如何在其他患者人群中（男性、年轻女性和儿童）使用也不明确。定量磁共振成像（qMRI）已在科学研究中用于评估骨密度和骨小梁结构。

四、鉴别诊断

全身性骨质疏松的主要临床鉴别诊断包括多发性骨髓瘤和急性白血病。有很多原因可以导致继发性骨质疏松，可以变现出各种临床症状和体征。

椎体骨折伴有持续疼痛（6 ～ 8 周及以上），以及发生在 T7 水平以上的椎体骨折应该想到恶性疾病（如转移瘤、骨髓瘤）的可能，而不只是骨质疏松。如果出现瘀斑、出血和反复感染等临床表现，可能提示急性白血病。X 线片上病理骨折部位出现局限性溶骨破坏预示着恶性疾病的可能，一些特异性的临床表现可以直接考虑继发性骨质疏松的病因，如"满月"脸、体重增加、腹部肥胖、皮纹、高血压、脱发考虑库欣综合征。

在骨质疏松的常规诊断中，没有血液或尿液的检查是特异性的，因为所有检查都是正常的。由于骨转换率的提高，可能会在尿中发现胶原降解产物水平升高（吡啶交联）。白血病会有异常血细胞计数和骨髓活检结果。多发性骨髓瘤（浆细胞瘤）会有浆细胞浸润的异常骨髓、高钙血症和尿中本周（轻链）蛋白。甲状旁腺功能亢进会有血钙浓度增高，血磷水平正常或降低，碱性磷酸酶正常或升高，同时出现尿钙和尿磷。

第二节　原发性骨肿瘤

原发性骨肿瘤少见，不同于骨转移和骨髓瘤，前者好发于适龄的儿童、青少年和年轻人。患者典型表现为疼痛或肿胀，起初为轻微或间断性。但随着时间的延长，会逐渐加重而且疼痛为非机械性的，尤其是肿瘤为恶性时，这种特点表现更为明显。少数病例中病理性骨折为首发征象。小的良性骨肿瘤可能是因别的目的做检查时偶然在 X 线平片上发现的。绝大多数的骨肿瘤都是在 X 线平片上最先被发现，只有一小部分隐匿性病变在其他影像学手段上被检出，比如骨扫描和 MRI。这一现状在近期不太可能发生变化，因为 X 线平片相对便宜，而且检查更便捷。然而，直接进行 MRI 检查的趋势，尤其在年轻患者中越来越明显。如果在 MRI 上发现了可疑骨肿瘤，与同时期的 X 线平片检查进行对比非常重要，因为在所有的影像学技术里，X 线平片揭示了最多的诊断信息，包括骨破坏的形式、骨膜反应、新生骨形成和肿瘤基质矿化（钙化）。对于不熟悉骨肿瘤的医师而言，理解种类繁多的骨肿瘤是不太容易的。最容易理解原发性骨肿瘤的方法是根据肿瘤组织的主要产物进行病理学分类，进而区分良性肿瘤和恶性肿瘤的亚型。原发性骨肿瘤既有良性肿瘤，又有恶性成骨性 / 骨源性肿瘤、成软骨 / 软骨源性肿瘤、恶性小圆细胞肿瘤等。良性肿瘤和恶性肿瘤都可以在外科术后发生局部复发，但只有恶性肿瘤有转移到远处器官的倾向。发生转移的可能性取决于恶性肿瘤的组织分级，以及治疗的有效性。有些良性肿瘤会发生恶变，某些恶性肿瘤则会分化成高级别的肉瘤。本章的目的是综述原发性骨肿瘤的各种不同类型，并描述其主要的影像学特征。有很多非肿瘤病变，由于其肿瘤样的临床和影像学特征，经常与骨肿瘤一起讨论。这些包括单纯性骨囊肿、动脉瘤样骨囊肿和骨纤维结构不良。

一、疾病表现

（一）成骨性肿瘤

成骨性 / 骨源性肿瘤定义为可形成骨样或骨基质的肿瘤。根据其生物学行为，可分为良性和恶性。

1. 骨瘤

骨瘤是一种起自骨表面、生长缓慢的良性肿瘤，由分化良好的成熟骨组织构成。其典型发生部位是额窦和筛窦，称为象牙骨瘤，也可发生在颅骨穹窿外板和下颌骨。加德纳（Gardner）综合征是一种常染显性遗传的疾病，表现为骨瘤，尤其是下颌骨骨瘤合并皮肤、皮下病变，以及有恶变倾向的结肠息肉。X 线平片表现为边界清晰的象牙样致密肿块，紧紧贴在骨的外表面。骨瘤罕见发生于长骨，但如果肿瘤体积很大，可类似骨旁骨肉瘤或肢骨纹状肥大。除了 Gardner 综合征，骨瘤通常无临床意义。然而，大的鼻旁窦骨瘤可能导致压迫和阻塞症状，并可侵入颅前窝。为了美容，有时候需要切除大的颅面部骨瘤。

组织学上与骨瘤一致，但发生于骨小梁内的病变称为骨岛或内生骨疣。它是平片上经常见到的偶发病变，典型者较小，呈圆形或椭圆形，条纹状或刷子状边缘，掩盖病骨的骨小梁。近干骺端的多发骨岛是硬化性骨发育不良或称为骨斑点症的一个特征。骨岛偶尔会长到直径数厘米，在骨扫描上活性增加。这种被称为大骨岛，需要同其他引起局灶性骨硬化的有临床意义的病因相鉴别。在X线平片或CT上，刷子状边缘是诊断骨岛的一个有价值的特征。

2. 骨样骨瘤和骨母细胞瘤

骨样骨瘤是更常见的发生于儿童、青少年和小于35岁成人的一种良性骨肿瘤。典型的临床症状是夜间疼痛，服用阿司匹林可缓解。它包含一个中央透亮灶（瘤巢），直径常小于等于2 cm，以及不同程度的周围反应性硬化。瘤巢由富血供的细胞组织构成，可形成类骨质。骨样骨瘤可在X线平片上表现为透亮或有基质矿化，这取决于类骨质生成的程度。骨样骨瘤最常见的部位是股骨和胫骨骨干、股骨颈和椎弓后部，最常见的形式是发生在骨皮质和起源于管状骨，刺激导致周围硬化，甚至在X线平片上硬化可掩盖瘤巢。这种情况下，骨样骨瘤可类似愈合中的应力性骨折或皮质的脓肿。如果病变发生在关节囊内，比如股骨颈，由于无骨膜覆盖，此时反应性硬化可以很轻微，甚至缺乏。这种情况下，病变导致的炎性反应会引起邻近关节反应性滑膜炎，导致关节积液和骨髓及近皮质的水肿。在MRI上，骨骼、关节和软组织的炎性反应可能是主要表现，而瘤巢难以识别，尤其是采用大的视野（FOV）进行扫描时。动态Gd-DTPA增强MRI可提高瘤巢的检出率。CT是可疑骨样骨瘤时首选的影像学技术，首先可识别瘤巢，还可引导活检和热消融，后者是现在大部分病例优先选择的治疗方法。骨样骨瘤偶尔也会发生于骨膜下，比如足后部，非常罕见发生在干骺端。一个值得强调的典型表现是，青少年在脊柱侧弯凹面顶点发生骨样骨瘤导致疼痛性脊柱侧弯。此类可疑病变，通常脊柱平片是阴性的，骨扫描是首选，然后是CT，用来对骨扫描发现的异常的局灶性活性区进行瘤巢定位。

骨母细胞瘤比骨样骨瘤更少，发病率约为后者的1/4。骨母细胞瘤组织学上同骨样骨瘤类似，因此一些学者认为这两种病变是同一病变的不同时期。二者发生年龄和部位类似，发生于脊柱时，都表现为疼痛性脊柱侧弯。然而，另一些学者认为骨样骨瘤和骨母细胞瘤是两类不同的疾病，因为后者趋向于有侵袭性，甚至罕见情况下可以恶变。X线平片表现多样，约1/3的病例可表现为一个直径大于2 cm的溶骨性病灶，可伴有基质矿化，周围有非侵袭性骨髓硬化和骨膜反应。脊柱病变的MRI也能显示邻近的炎性反应，表现为骨和软组织水肿。另外，在一些病史较长的患者中，可见到侧凸凹面的肌肉失用性萎缩。

3. 骨肉瘤

骨肉瘤是儿童和青少年最常见的原发性恶性骨肿瘤，在所有年龄人群中发病率排第二，仅次于骨髓瘤。高级别髓内的骨肉瘤，即传统型骨肉瘤是最常见类型，但有很多其他的亚型，在分化程度、发病年龄和起源部位上各不相同。骨肉瘤也可以继发于原有骨病变的恶变，罕见与先天性综合征有关，很少见发生于骨外。

（1）传统型（高级别髓内）骨肉瘤：传统型骨肉瘤是青少年最常见的原发性骨肉瘤，占所有骨肉瘤的 85%。其中 75% 的发病年龄小于 25 岁。传统型骨肉瘤最常见于四肢长管状骨，尤其是股骨远端、胫骨近端及肱骨近端。70% 发生在干骺端或近干骺端，只有10% 发生在骨干，它具有高度侵袭性、持续的骨质破坏、不规则骨皮质破坏及复杂的骨膜反应。恶性成骨多种多样，在 X 线平片表现宽泛，从纯溶骨到致密成骨都有，但多数表现为溶骨和成骨混合。教科书一般会选择一些能够在一个病例中显示大部分或全部征象的例子。然而在临床工作中，一般只有一两个经典的征象。放射科医师需要保持诊断骨肉瘤的敏感性，并能够意识到某个征象的诊断价值，比如 Codman 三角或轻微的浸润性骨质破坏。实际上，如果肿瘤基质没有矿化，骨肉瘤在 X 线平片上很难与其他肉瘤（如恶性原细胞肿瘤）相鉴别。传统型骨肉瘤无论是以溶骨为主，还是以硬化为主，对处理方式和预后都没有太大影响。病理分型，比如成骨型（50%）、成软骨型（25%）和成纤维型（25%）很重要，因为各种类型采用的新辅助治疗方案不同。

骨肉瘤的诊断通常使用 X 线平片，MRI 则大部分用来分期。肿瘤的骨浸润，其组织学类型表现为 T_1 加权成像上等信号（与肌肉比），在 T_2 加权和 STIR 序列上为不均匀高信号。

骨肉瘤的低信号区与基质矿化一致。骨皮质破坏，累及软组织并软组织肿块形成是恶性的主要征象。MRI 上肿瘤突破骨皮质累及软组织通常被认为软组织受侵。很多病例中，肿瘤是推压骨膜而不是穿透，因此仍然位于骨内，但其直径可大于患骨。如果不注意这点，很容易造成 MRI 和病理评价的切除标本的不一致。骨肉瘤可见瘤周水肿，包括骨髓和软组织，可在新辅助化疗后减少。水肿程度显著低于良性肿瘤，比如骨样骨瘤和软骨母细胞瘤。

有少于 5% 的病例，骨肉瘤在骨髓内是非连续生长或者跨关节的。这种被称为跳跃转移的情况一定要在分期检查中明确或者排除，因为这个会影响到后续的手术选择。全身骨扫描或者最近出现的全身 MRI 用于评价骨骼系统的转移。

传统型骨肉瘤转移的机会很高，尤其是通过血行转移到肺内。5%～10% 的患者在初次发现时就已发生肺转移。在最初的保肢手术（若可行）和化疗后，可能因局部复发或远处转移而导致疾病复发，其中常为肺转移。由于为高度恶性，复发通常发生在 2～3 年。化疗的应用较单独手术能大大改善髓内骨肉瘤的预后。初诊无转移患者的 5 年生存率可达 65%，化疗改变了这一疾病的自然病程，不仅仅是长期生存，而且也改变了转移部位。约 15% 的患者转移发生在骨，而影像学上无肺转移证据。

（2）血管扩张型骨肉瘤：血管扩张型骨肉瘤约占所有骨肉瘤的 4%，男性略多。血管扩张型骨肉瘤为高度恶性肿瘤，常见于 10～20 岁，易发生于股骨和胫骨，在 X 线平片上以溶骨为主，表现为高侵袭性特征。在组织学上，其包含多个有薄分隔隔开的血腔。因此，在放射学和组织学上都类似动脉瘤样骨囊肿，在 MRI 上经常见到液 - 液平面。很明显，区分这两种病变至关重要，因为处理方式和预后都是截然不同的。

（3）表面型骨肉瘤：共有三种表面型骨肉瘤，分别为骨旁骨肉瘤、骨膜骨肉瘤和高级别表面骨肉瘤。

①骨旁骨肉瘤：骨旁骨肉瘤是第二常见的骨肉瘤，发病年龄较传统型骨肉瘤略大，为 20～40 岁。骨旁骨肉瘤为低度恶性，预后较好。

超过 50% 的病例位于股骨远端干骺端的后部，其他部位包括胫骨近端和肱骨近端。肿瘤生长缓慢，发现时常常较大，与大多数典型高级别骨肉瘤的非成熟骨基质相比，骨旁骨肉瘤由于有成熟的骨基质而表现为致密的硬化。肿瘤呈分叶状，包裹局部骨皮质生长。可与骨皮质接触，有些区域可以在 CT 上看到一条透亮线。在 MRI 上，高达 50% 的病例可看到骨皮质破坏、骨髓受侵的证据。最多约 20% 的病例在发现时或复发时可去分化为高级别骨肉瘤。如果见到明显的软组织成分，需要警惕，可能为高度恶性的区域，需要做活检，因为这会影响到治疗。骨旁骨肉瘤的鉴别诊断包括其他钙化的表面型肿瘤，比如表面型骨化性肌炎及骨软骨瘤。表面型骨化性肌炎（骨化性骨膜炎）的诊断依据是发现分带现象，即钙化和随后的骨化最先发生在病变的外围区。这一点与骨旁骨肉瘤不同，后者表现为中央致密，而外围区成熟度降低或缺失。骨旁骨肉瘤与骨软骨瘤不同的地方是后者喇叭形的骨皮质与发生骨的骨皮质相连续，骨小梁也互相交通，由于是一种低级别肿瘤，局部复发往往是在初诊和术后多年才发生。

②骨膜骨肉瘤：骨膜骨肉瘤占所有骨肉瘤的比例少于 2%。其好发于青少年和年轻人，常见于胫骨和股骨骨干，是一种低到中级别肿瘤，主要是软骨源成分。表现多样，可从提示骨膜软骨瘤（软骨源成分）伴骨皮质扇贝样外观的特征，到更有侵袭性的表现，比如 Codman 三角和针状 / 日光放射状骨膜反应。后者更像是高级别表面骨肉瘤。MRI 可证实肿瘤的表面生长特征，而髓内侵犯不常见。

③高级别表面骨肉瘤：高级别表面骨肉瘤，恰如其名称所示，是一种高度恶性的肿瘤，组织病理学上与髓内高级别骨肉瘤无法区分，唯一的区别是前者起源于骨表面。高级别表面骨肉瘤是表面型骨肉瘤中最罕见的，占所有骨肉瘤的 1%。最常见部位是股骨、胫骨和肱骨。放射学上，这些肿瘤与骨膜骨肉瘤中侵袭性最强的那一类相似，表现为显著的放射状骨膜瘤骨形成，而髓内侵犯更常见。

④继发性骨肉瘤：继发性骨肉瘤继发于原有的骨病变，原发病变可以是肿瘤或非肿瘤病变，这种继发性肿瘤的一个显著特征是发病年龄较原发性骨肉瘤要高（如 Paget 骨肉瘤）。这一点主要对治疗有影响，因为很多这一年龄的患者已无法耐受化疗。这又反过来影响预后和最终的长期生存。

其他很少会发展为继发性骨肉瘤和梭形细胞肉瘤（未分化高级别多形性肉瘤）的病变包括骨纤维结构不良、骨梗死，以及慢性骨髓炎。疼痛加重，骨髓溶骨性破坏，皮质破坏，以及软组织肿块形成，但一般无明显恶性骨基质形成，此时均应该提示恶性变，需立即进一步行 MRI 检查。

（二）成软骨肿瘤

成软骨肿瘤定义为可生成软骨基质的肿瘤。根据其生物学行为，可分为良性病变和恶性病变，进一步可分为髓内型（中心型）和表面型（外周型）。放射学上看到的软骨基质为环形、爆米花形或逗号形钙化。无论在组织学上，还是在影像上，区分良性软骨类肿瘤和低级别软骨肉瘤都很困难。

1. 骨软骨瘤

骨软骨瘤是一种良性的、有软骨帽的、起于骨骼外表面的骨性突起。外生骨疣这一词常与骨软骨瘤互换，但严格地讲，外生骨疣是一种骨性突起。宽松地说，这一词可用于许多其他钙化/骨化性的骨表面病变，比如表面型骨肉瘤和奇形性骨旁骨软骨瘤样增生。骨软骨瘤是最常见的骨肿瘤，约占所有良性骨肿瘤的35％，占所有骨肿瘤的10％。报告的骨软骨瘤太少，是因为很多骨软骨瘤未被检测出来，或者未登记。骨软骨瘤常是因为关节肿胀和变形行X线平片检查时偶然发现的，或因表现出下述并发症而被发现，即骨折、压迫邻近的神经血管、相关滑囊炎及恶变。骨软骨瘤于儿童期发生，但也可终身不被发现。

骨软骨瘤由三种组织成分构成。外层的纤维组织位于软骨帽上，后者则覆盖骨性基底。超过90％的病例发生于四肢的长骨，33％位于膝关节周围。骨软骨瘤发生于干骺端和近干骺端，背离邻近关节生长，大小不同。

X线平片表现有两种不同类型：无柄（宽基底）和有柄（细长茎或带蒂），伴大小不一的由软骨源基质构成的软骨帽。软骨帽较大时像花菜。病骨的皮质和髓质与骨软骨瘤连续，借此可与其他表面病变，如骨旁骨肉瘤相鉴别。多发性骨软骨瘤，又叫骨干连续症、遗传性多发骨疣及骨软骨瘤病，人群发生率约为1/50 000。除了多发性之外，与孤立性病变的局灶性生长不同，其表现为环绕生长，这样就使得患骨畸形而且纵轴缩短。骨骼受累的程度在个体间变化很大，甚至同一家族的患者差别也很大。严重的患者可表现为大的关节旁骨性突起，同时高度降低，而且弓状畸形。

绝大多数的骨软骨瘤都在骨骼发育成熟后停止生长。成年时期骨软骨瘤的生长可能是因为持续的软骨化骨，或者是更要警惕的并发症，恶性变为低级别的外周型软骨肉瘤。临床上有疼痛的证据，而且连续观察X线平片可见到肿瘤增大，外周的钙化向外扩散，都提示恶性的可能。骨软骨瘤有症状，但骨骼活性正常，可除外恶性。软骨帽的厚度在CT、MRI和超声上都可测量。如果软骨帽厚度少于2 cm，恶性可能很小。相反，若厚度不少于2 cm，高度提示继发性软骨肉瘤。断层影像可检出软组织肿块形成过程中出现的其他并发症，如囊性变或假性动脉瘤形成。

2. 软骨瘤

软骨瘤是一种由丰富的成熟透明软骨基质构成的良性肿瘤，通常相对乏血供。如果位于骨髓，则称为内生软骨瘤；如果位于骨表面，则称为骨膜（皮质旁）软骨瘤。内生软骨瘤是第二大良性骨肿瘤，占所有良性骨肿瘤的 15％。同骨软骨瘤一样，其真正的发生率远高于登记的发生率，因为很多并没被查出。这就解释了为何本病的发病年龄是 5～80 岁，尽管大多数有症状的病例在 10～50 岁被发现。50％的病例发生在手足的管状骨。第二个常见部位是长骨的干骺端，尤其是股骨远端和肱骨近端。随着 MRI 的使用越来越多，更多的隐匿性病变在这两个部位被发现，有可能导致更进一步的检查，比如骨扫描，然后是较大部分病变的活检以除外低级别软骨肉瘤。内生软骨瘤在扁骨不常见，比如骨盆和肋骨。与患骨相比，病变较大时，可在轻微外力下发生病理性骨折，这通常发生于指骨的内生软骨瘤。

典型的内生软骨瘤的放射学特征是骨髓内的溶骨性病变，边界清晰，骨质破坏呈地图样。在一些相对较窄的骨骼，比如手和足，经常见到病变膨胀，骨皮质变薄。大的骨骼，病变常发生在干骺端或近干骺端，因此骨膜下骨质吸收、扇贝样改变，仅见于病变较大时。大部分肿瘤长度小于 3 cm。如果长度大于 5 cm，需警惕低级别软骨肉瘤的可能。内生软骨瘤可以是纯溶骨性的，尤其是在手和足。识别传统的矿化，如环状、弓状、斑点状、钩状和爆米花状，能提示肿瘤的软骨源性，但无助于区分良、恶性。在成人，最多达 30％的病例可以在骨扫描上显示一定的活性增高，原因是有持续的内生软骨骨化，因此骨扫描不能可靠地区分良、恶性软骨源性肿瘤。在 MRI 的 T_2 加权成像和 STIR 像上，高信号的软骨小叶可以很清晰地被识别，若有钙化，则显示为低信号或无信号。细胞外基质的高含水量可解释高信号的原因，也可导致肿瘤、骨髓脂肪界面的化学位移伪影。内生软骨瘤相对乏血供，因此 Gd-DTPA 增强扫描仅仅显示外围和间隔强化，在 T_1 加权上呈小叶状外观。

骨膜（皮质旁）软骨瘤是一种起源于骨表面骨膜的透明软骨肿瘤。它是一种不常见的病变，占软骨瘤的比例少于 2％。它发生在长骨的干骺端，主要是肱骨近端和膝关节周围。在 X 线平片上，其表现为骨表面病变，伴有邻近骨质梭形硬化和扶壁状骨膜反应。病变可有，也可无软骨钙化。影像学鉴别诊断包括骨膜性软骨肉瘤、骨膜骨肉瘤（因为其成软骨特性）及骨膜节细胞瘤（其侵蚀邻近关节的骨皮质外面）。大的病变在 MRI 上可显示软骨小叶，可与无柄的骨软骨瘤类似。

多发内生软骨瘤也称为内生软骨瘤病或 Oilier 病，是一种不常见的因正常软骨化骨失败导致的骨发育不良。不同于遗传性多发外生骨疣，本病无遗传或家族发病趋势。病变的严重程度和受累骨骼的范围各不相同，可仅仅是一个肢体的少许病变（单肢）、一侧躯体（半身），或者双侧都受累，甚至弥漫导致畸形和肢体长度不一致。严重病变的典型 X 线平片特征包括透亮的骺板延伸到近干骺端，以及数量不等的软骨钙化，有些病变可侵入软组织。骺板受到影响，就会导致骨骼塑形异常及缩短。恶变为中央型低级别软骨肉瘤的概率为 40％。多发内生软骨瘤合并软组织血管瘤，以及罕见情况下的内脏血管瘤，称为马富奇（Maffucci）综合征。它也是一个发育性的非遗传性疾病，同时识别出软组织内的静脉石和内生软骨瘤，提示诊断。然而，静脉石可直到青少年时期才会钙化，因此直到此时，此综合征才能在 X 线片上与 Oilier 病区分。一般最初是用 MRI 评估软骨瘤，如果软组织异常是在扫描范围内，血管瘤也可被发现。Maffucci 综合征的重要临床意义是其恶变的风险，甚至高于多发内生软骨瘤，比例大约为 53%。

3. 软骨母细胞瘤

软骨母细胞瘤是一种良性软骨源性肿瘤，起源于骨骺，少见起源于骨端，好发于骨骺未愈合前。其占所有肿瘤的比例少于 1%，占良性骨肿瘤的 75%，起源于膝关节周围和近端肱骨。在距骨和髌骨，仅次于骨巨细胞瘤。放射学上，表现为起源于骨骺的边界清晰的、大小不一的溶骨性病变（取决于有症状时间）。最多约 1/3 的病变在 X 线平片上可见内部软骨钙化，若是 CT 可发现更多，达一半。大的病变可沿着干骺端引起骨膜反应，累及骺板，类似侵袭性病变。重要的一点是确定病变的起源部位或病变的中心。起源于骨骺的原发肉瘤很罕见。大部分关节面下方的类似软骨母细胞瘤的溶骨性病变，比如透明细胞软骨肉瘤及骨内腱鞘细胞瘤，趋向于成年人。儿童期，鉴别诊断包括骨骺脓肿。MRI 表现为骨骺或骨端的病变，合并明显的骨髓水肿和关节积液。囊性腔伴有液平提示继发性动脉瘤样骨囊肿。在治疗方面，主要是刮除法，也有一些医院开始使用 CT 引导下的射频消融。软骨母细胞瘤的复发率为 10%～15%。复查 MRI 时发现持续存在的水肿，提示复发，而无水肿则可除外复发。极少数软骨母细胞瘤可恶变。

4. 软骨黏液样纤维瘤

软骨黏液样纤维瘤是一种罕见的良性软骨源性肿瘤，由分叶状的梭形细胞或星芒状细胞，以及丰富的黏液样或软骨样细胞内基质构成。它占所有良性骨肿瘤的比例小于 2%，发病年龄为 10～30 岁，好发于下肢长骨，尤其是胫骨近端。放射学表现为边界清晰的卵圆形后源性溶骨性病变，位于干骺端，偏心性生长。基质钙化不常见。MRI 可见典型的分叶状改变，提示软骨类肿瘤。根据最近的一些出版物，MRI 上经常见到病变周围骨髓和软组织的水肿。这一表现可能代表瘤周的炎性反应。鉴别诊断包括动脉瘤样骨囊肿和非骨化性纤维瘤。

5. 软骨肉瘤

根据现在的 WHO 分类，软骨肉瘤是一种局部侵袭性或恶性成软骨基质肿瘤，具有多形态特征和临床行为。软骨肉瘤可以是中心型（骨髓）或表面型（骨膜）肿瘤，也可以是原发性（起源于正常骨）或继发性（起源于原有的良性软骨类肿瘤）的。因此，原发性中心型软骨肉瘤、继发性中心型软骨肉瘤、继发性外周型软骨肉瘤和骨膜性软骨肉瘤在 WHO 分类里是被分开的。软骨肉瘤是第三大原发性恶性骨肿瘤，排在骨髓瘤和骨肉瘤之后。本病好发于中老年人，男性多于女性。若患者是儿童或青少年，诊断需要质疑。软骨肉瘤在组织学上恶性程度化为 1～3，而大家更熟悉低度、中度和高度恶性。术语 I 级软骨肉瘤被不典型软骨肿瘤 / 软骨肉瘤 I 级取代，强调中等（局部侵袭性）行为。这个很重要，因为病理分级会影响治疗和预后。同理，高级别肿瘤术后更易局部复发并发生远处转移，典型部位是肺。

（1）中心型软骨肉瘤：中心型软骨肉瘤起源于长骨干骺端或近干骺端、骨盆和肩胛骨等扁骨的中心部位。约90%是原发性的，组织学上90%为低度恶性。放射学上，病变表现为边界清晰，地图样骨质破坏，无硬化边。软骨矿化程度不一。病变通常生长缓慢，骨膜下骨质吸收，导致扇贝样外形和骨膜新骨形成，进而骨皮质增厚。这种组合产生明显的骨质膨胀，而增厚的骨皮质完整。高度恶性的病例，溶骨表现得边界不清晰，可有骨皮质破坏，软组织受累，都表现为明显的恶性征象。区分低度恶性软骨肉瘤或不典型软骨源性肿瘤与内生软骨瘤比较困难，无论是影像学还是组织病理学鉴别都困难。这一诊断难题被SLICED研究小组进一步证实，他们证明甚至是专业的病理学家和放射学家来区分内生软骨瘤和低级别软骨肉瘤，可靠性都不高。Eefting等也证实这一问题，并认为这一问题可通过更好地定义一些参数而改善。对于中心型Ⅰ级软骨肉瘤（不典型软骨肿瘤），最好的预测参数组合是高细胞密度、病变骨骼的包埋、开放染色质、黏液基质退变及年龄大于45岁。

在手和足病理学诊断为软骨肉瘤的病例中，软骨病变并不少见，但这个部位的转移很少见。许多被描述的特征都不是诊断性，仅仅能提示恶性，但无特异性。这包括肿瘤长度超过5 cm及骨扫描上活性增加，后者见于30%的内生软骨瘤和80%的软骨肉瘤。MRI能够显示典型的软骨小叶，但仅靠这个无法区分良恶性。皮质破坏和软组织受侵，在MRI上更容易区分，这些征象不是低级别软骨肉瘤的特征。静态增强扫描的意义不大，无论良恶性都表现为外周和间隔强化。现在的研究多集中在动态增强扫描上，提示软骨肉瘤较内生软骨瘤趋向于快速强化。这些结果很有意义。还有一些分子学的研究探讨了血管生成在内生软骨瘤和软骨肉瘤中的作用。

区分内生软骨瘤和低级别软骨肉瘤（不典型软骨肿瘤）也不太重要。因为软骨肉瘤对放疗和化疗均不敏感，通常需要扩大切除。现在的趋势是处理不典型软骨肿瘤/Ⅰ级软骨肉瘤同内生软骨瘤采取类似的手段，即保肢手术，但是要长期随访以除外局部复发。

（2）继发性外周型软骨肉瘤和骨膜性软骨肉瘤：表面软骨肉瘤，正如其名，起于骨骼外表面。它有两种类型。

①外周型软骨肉瘤，由原有骨软骨瘤的软骨帽发展而来，称为继发性外周型软骨肉瘤。

②骨膜（皮质旁）软骨肉瘤，罕见，是一种软骨源性肿块，常大于5 cm，与骨骼皮质外关系密切，但不交通。

（3）去分化软骨肉瘤：约10%的软骨肉瘤可显示去分化的证据。这些肿瘤同时有原发软骨肿瘤，通常是低级别软骨肉瘤，还有部分区域是高级别非软骨源性肉瘤。高级别成分的组织学可以是未分化高级别多形性肉瘤、骨肉瘤，少见情况下为纤维肉瘤和横纹肌肉瘤。影像学表现为原有软骨肿瘤加上更有侵袭性的特征，如明显的皮质破坏、软组织受侵、骨膜新骨形成、恶性骨基质形成，以及MRI上软骨小叶结构消失。活检应该选取高度恶性的区域，因为对软骨肉瘤的治疗大部分依赖手术，而去分化需要化疗和（或）放疗。去分化软骨肉瘤预后较差，5年生存率小于20%。

（4）透明细胞软骨肉瘤：透明细胞软骨肉瘤占所有软骨肉瘤的2%，男性多于女性。该病发病年龄范围很大，但多见于25～45岁。表现为边界清晰的溶骨性病变，起自骨骺或长骨的关节下部，尤其是肱骨头和股骨头。放射学表现与软骨母细胞瘤有重叠，尽管发病年龄略大，但基质钙化少见，生长缓慢，无痛。在随访中，可见其进展缓慢，因此类似骨内腱鞘囊肿。该病需要手术切除，因为单纯保肢手术有很高的复发率。

（5）间叶性软骨肉瘤：间叶性软骨肉瘤是一种高级别的恶性肿瘤，由未分化的圆细胞和高分化的透明软骨岛构成。它占所有软骨肉瘤的5%，好发于颅面骨、扁骨和椎体。1/3位于骨外，也就是起源于软组织。不同于其他软骨肉瘤类型，间叶性软骨肉瘤好发于年轻人，多见于10～30岁。放射学特征是侵袭性骨病特征伴有不同程度的软骨基质。

（三）纤维源性和纤维组织肿瘤

这类骨肿瘤由良性（非骨化性纤维瘤/骨良性纤维组织细胞瘤）、中间型（骨韧带样纤维瘤）和恶性病变（骨纤维肉瘤）组成。

（四）造血系统（骨髓增殖性）肿瘤

造血系统起源的肿瘤无良性。恶性肿瘤可以基本分为两类，即浆细胞瘤/骨髓瘤和淋巴瘤。骨髓瘤是最常见的原发性骨肿瘤。应该强调，孤立性的骨髓瘤、浆细胞瘤，典型放射学表现是膨胀性、溶骨性、有骨脊的病变，地图样骨质破坏，可类似膨胀性骨转移，比如肾脏或甲状腺来源肿瘤，也可类似巨细胞瘤和骨内腱鞘囊肿。

骨原发性淋巴瘤定义为骨淋巴瘤，发现时或发现后6个月以内无系统性淋巴瘤。在之前报道的一个大样本的淋巴瘤，1%有骨原发性淋巴瘤，9%为继发性。30～60岁的成人多发。典型部位是有永存骨髓的骨骼，原发性的好发于股骨、骨盆和脊柱，继发性的好发于脊柱。放射学上，原发性淋巴瘤表现为高度侵袭性，骨髓和皮质均为浸润性破坏，无基质矿化，常见一很大的软组织肿块。死骨形成发生在15%的病例身上，实际发生率略低于此。鉴别诊断包括恶性圆细胞肿瘤[比如尤因肉瘤/原始神经外胚叶肿瘤（PNET）]，以及转移瘤、未分化高级别多形性肉瘤和骨髓炎。一种不常见但被明确认识到的放射学表现是致密硬化。脊柱的淋巴瘤可以是象牙样椎体征的原因之一。

淋巴瘤的MRI表现无特异性，但发现巨大软组织肿块可想到恶性。硬化型淋巴瘤可无明显的软组织肿块，在各个序列上均为低信号。

（五）富于破骨巨细胞的肿瘤

这一组骨肿瘤包含良性（小骨的巨细胞肿瘤）、中间型（骨巨细胞瘤）及恶性（恶性骨巨细胞瘤）肿瘤。

骨巨细胞瘤（破骨细胞瘤）是一种良性但有局部侵袭性的肿瘤，由单核及均一分布的多核破骨细胞样巨细胞构成。由于其局部侵袭性的特点，本病被归为中间型病变。本病相对常见，约占原发性骨肿瘤的5%，占原发性良性骨肿瘤的20%；好发年龄为20～50岁；少于5%发生在骨骺愈合前。本病常见部位包括长骨末端（股骨远端）、胫骨近端和桡骨远端。在脊柱，骶骨是最常见位置。大部分的孤立性病变位于干骺端，偏心性生长，延伸到关节面下。小管状骨由于患骨太小，病变可表现为中心生长。偶尔骨巨细胞瘤也可位于骨突，比如大粗隆。

尽管有报道认为病变内血色素沉积的区域在 MRI 各序列均表现为低信号，有一定意义，但这个特征并不特异。液平可提示并存的继发性动脉瘤样骨囊肿形成。

骨巨细胞瘤的治疗多为保肢手术。骨缺损范围太大，需要骨移植或填充骨水泥（骨水泥成形术）保证骨结构的完整。由于局部的侵袭性，约 30% 的病例可见局部复发。

约 5% 的骨巨细胞瘤可出现肺转移，尽管组织学上同原发肿瘤类似，但生物学行为更趋向于比较平和，有比较好的预后。

有约 1% 的病例为恶性骨巨细胞瘤。这些可以是原发恶性肿瘤，也可以是手术后经过一段静息期后再发生，或者技法与放疗后恶变，后面均为继发性恶性骨巨细胞瘤。这些情况下的治疗和预后同其他高级别骨的肉瘤相似。需要强调的是，很多不同类型的骨病均含巨细胞，包括血管扩张型骨肉瘤和动脉瘤样骨囊肿。因此，密切的放射－病理对照对最终的确诊非常重要。需要分析血钙水平，因为甲状旁腺功能亢进时的褐色瘤在放射学和组织学上同骨巨细胞瘤一致。中老年人，转移瘤和骨内腱鞘囊肿可以在放射学上类似骨巨细胞瘤。

（六）脊索肿瘤

脊索肿瘤分为良性和恶性两种，良性的称为良性脊索细胞肿瘤或巨大脊索残余（giant notochordal rests），恶性者称为脊索瘤。

脊索瘤是可见脊索分化的恶性肿瘤，大部分的脊索瘤是散发的。脊索瘤是中线结构病变，50% 发生在骶骨，35% 起自斜坡，15% 起于脊柱其他部位（常为腰椎）。它占所有原发恶性骨肿瘤少于 4%，好发于 30～60 岁。发生在骶尾部时改变轻微，在 X 线平片上经常漏诊。MRI 表现为中线骨质破坏，可见向前突起的软组织肿块，推压而不是侵犯盆腔器官。肿瘤常呈分叶状，类似软骨源性病变，脊索瘤的一种组织类型就含有相当数量的软骨基质。CT 可显示周围钙化和粗大的基质矿化，后者被认为是由于瘤内坏死而不是软骨分化。鉴别诊断包括骨巨细胞瘤、转移瘤、软骨肉瘤和淋巴瘤，但这些很少长在中线部位。本病对化疗或放疗相对不敏感，因此手术是主要的治疗方式，但既想大范围切除，又想保持低致残率很困难。为了尽量保全肠道和膀胱功能，手术时可能无法完全切除肿瘤，有很高的复发率，但进展缓慢。副脊索瘤是一种轴外软组织病变，罕见，骨骼病变在组织学上与脊索瘤类似，但这两个病变没有任何关系。

（七）血管源性肿瘤

血管源性肿瘤起源于骨骼的血管成分，可以是良性（骨血管瘤）、中间型（骨上皮样血管瘤）或者恶性（骨上皮样血管内皮瘤和骨血管肉瘤）肿瘤。

骨血管瘤是一种良性肿瘤，由大小不一的毛细管样血管构成。取决于构成血管种类不同，可划分为毛细血管型、海绵状、静脉型、动静脉型或混合型。血管瘤是脊柱常见疾病，在一个尸检的研究中，10%的成人可发现脊柱血管瘤。第二常见累及的部位包括颅骨穹窿和颅面骨。累及其他部位罕见。脊柱血管瘤累及椎体，显示为粗大垂直的骨小梁/栅栏状，在断层影像上，表现为"polka-dot"征。MRI上由于其内有明显的脂肪基质，而在 T_1 加权成像和 T_2 加权成像上均表现为高信号。

在平扫 MRI 上，脊柱任何浸润性病变都极少表现在 T_1 加权成像上高信号。大部分的脊柱血管瘤为偶然发现。偶尔，大的病变由于压缩性骨折或压迫椎管而引发症状。相对血管成分脂肪含量少或缺乏的血管瘤更容易压迫椎管，从而引发症状。颅骨穹窿病变表现为溶骨病变、放射状增厚的骨小梁类似或呈辐轮网格样。长骨的血管瘤可表现为花边状或蜂窝状。

骨膜血管瘤相对罕见，可根据 X 线平片上局灶性骨膜新骨形成和 MRI 上邻近匍行的血管，以及脂肪基质进行诊断。

（八）血管球瘤、囊状血管瘤病、淋巴管瘤病和戈勒姆病

血管球瘤及其一种罕见形式——血管球肌瘤起自神经肌动脉血管球，典型部位为手指的指甲下。大部分病变起自软组织，侵蚀末节指骨。少见为骨内型、溶骨性膨胀性破坏末节指骨。

其他的血管源性病变罕见，包括囊状血管瘤病、淋巴管瘤病、戈勒姆病、上皮样血管瘤、血管肉瘤、上皮样血管内皮瘤。

（九）肌源性肿瘤和脂肪源性肿瘤

软组织脂肪瘤常见。骨内脂肪瘤罕见，是一种完全良性肿瘤。其典型部位为跟骨，也可起自下肢长骨干骺端。放射学上典型表现为边界清晰的溶骨性病变，伴薄的硬化边，通常中心会有营养不良性钙化。关键的诊断特征是在 CT 上识别出脂肪密度，在 MRI 上识别脂肪信号。很多病变都是偶然发现的。有些病例，特别是发生在跟骨的，由于骨质变弱而发生病理性骨折。鉴别诊断包括脂肪硬化性黏液纤维瘤和任何其他良性肿瘤刮除术后改变。后者患骨骨髓沿病灶边缘生长，可类似脂肪性肿瘤。脂肪瘤病的一种局灶性形式——脂瘤性营养异常性巨大发育症，可导致手和足巨大。脂肪瘤也可发生在骨表面（骨旁脂肪瘤），表现为皮质旁脂肪丰富的软组织肿块，刺激粗大化生的骨膜新骨形成。骨脂肪肉瘤非常罕见，本书不对此进行讨论。

二、多形性肿瘤

多形性肿瘤包括尤因肉瘤、PNET、成釉细胞瘤和未分化高级别多形性肉瘤。未分化高级别多形性肉瘤在本章的其余部分讨论；尤因肉瘤和 PNET 都被认为属于小圆细胞肿瘤，不同之处在于有不同程度的神经外胚层分化。这两种病变的临床和影像学特征相似，本书一并讨论。骨恶性淋巴瘤可以归类为小圆细胞肿瘤，也可归为骨髓增殖性肿瘤。尤因肉瘤家族的显著特点是反复的染色体易位，可见于 85% 的病例。尤因肉瘤是小于 10 岁

儿童最常见的原发性恶性骨肿瘤，发病年龄为 10 ~ 20 岁，仅次于骨肉瘤。90% 的病例发病年龄低于 20 岁，黑人罕见。

年轻患者长骨为好发部位。骨盆和肩胛骨等扁骨见于年长者。同其他原发性恶性肿瘤一样，尤因肉瘤表现为疼痛和肿胀，少见病理性骨折。少部分肿瘤可表现为系统性症状，比如发热、贫血和血白细胞计数增高、红细胞沉降率增高，同时都提示骨髓炎的可能，这也是影像学上需要鉴别的一个主要病变。

该病放射学特征表现为高侵袭性、浸润性或鼠咬状骨膜新骨形成，表现为层状（洋葱皮）、放射状（Codman 三角）。尤因肉瘤的传统表现，经常在各种教科书上描述的是骨干病变，伴洋葱皮样骨膜反应和 Codman 三角。然而，很多病例与其他原发性肉瘤类似（比如近干骺端），若无明显骨膜反应或皮质破坏，尤其是在一些复杂的解剖部位，如骨盆，浸润性骨破坏在初诊时很容易漏诊。没有肿瘤基质，但由于反应性骨改变，最多 25% 的病例可显示轻到中度的硬化。这种硬化，以及骨膜反应和近干骺端的发病部位，导致病变与骨肉瘤很像。年轻患者的鉴别诊断包括急性骨髓炎、朗格汉斯细胞组织细胞增生症、神经母细胞瘤转移及白血病浸润。年长患者，鉴别诊断包括其他原发肉瘤和畸形骨髓炎及淋巴瘤。MRI 表现相对无特异性，显示典型的浸润性骨肿瘤的特点。然而，发现明显的实性软组织肿块有助于与感染鉴别。经验是少于 5% 的尤因肉瘤在 MRI 上可无软组织侵犯。尤因肉瘤是一种高度恶性的肉瘤，约 15% 的病例在发现时已经有肺和（或）骨转移。因此尤因肉瘤的预后比骨肉瘤差，5 年的生存率约为 55%。中心型病变，比如骨盆，由于发现晚，病变通常较大，而且无法做保肢手术，而预后更差。尤因肉瘤的一种变异型是腹膜型，起源于骨表面，表现出软组织肿块，导致骨质增厚和外缘侵蚀（蝶形）。在所有其他方面，影像学表现和处理方式上同经典尤因肉瘤。

未分化高级别多形性肉瘤此前被命名为恶性纤维组织细胞瘤。然而在 WHO 的骨与软组织肿瘤分类中，恶性纤维组织细胞瘤已经被未分化高级别多形性肉瘤取代。这是因为最近的研究并未证实肿瘤内有真正的组织细胞分化。因此，未分化高级别多形性肉瘤现在被定义为肿瘤细胞具有弥漫多形性特点，而无特殊分化的高度恶性肿瘤。

未分化高级别多形性肉瘤的发生率低于 2%，诊断时的年龄范围很大，10 ~ 80 岁均可。肿瘤多数为原发性骨肿瘤，也可继发于原有骨病，如佩吉特病、骨梗死或放疗后。影像学特征同纤维肉瘤类似，同其他侵袭性病变，如转移瘤或淋巴瘤。

成釉细胞瘤为罕见的低级别恶性肿瘤，特征为梭形细胞基质内可见到上皮细胞。其占所有原发性恶性骨肿瘤的比例少于 5%。年龄跨度很大，从几岁到 90 多岁均可，平均年龄为 25 岁。超过 90% 的病例起自胫骨骨干的前部。放射学上，表现为多房或皂泡样外观，内可见硬化区。常可见小卫星灶，位于主病灶的近侧或远侧。鉴别诊断包括骨纤维结构不良和骨性纤维结构不良。根据基因、免疫组化和临床研究，越来越多的证据表明骨性纤维结构不良和成釉细胞瘤相关。

三、未明确肿瘤性质的肿瘤

这些病变是一组多种多样的肿瘤，可分为良性和中间型病变。

良性组包括单纯性骨囊肿、骨纤维结构不良、骨性纤维结构不良、软骨间叶性错构瘤和罗萨伊－多尔夫曼病（Rosai-Dorfman disease）。中间型病变包括动脉瘤样骨囊肿、朗格汉斯细胞组织细胞增生症和埃德海姆－切斯特病（Erdheim-Chester disease）。单纯性骨囊肿、动脉瘤样骨囊肿、骨纤维结构不良、骨性纤维结构不良和朗格汉斯细胞组织细胞增生症在本书讨论。软骨间叶性错构瘤、Rosai-Dorfman 病和 Erdheim-Chester 病是罕见病，因此本书不讨论。

第三节　骨肿瘤样病变

有一大批骨的病变影像学表现与肿瘤非常相似。这些病变总体上可以分为两类。第一类是有占位效应的病变，大体表现像肿瘤，但实质上不是肿瘤。这类病变包括：①囊性占位，如单纯性骨囊肿（SBC）和动脉瘤样骨囊肿（ABC）；②纤维性占位，如非骨化性纤维瘤、纤维异常增殖症及朗格汉斯细胞组织细胞增生症。第二类包括所有会被误认为骨肿瘤的非肿瘤性病变。至于和肿瘤的相似程度依赖于个人对影像的判读能力。这类病变主要包括正常变异，代谢性、外伤后及感染性病变。

一、病变的特点

（一）囊性占位性病变

1. 单纯性骨囊肿

单纯性骨囊肿也叫单一性骨囊肿或者单房性骨囊肿，是最常见的肿瘤样骨病变，通常是偶然发现的或经常表现为病理性骨折。单纯性骨囊肿的年发病率大约为 0.301/10 万。单纯性骨囊肿是一种具有一层薄的间皮样细胞的充满液体的真正的骨内囊肿。多数病例都是在人生的第一个及第二个 10 年发病，仅有 15% 的病例发病年龄会大些。本病男性好发，约有 55% 的病例发生在肱骨近侧干骺端，25% 的病例发生在股骨近侧干骺端。其他位置，除跟骨前部之外，都不常见。在影像上，单纯性骨囊肿主要表现为干骺端生长线一侧的圆形、边界清楚的、略有膨胀的溶骨性病变。在 20% 的病例中，有骨折存在时会有典型的表现，称为"骨片陷落征"，表现为骨折的皮质小碎片会落到囊内。这一征象虽有特征性，但和其他许多影像征象一样，在病理上不具有唯一性，因为这一征象在有骨折的以囊性成分为主的其他骨病变中也会出现。MRI 可以显示病变的囊液特性，表现为 T_1 加权成像上轻度低信号，T_2 加权成像上高信号。当有骨折时，囊内出血会发现碎屑和单一的液－液平面。当只有骨折时，骨囊肿可以治愈。近年来还提倡一些其他治疗，包括注射类固醇皮质激素和（或）刮除术，伴或不伴骨移植。在一定的时间内，当健康新骨在干骺端产生时，囊肿可以长离骺板，表现为沿着骨干移行生长。随访的囊肿的平片有无精确的表现，要看对于囊肿的最初治疗。以下情况是比较常见的，尤其是正在发育的年轻男孩，如骨折循环，部分实变，经过若干年后再次骨折，当单纯性骨囊肿移行到长骨骨干，会导致其弓状变形。

2. 动脉瘤样骨囊肿

动脉瘤样骨囊肿是由巨细胞、纤维及反应性编织骨组成的间隔分隔的囊腔内充满血液的骨的良性囊性病变。该病变的起因长期以来都存在争议。到目前为止，一般认为该病是肿瘤样病变，可能是由于局部的血流动力学问题，也可能是对于外伤后的反应。近年来更多证据表明，动脉瘤样骨囊肿是真正的骨肿瘤，大约占骨肿瘤及肿瘤样病变的 8%。动脉瘤样骨囊肿发生于 20 岁以下的年轻人。它的年发病率与单纯性骨囊肿相仿，大约为 0.32/10 万。70% 的动脉瘤样骨囊肿是原发性的骨肿瘤，30% 的动脉瘤样骨囊肿与其他骨肿瘤伴发，为继发性动脉瘤样骨囊肿，包括骨巨细胞瘤、软骨母细胞瘤、骨母细胞瘤；其次为软骨黏液细胞瘤、骨纤维异常增殖症。恶性骨肿瘤可能会有动脉瘤样骨囊肿样改变，特别是毛细血管扩张型骨肉瘤。因此，要认真观阅所有的影像学资料，查找是否具有前述的骨肿瘤很重要。该病常见的发病部位是长骨（50%）和椎弓根后部（20%）。85% 的动脉瘤样骨囊肿发生在骨松质，15% 发生在骨皮质及骨膜下区域。主要的影像学表现为发生在儿童或年轻人的长骨干骺端的溶骨性、偏心性、具有多分隔的、明显膨胀性生长骨肿瘤。通常在病灶的周围会有薄的骨桥或者薄的骨膜鞘，但如果肿瘤生长比较活跃，骨膜鞘会缺失，而使病灶周缘表现很像 Codman 三角，从而使病变有侵袭性或恶性征象。骨膜下的动脉瘤样骨囊肿通常发生在长骨，表现为向骨外膨胀性生长的占位性病变。CT 及 MRI 都证实了动脉瘤样骨囊肿多囊的特征。由于每个囊肿都有血液产物，因此会在病变中经常见到液-液平面。

有报道孤立的动脉瘤样骨囊肿可以恶变，但该报道可能只是想表明动脉瘤样骨囊肿会存在于已有的恶性病变之中（毛细血管扩张性骨肉瘤），鉴定潜在的恶性病变可能要费一定的周折。作为补充，要注意动脉瘤样骨囊肿有两种变异，分别为实性动脉瘤样骨囊肿和软组织动脉瘤样骨囊肿，这两种病变在活检前一般很难诊断。

3. 表皮包含性囊肿

表皮包含性囊肿也叫作植入性皮样囊肿，典型的发病部位是手指骨的远端，极少部分病例会发生在趾骨。该病主要发生在成熟骨，是由经表皮的骨的穿通伤所致。在病理上，该病外周围排列鳞状上皮，内部包含着角蛋白碎屑。影像表现为骨端边界清楚的、圆形溶骨性、有硬化边的占位性病变。病变可以有，也可能没有膨胀性，如果没有病理性骨折，该病一般没有症状。该病可能会与血管球瘤有相似的表现，但血管球瘤会有疼痛和触痛。发育性表皮样囊肿，与外伤后的病变刚好相反，典型病变一般发生在儿童的颅骨。

4. 骨内腱鞘囊肿

骨内腱鞘囊肿是骨内发生的良性非肿瘤性病变，在病理上，与软组织内发生的腱鞘囊肿类似。它由不同大小的空腔组成，没有表皮或者滑液衬托，其内包含着黏稠的黏液。起初该病被认为很罕见，但随着对其认识的深入，诊断的该病也随之增多。

目前，骨内腱鞘囊肿也被称作软骨下骨囊性变或软骨下淋巴腔，不过后两种叫法经常被用来命名关节邻近的退变或者炎性病变。

骨内腱鞘囊肿可以发生在任何年龄成熟的骨内，但其发病高峰年龄一般为 40～60 岁。

该病下肢的长骨好发，腕骨也比较好发。平片表现为骨骺或干骺端的边界清楚的、溶骨性、圆形或者卵圆形的单房或多房的占位性病变，伴有或不伴有皮质膨胀性改变及软组织侵犯。骨膜新骨形成不是其特征。大部分骨内腱鞘囊肿都比较小，一般直径为 1～2 cm，大于 5 cm 的不常见。大的病变会被误诊为骨巨细胞瘤、软骨瘤，在老年人还会被误诊为软骨肉瘤、转移瘤及浆细胞瘤。有一个特征可以偶尔被观察到，可由于诊断，通常 CT 上易识别，该征象就是囊肿内含有气体，有时候其被称为骨内含气囊肿。

尽管该病变倾向于惰性生长，但由于周围骨成骨和破骨活性作用，在骨扫描时还经常可以观察到放射活性增加。病变在 T_1 加权成像上，与肌肉相比为等信号或低信号，在 T_2 加权成像和 STIR 上为高信号，反映的是黏液、囊的特性。有边缘或者一般很少，不均质强化。尽管没有上皮和黏液排列，但会有不等厚度的纤维，它可以表现为周边的强化。不均质的强化也可能是早期病变，正在经历着黏液样变。大约 50% 的病例可以看到周围的骨髓水肿，提示病变扩展到了骨髓或者由于病变的膨胀式生长继发了骨小梁骨折。液 - 液平面在该病变中也有过报道。

（二）纤维性占位

纤维源性良性肿瘤样病变包括纤维皮质缺损、非骨化性纤维瘤、纤维性发育不全、骨纤维异常增殖症和脂肪硬化性黏液纤维瘤。前两者相对较常见，而且通常是因为别的原因拍片时偶然发现。

（三）纤维皮质缺损／非骨化性纤维瘤

以前的文献里纤维皮质缺损、非骨化性纤维瘤称作纤维黄色瘤，组织学上都是由不等量的组织细胞和富脂的黄瘤细胞与席纹状纺锤细胞组成的。它们的区别在于发病部位和相对大小。

完全生长在皮质内小的病变（最大径小于 15 mm）一般称作纤维皮质缺损，较大生长在髓质内的病变称作非骨化性纤维瘤。在儿童及青春期发病的病例中，一般男孩多于女孩，多发生在下肢长骨，特别是膝关节周围。据说在骨未融合前，大约有 1/3 的人可见纤维皮质缺损。X 线平片表现为在长骨邻近生长面的地方的骨皮质内边界清楚的椭圆形的溶骨性占位性病变。病变的长轴与长骨的长轴平行。纤维皮质缺损典型的都是平片偶然发现的，随着骨的成熟，其一般背向生长面生长。大多数病变会自发地转化为正常骨或者在原来骨皮质缺损的地方出现硬化骨。

非骨化性纤维瘤表现为较大的占位，认为是骨皮质缺损持续进展的结果。它们也可以表现为起自骨皮质的、界限清楚的偏心性病变，可以伸展到邻近的髓腔。骨内膜缘典型的为硬化表现，大的病变可以有分隔和（或）小梁样突起。基质矿物质沉积和骨膜新生骨尽管可以在病理性骨折后出现，但这并不是该病的特点，但病理性骨折是非骨化性纤维瘤的特点。小口径的骨发生的病变可以是中心的。病变在 T_1 加权上为低信号，根据纤维成分的不同，T_2 加权信号多变。纤维皮质缺损不需要治疗。非骨化性纤维瘤，如果相对较小，只需 X 线平片随访确保病变没有增长。较大的病变可以进行刮除术，移植物可填可不填，并进行骨折固定。多发非骨化性纤维瘤报道和神经纤维瘤病有关。

（四）纤维性结构不良

纤维性结构不良是骨的良性纤维 - 骨来源的良性病变，被认为是发育性不良（如错构瘤样化生）。纤维性结构不良是 GNAS 基因发生 post-zygomatic 突变的结果。

在组织学上，该病是正常细胞被不正常纤维组织和不定量的不成熟编织骨组成。病变可以是单发的（单骨的），也可以是多灶的（多骨的），影响一个或者多个骨。单骨发生的病变约占 70%，典型的发病部位为股骨，特别是股骨颈、胫骨、颅底和肋骨。

X 线平片的表现可以反映纤维组织和骨的相对量。影像表现可以是从"磨玻璃样"到不均质的"硬化"区域。颅底的病变以硬化为主。正在增大的病变累及薄的管状骨，如肋骨，会表现为骨皮质变薄合并骨膨胀性改变。骨内膜缘边界清楚，有硬化的边缘，该征象叫作环症。很多病例是偶然发现的，另外一些患者会表现为疼痛或者由于受累，骨结构虚弱而发生病理性骨折。骨扫描典型的病例表现为活性增加，MRI 表现为 T_1 加权成像上信号减低，T_2 加权成像上信号不均匀。的确，T_2 加权成像上病变的信号表现比较复杂，纤维组织、矿物质沉积的区域为低信号，而囊性变区域、软骨分化的区域表现为高信号。

30% 的纤维性结构不良患者常累及多骨，通常主要累及一个肢体的骨（单肢的）或者身体的一侧（单侧肢体）。这是一个完全不同的疾病，很多患者是有症状的，在 10 岁以内表现为肢体变形、肢体长度不等及病理性骨折。单个肿瘤的 X 线平片表现与单发骨肿瘤形式很像，但在数量和大小上更倾向于增加直至融合，大约 5% 的病例在成人时期会进一步生长。结构性虚弱会导致受累骨软化，这会引起承重的下肢骨弓状变形。例如，比较经典的是股骨近端"牧羊人手杖"样变形。小的增加的骨折，称作不充分型压缩骨折，可能会引起膨大或弓状的肿瘤的皮质外凸。这些病变可能会被及时治愈或形成完全的病理性骨折。

内分泌异常与纤维性结构不良相关。经典的例子就是麦丘恩 - 奥尔布赖特综合征（McCune-Albright syndrome）的三联征：多骨发生的纤维性结构不良（典型的是单个肢体或半侧肢体）、皮肤咖啡样斑，以及女孩的性早熟。尽管三联征的三个要素不一定都会出现，但这个综合征占有多骨发生的纤维性结构不良的女性患者的 1/3 以上。由于下丘脑的功能异常，内分泌异常的其他表现也会与多骨发生的纤维性结构不良同时发生。Mazabraud 综合征比较罕见，表现为多骨发生的纤维性结构不良及软组织黏液瘤。纤维性结构不良可以恶变为骨肉瘤或纺锤细胞肉瘤，这在文献中有报道，但却极为罕见。

（五）骨纤维异常增殖症

骨纤维异常增殖症，以前称为骨化性纤维瘤和 Kempson-Campanacci 病，是有胫骨远端发病倾向的良性病变。骨纤维异常增殖症的病因不清楚。基于基因、免疫组化和临床研究的证据表明，骨纤维异常增殖症和成釉细胞瘤有关。另外，骨纤维样成釉细胞瘤的发现及骨纤维样成釉细胞瘤进展为成釉细胞瘤的报道已经表明，骨纤维异常增殖症可能是进展为经典的成釉细胞瘤的前驱病变。但是，几组大型的随访研究并未显示骨纤维异常增殖症可以进展为成釉细胞瘤。

组织学上，骨纤维异常增殖症和纤维结构不良有很多共同点，主要为纤维间质内有不成熟骨小梁。区分这两种疾病要求确认在骨纤维异常增殖症中沿编织骨分布的分化好的骨母细胞。另外，对比很多的纤维结构不良，骨纤维异常增殖症没有 GNAS 突变。

超过 80% 的病例会累及胫骨的前 2/3；大约 80% 的病例会显示胫骨轻度弯曲。在 X 线平片上，该病与纤维结构不良相似，但会呈偏心性生长，较大范围累及前部的皮质。病变呈溶骨或溶骨 - 硬化混合性表现，伴或不伴向骨干伸展的卫星灶。

该病的鉴别诊断包括纤维结构不良、非骨化性纤维瘤和成釉细胞瘤。影像学对于鉴别骨纤维异常增殖症和成釉细胞瘤有意义，X 线平片上虫蚀样较大范围的占位，以及 MRI 上髓腔完全受侵支持成釉细胞瘤的诊断。值得强调的是，仅依靠影像学方法不能鉴别骨纤维异常增殖症和成釉细胞瘤，一般要求组织学确认。

值得注意的是，骨纤维异常增殖症儿童发病较多，而成釉细胞瘤发生在骨融合后较大年龄的范围。

（六）脂肪硬化性黏液纤维瘤

脂肪硬化性黏液纤维瘤是罕见的良性纤维性肿瘤。

二、朗格汉斯细胞组织细胞增生症

朗格汉斯细胞组织细胞增生症（LCH）已经取代组织细胞增生病，包括一系列的所有的临床组织细胞增生病。它包括三类病变。

（1）发生在一个或多个骨的 LCH（以前称作嗜酸性肉芽肿）。

（2）伴有多骨占位性病变、骨外腹部器官和淋巴结受累的慢性播散性 LCH[汉 - 许 - 克病（Hand-Schüller-Christian disease）]。

（3）伴有骨和器官受累的急性或亚急性播散性 LCH[莱特勒 - 西韦病（Letterer-Siwe disease）]。

多灶病变在 LCH 中不足 30%，并且以非骨化性病变为主。骨病变倾向于表现为多灶性的溶骨性病变，伴有少许或不伴有周围宿主骨反应。鉴别诊断包括囊性血管瘤病和伴白细胞沉积的骨髓浸润，以及神经母细胞瘤转移。但后两种病变会累及髓质，通常表现为浸润性改变多余的图样改变。

局灶性LCH大约占这类病变的70%，主要发病年龄在5～15岁。与播散性LCH不同，该病的长期预后相当不错。扁骨，包括颅骨、下颌骨、骨盆和肋骨中会有半数受累。30%的病例起自长骨，另有10%发生在脊柱。长骨典型的受累部位为股骨、肱骨和胫骨，大约60%的病变起自骨干。长骨病变的典型表现为髓质内发生的、中央性分布、没有硬化边的、边界相对清楚的溶骨性病变，伴完整的层状的骨外膜反应，这会引起皮质增厚。瘤周水肿和感染在MRI上是主要特征，通常利于诊断。长骨LCH的鉴别诊断包括骨髓炎和较小可能的尤因肉瘤。脊柱病变的典型表现为椎体变扁塌陷，产生所谓的脊椎术后外观。

三、代谢性疾病

甲状旁腺功能亢进症引起的棕色瘤，无论在影像表现上，还是在组织病理上，它在所有骨的肿瘤样病变中是最像"肿瘤"的；很难与骨巨细胞瘤、骨巨细胞修复性肉芽肿及动脉瘤样骨囊肿相鉴别。与原发甲状旁腺功能亢进症相关的棕色瘤大约占3%；与继发甲状旁腺功能亢进症相关的棕色瘤大约占1.5%。棕色瘤的X线平片表现为溶骨性，通常是膨胀性占位伴有严重的骨质减少。如果从属病变的代谢特性没有正确诊断，后者可能会被误诊为由肿瘤疼痛引起的失用性骨质疏松。多发棕色瘤可能与溶骨性转移和骨髓瘤相像。由于出血形成的液-液平面，棕色瘤的MRI表现很像动脉瘤样骨囊肿。无论何时，面对富含巨细胞的骨肿瘤，排除棕色瘤是很重要的。通过治疗从属的代谢性疾病，棕色瘤可以治愈，表现为轻度硬化。

四、正常变异

有经验的放射学家应该精通各种骨骼的变异，如果对于变异掌握得不熟，应该在手边备一本骨病变图谱。很多问题会源于正常变异与外伤病变之间的混淆。还有一些较少的情况就是正常变异可能会与肿瘤相像。这些包括儿童时肱骨近侧干骺端凹陷，这样的表现可以是正常的，也可见于白血病和戈谢病。青春期坐骨耻骨的透明软骨结合部球样扩张可能与软骨瘤和囊性病变相像。骨膜旁或皮质硬纤维瘤病经常引起诊断问题。撕脱性骨皮质不规则和皮质不规则综合征，在儿童和青年会影响股骨远侧干骺端后内侧骨脊。在X线平片上，对于有脊状突起的骨膜新骨形成的外层骨皮质有蝶形切除术。这可能是由腓肠肌内侧头或大收肌插入所致的机械应力引起的。但是，骨扫描图像可以很好地显示正常或者仅显示轻微的活性增加，这可能是基于外伤的。MRI图像可以显示皮质内面及偶发的从属骨髓的水肿，这些可能支持外伤病史。

典型的X线平片表现结合发病部位，以及40%以上病例是双侧都有异常表现，可以确诊皮质硬纤维瘤，不需要额外的检查。因为双侧发病及自限的特性，一般把其定为正常变异。

五、外伤后病变

轻微外伤导致骨膜贴覆变松，易于引起骨膜下出血。届时血肿会骨化，如果特别活跃，可能会与骨源性肿瘤相像。骨折周围明显增生的骨痂也会有类似的表现。这两种情况都可以出现在成骨不全、维生素 C 缺乏（坏血病），以及神经性病变。必须要强调的是，有文献报道骨肉瘤在成骨不全的患者身上发病，提示二者间可能有关。这个问题的形成部分原因在于成骨不全患者明显的骨痂与骨源性骨肉瘤在组织学上有相似性。MRI 或 CT 等断层图像可能会帮助区分一些极端病例中到底是良性的骨痂形成还是骨肉瘤的侵袭表现，如髓内侵犯或者软组织侵犯。有出血倾向的患者，如血友病患者，如果控制不好，会引起反复的自发出血，这会侵蚀骨组织，造成所谓的血友病性假性肿瘤。

第四节　髋关节发育不良

一、疾病的表现

（一）X 线平片

小于 3 个月的婴儿，股骨头和髋臼大部分未骨化，因此 X 线平片对判断髋关节发育不良或脱位价值很小。如果有真性明显的脱位，可以发现股骨对位不良，但这种情况临床诊断显而易见，X 线平片并不能提供更多的诊断信息，但可以排除近侧股骨局灶性缺损和骶骨未发育等。

（二）CT

CT 可以较好地显示软骨和髋关节结构，但辐射剂量较大，有时需要麻醉才能使患儿保持安静，所以无筛查价值，而且对复杂病情的判断价值也有限。

（三）MRI

MRI 与 CT 类似，有一些局限性，可能比 CT 更需要全身麻醉或者镇静。没有辐射损伤是其显著优点，但仍然不适用于筛查。MRI 适用于病情复杂的患儿，可能是显示骨盆和下肢近端主要缺陷和畸形的最佳方法。

MRI 和 CT 有助于手术治疗后的评估，稍后将对此进行讨论。

（四）超声

超声被证实是筛查和初步评估髋关节脱位、半脱位和髋关节发育不良的最有效方法。其最主要的优点是可以直接显示软骨，表现为相对无回声的结构。软骨内的小管和血管显示为暗背景上的反射斑点，骨则反射所有声波，而在骨化边缘显示为锐利的线状结构，可以清楚地显示股骨干和骨盆。超声是动态检查，患儿移动时照样可以获得清楚的图像。因其没有辐射，容易被父母、患者和临床医生所接受，超声检查设备也较 CT 和 MRI 扫描仪便宜。利用某些技术动态检查髋关节的重要性将在下文中讨论。髋关节半脱位可能是一过性的，仅见于某个体位或动作，超声实时动态显像的特性是检查这些病变的理想方法。

二、处理方法

（一）临床检查

最常用的检查方法是训练有素的临床医师对所有刚出生的婴儿进行检查。在英国，通常由儿科高级住院医师来检查，所有婴儿在出院前均应接受检查。也可以在常规查房时由护士来检查，有时由全科医师进行复查。

检查者需要注意的征象列在表 7-1 中，摘自齐格（Zieger）和舒尔茨（Schulz）的论文。注意，先天性髋关节脱位或发育不良的最常见表现中，弹响髋是最不敏感的征象之一。关节活动受限意义更大，不幸的是，发现这种表现需要检查人训练有素。检查者间误差很大，普查时更是如此。有经验的检查者可以发现大多数先天性髋关节脱位或半脱位。临床上完全的髋关节脱位在检查时很少漏诊，即使儿科医师、骨科医师之间的误差率也很大，少数影像学上的髋关节半脱位在体检时无异常发现。

表 7-1　髋关节发育不良的临床征象

体征	预测值
活动受限	93%
不对称	19%
弹响	16%
臀位	21%
家族史	16%

少数可以治愈的患者有可能被有经验的临床医师漏诊，所以应该常规进行影像学检查，也有助于经验不足的临床医师对疾病做出诊断。

（二）超声技术

疑诊儿童髋关节发育不良的超声检查采用如下三大技术。

（1）解剖（形态学）测量。

（2）动态稳定性检查。

（3）临床检查与超声检查联合应用（动态评估的一种）。

最常用的方法是由奥地利骨科医生莱因哈特·格拉夫（Reinhardt Graf）提出的。主要是形态学评估。患儿侧卧位、髋关节屈曲，在婴儿前后方用卷起的毛巾固定，因而也可以躺在用软衬材料特制的凹槽里，这样可以使婴儿位置固定，又有助于安抚哭闹的孩子。应该用线阵超声探头沿着髋关节的外侧以获得冠状位矩形图像。患儿侧卧位，所以探头应该保持垂直。小婴儿腰椎较直，探头可以与腰椎平行，检查者的手指沿腰椎放置，同时用拇指和示指紧握探头。这时的冠状位是很重要的，如果探头旋转或倾斜，结果就会产生误差。

1. 解剖形态学测量

只要获取真正的冠状位图像就可以测量髋臼的大小和深度。有两种常用技术。

第一种由莱因哈特·格拉夫和同事们提出，第一条线（基线）沿着髂骨的外缘，在多数婴儿中，这是一条相对较直的回声线，可以有轻度的弧形凹陷，这时可以用髂骨的下部作为基线。第二条线（顶线）从髋臼外上角沿着骨性边缘划线，髂骨的骨化前缘表现为高回声的白线，这并不代表真正的髋臼顶部，因为它位于未骨化的软骨深部。上述两条线之间的角叫 α 角。从髋臼最下缘与股骨头相切点到盂唇透明软骨顶点画另一条线，这条线叫盂唇线，与基线之间的角为 β 角。

髋关节根据这两个角度的比较和患者的年龄进行分类。髋关节分类属于 2b 或以上时，有感知风险，通常在 2～3 周复查。如果无法成熟为 1 类（正常），就需要治疗。这种技术的缺点是这些角度测量的点和位置难以重复，描述软骨盂唇线尤为困难。但髋臼顶线相对容易重复，在实际工作中是有效方法。该方法的另一个潜在缺点是测量的轻度变化可能影响治疗方案。上方角大于 43° 被认为异常，需要治疗，而小于 43° 则认为正常而不需要治疗，这样 1°～2° 的改变可以影响治疗方案。实际上，大多数医生以此为指南，如果属于交界性病例，则采用临床和超声复查及随访。

另一个超声测量方法是在冠状位图像测量髋臼覆盖股骨头的百分率。用同样的方法划一条基线，然后沿着股骨头未骨化的骨骺软骨画一个圆，这个圆位于基线内侧或深部的百分率可以通过测量股骨头在基线内外部分来计算。股骨头覆盖率为 50% 或以上的婴儿被认为完全正常，45%～50% 者为交界，小于 45% 则为髋臼较浅。与画髋臼顶线和盂唇线比较，这种方法画圆相对容易，但仍然存在画线的缺点。

2. 动态稳定性测试

髋关节半脱位可以是一过性现象。已经注意到髋关节较正常松弛，容易出现半脱位，所以有些学者提出了动态评估，通过轻度加压使股骨头滑出髋臼来评估半脱位的潜在可能性。常用技术是患儿处于侧卧位，用探头获取冠状位图像，探头轻轻加压，检查者的手放在患儿大腿下方，向外侧方向轻轻加压使股骨头在髋臼内上移，观察记录其移动。如果股骨头向髋臼外移动大于 1 mm 则为异常。这种方法需要患儿放松、舒适，哭闹时肌肉紧张会使股骨头位于髋臼内，无论髋臼是否发育完整。婴儿从出生到 3 个月，关节囊开始变得紧张，一过性半脱位开始减少。如果复查存在持续性半脱位，就属于较有临床意义的异常。

大多数学者也推荐动态评估一些形态学改变，其中某些原来完全依赖形态学来评估的，现在引入动态元素，可以对原来的下一步处理方案提供鉴别依据。动态测试尤其有助于髋臼深度处于临界状态时的评估。

3. 临床和超声联合检查

奥托拉尼（Ortolani）和巴洛（Barlow）设计的检查技术是对股骨和髋关节施加压力造成关节半脱位，检查者用手指来感知这个半脱位和复位。一些学者借用超声来辅助检查。用 Ortolani 和 Barlow 的方法检查时，患儿仰卧，超声探头放置在髋关节处获取横轴位图像。临床手法和超声的联合应用可以用来评估髋关节的稳定性。这种方法结合了有效的临床试验和超声等更敏感的检查技术来评估股骨头移动。但是这种方法的定量和测量较困难，其诊断效果难以被评估。

（三）迟发表现

大于 3 个月的患儿出现髋关节发育不良的症状和体征时，X 线平片检查可能是最佳方法。尽管股骨头的骨化程度不同，股骨头和干骺端骨化越多，超声观察越困难，但对 3～6 个月的患儿，超声仍可以作为 X 线平片的辅助手段。由于超声的无创性，在月龄小的患儿中作为首选检查方法是合理的，如果可以行超声检查，其信息比 X 线平片更丰富。

这个年龄段提示髋关节发育不良的征象是无法在发育时间点正常行走，体检可见异常皮肤皱褶。

X 线平片评估髋臼的深度方法是在两侧闭孔间画连线，而后沿着髋臼顶画切线，两线之间为髋臼角，髋臼角超过 25° 为异常。用带有气泡式水准仪的简单测量尺在 X 线平片上测量较为简单。但现在计算机处理的图像可以很方便地在工作站上测量。

截骨术后影像学评估的最佳方法仍然是 X 线平片，偶尔可以辅以 CT 检查，MRI 则因为明显的金属伪影而易引起误判。使用金属伪影抑制技术可以使 CT 有效评估髋臼和股骨上端的三维结构。应该注意过度使用 CT 对幼儿高度敏感部位的辐射伤害。

最后是对有早发性髋关节骨关节炎的年轻成人的评估。大多数临床医师根据髋臼的大体表现来评估发育不良的程度，判断髋臼是否变浅或正常，可以测量髋臼的深度，但其预测价值不大。很重要的征象是负重区关节间隙变窄、软骨下硬化、软骨下囊性变，这与常规的退行性骨关节病相同。

髋臼变浅而没有其他异常，可以出现髋关节疼痛，MRI 检查有助于发现软骨下水肿，这种表现远早于 X 线平片上的骨改变。交界性病例的关节面裂隙和破损，MRI 造影显示最佳。可疑病例可以通过在关节内注射局麻药来帮助诊断。

（四）筛查策略

对于如何筛查髋关节发育不良的人群争议较大。公认的是对所有新生儿进行临床检查，有大量的文献和证据指出这可以发现大多数髋关节脱位及许多髋关节不稳，但也有证据表明单凭临床检查可能会漏诊少部分病例。有些中心用超声进行高危筛查，髋关节发育不良的高危因素见表7-2。

表 7-2　髋关节发育不良的危险因素

家族史
臀位
早产
其他先天异常
保健工作者发现任何异常

这种筛查策略能包括98%以上的有髋关节异常的患儿，但仍有少数迟发脱位的被忽略，因为他们未被列入高危组。

超声的阳性预测值中等（62%），但阴性预测值很高（99%）。所以，检查阴性时应该是放心的。

某些国家（德国、奥地利、瑞士），如果父母要享受儿童福利，就必须接受新生儿的超声检查。这个政策已经实行了几年，长期来看，这些国家青年人和中年早期的早发性关节炎是否减低值得期待。可以发现，这些国家中的夹板治疗率较高。至今没有报道提到骨坏死或夹板治疗的并发症发生率增高，但并不清楚这个问题是否被积极关注。对这个政策的批评者指出，其他髋关节疾病，如股骨头骨骺骨软骨病的儿童，可能有潜在的夹板治疗引发的骨坏死或股骨头损伤。而支持者提出，在这些国家，髋关节发育不良和先天性脱位大的矫形手术率大大下降，同时超声筛查也使有潜在伤害的夹板治疗率下降。最近的文献综述并未发现确凿证据来支持筛查政策，这些作者与欧洲国家的其他学者一样，只将超声用来检查高风险的婴儿。

（五）随访

在一些医疗机构，髋臼轻度变浅或者髋关节轻微半脱位的婴儿早期采用夹板固定，但夹板固定带来了并不多见且较为严重的并发症，髋关节过度的固定可以引起骨坏死和永久性损害。这种损害多见于夹板治疗没有经过生理治疗师的设计并且使用时间过长的病例，所幸发生率很低。当父母被告知孩子有疾病需要治疗时，家庭状态变化对孩子的影响相对不明显，但父母对待孩子的方法可能会发生改变而产生某些心理影响。一般认为，采用基本的必须治疗是最佳选择。如果轻度髋关节发育不良（髋臼变浅）或者轻微动态半脱位采用夹板治疗，可能会导致正常新生儿被治疗，某些报道中高达25%。现在多数医师采用随访观察，减少了夹板治疗。随着患儿的进一步发育，髋关节强度加大，股骨头在位时可以促使髋臼发育，这个过程时间较短。短短的一周足以使髋臼由浅变正常。临床检查和超声可以判断这个变化。轻度半脱位的髋关节通过仔细随访，可以免去夹板治疗。患儿 6 周前采用夹板治疗，治疗成功的机会相对较大，所以幼儿随访观察的时间窗相对较短。一旦患儿大于 6 周，多数医师会将髋臼浅或轻微半脱位也作为夹板治疗的适应证。

（六）髋关节真性脱位

临床检查发现并经超声证实或者仅由超声检查发现的髋关节真性脱位，需要马上请小儿骨科医师会诊，行手术复位和矫形切骨术的时机因人因地而异。超声可以用来评估髋臼的深度及有无圆韧带增厚，后者可以影响复位。但因为这些患者通常需要手术复位，所以超声除初步诊断外没有更重要的作用。

（七）术后影像学检查

通常在手术室内患儿全麻下进行手术复位，用关节造影（对比剂注入髋关节腔）评估股骨头部位、大小和复位的有效性。无论是否施行了盆骨的截骨术，髋关节复位后都要通过触诊和临床检查来综合判断是否到达正确位置，然后需要影像学检查来确认。由于患儿髋关节有人形石膏，所以 X 线平片质量较差，容易误诊。同时，手术后可能发生的后脱位在一个投照体位上难以被发现。其实，尚未骨化的股骨头明显脱位时，股骨与骨盆的对位关系看起来可以完全正常。

这些情况下，CT 和 MRI 都有帮助，患儿刚从麻醉状态下苏醒，处于相对镇静的状态，另外被限制在石膏中，患儿无法移动，所以 CT 检查较容易，可以显示关节内残留的对比剂，MRI 没有辐射且可以达到同样的效果。横轴位图像显示股骨头与较浅髋臼的相对关系最佳。

三、有效性

对于不同筛查方法的长期结果的最新综述得到的结果，数据不够充分。然而，世界各地的多个医疗系统致力于在临床上使用超声来检测和筛查髋关节病变。

四、总结

临床疑诊髋关节发育不良时，超声是首选的检查方法，有人建议用超声来筛查所有婴儿。夹板治疗应该在患儿 6 周之前开始。在较大的孩子或者年轻成人怀疑有髋关节发育不良导致早发性退行性变时，应用 X 线平片检查，必要时辅以 CT、MRI、MR 关节造影和局部麻药注射等检查方法。

第五节　颈椎损伤

对钝挫伤患者，排除颈椎损伤是创伤学专家和急诊科医师面对的一项主要挑战，特别是在患者无反应或昏迷时诊断更为困难。"澄清"颈椎是一个复杂的跨学科诊断过程，主要包括两个部分：第一是影像学评估排除骨折和确定正常椎体序列；第二，即使影像学检查正常，评估韧带损伤也至关重要。多数情况下，韧带损伤的评估可通过临床上完整的体格检查完成。如果患者没有神经系统症状并且颈部韧带上方无局部疼痛或压痛，则可确定无韧带损伤。创伤患者，特别是意识丧失或反应迟钝者，MRI 有助于确定损伤程度和韧带累及情况。

为了能正确地诊断和治疗颈椎损伤患者，创伤组所有人员，包括放射科医师、急诊科医师、创伤外科医师，都必须知道正常脊柱解剖和损伤导致的病理变化。本节综述关于颈椎的以下内容：损伤的流行病学、正常解剖学和生物力学、损伤的类型和模式、影像学技术及其适应证、损伤患者的影像学表现。

一、解剖

脊柱可分为前组和后组。前组部分由椎体、椎间盘、前纵韧带和后纵韧带组成。前纵韧带为一较宽、紧绷的结构，从寰椎前弓向骶椎走形，对维持椎体序列有重要作用。前纵韧带紧贴椎体及椎间盘纤维环，后纵韧带与之相似，紧贴椎体后部和椎间盘。尽管其总体较前纵韧带窄，但在每个椎间盘平面呈喇叭形向外侧展开。脊柱的后组部分称为椎弓，由椎弓根、关节侧块、骨突关节、椎板、棘突和所有的附着韧带组成。黄韧带排列于椎管后部，紧贴椎板。棘间韧带连接棘突。棘上韧带连接棘突背侧尖，从枕部延续至骶骨。

先天畸形和变异很常见，不要与损伤混淆。这些畸形从小的缺损，如寰椎前弓或后弓融合失败到严重畸形，如椎体融合及半椎体。儿童正常骨骺和环形骨突可被误认为是骨折。而且，韧带松弛可产生图像，使人认为是半脱位。

二、生物力学

多数医师评估和治疗脊柱损伤认同 Denis 脊椎稳定的三柱学说，因为它有助于理解损伤的生物力学及脊柱骨折和脱位的诊断与治疗。此观点最初用于描述胸腰椎损伤的分类，但被发现也可用于理解颈椎损伤。前柱由前纵韧带、前部纤维环、椎体和椎间盘的前 2/3 组成。中柱由椎体和椎间盘的后 1/3、后部纤维环和后纵韧带组成。后柱由后纵韧带后方的所有结构 —— 后部骨性结构（后弓）和后部韧带复合体（棘上韧带、棘间韧带、小关节囊和黄韧带）组成。中柱最重要，屈伸运动时在前柱和后柱间充当铰链或枢轴。是否存在中柱异常有助于确定脊柱骨折的类型和预测神经损伤。总之，脊柱损伤如果中间区域保持完整，则认为是稳定损伤，中柱破坏时则为不稳定损伤。

脊柱可进一步分为脊柱功能单位或运动节段，定义为两个连续脊椎及其连接的椎间盘和韧带。此概念是基于生物力学原理，任何单一脊椎的运动可使参与运动节段的相邻脊椎部分结构产生运动。另外，每个运动节段被赋予一定的活动度，通过测量身体屈曲、伸展和在 X（冠状位）、Y（矢状位）和 Z（横断位）轴旋转的角度判断。寰枢椎水平的屈曲和伸展有限，但允许的总旋转角度可达 45°（左右各 22.5°）。C3 向下旋转明显受限但正常屈曲和伸展增加。当超过此活动允许限度时，就会导致脊柱损伤。

三、影像学技术

必须对创伤患者进行检查，以确定他们是否存在脊柱损伤。颈椎损伤漏诊可导致非常严重的神经损伤。因此，必须正确识别患者的脊柱损伤，以及这些损伤的准确特征，以指导治疗计划、处置及判断预后。

（一）X 线片

X 线片一直是评估疑为颈椎创伤患者标准的"筛查"方法，而现在美国大部分创伤中心也开展 CT 扫描。

过去对 X 线片阴性或不能确诊的患者，用屈伸位 X 线片来排除颈椎韧带或骨损伤。此观点同样适用于 CT 扫描正常而有持续性疼痛或压痛的患者。然而，颈部急性损伤后的肌肉痉挛会导致检查非常受限。因此，屈伸位 X 线片通常对急性损伤患者用处不大。可以肯定的是，对无意识患者绝对不能行此检查。当怀疑有韧带不稳和需立即诊断时，如头部受伤患者，MRI 是首选检查方法，而 CT 能更好地评估隐性骨折。总之，屈伸位 X 线片在创伤患者中的作用，应仅限于有持续性疼痛但最初 CT 检查正常的随访患者。

（二）CT

如前所述，目前普遍的共识为 CT 比 X 线片可检出更多的颈椎骨折。有研究表明，与 CT 相比，X 线片颈椎骨折漏诊率为 40%～53%，其中包括高达 1/3 的潜在不稳定损伤。CT 识别骨折远远优于 X 线片，特别是对椎弓根、关节柱和椎弓。例如，汉森（Hanson）及其同事对 20 例 X 线片示颈椎骨折患者行 CT 扫描，在 50% 的患者中发现了额外的隐性骨折。除了对骨折的敏感性较高，CT 还可较好地显示部分软组织异常，如椎间盘突出、软组织血肿，偶尔可显示韧带损伤。

（三）MRI

MRI 的临床适应证包括有神经根病、进行性神经系统损害和脊髓损伤体征者。有意思的是，对怀疑有颈部韧带损伤 CT 检查阴性的患者是否需要 MRI 检查存在争议。虽然在当前放射学文献中有充分的证据支持应用 MRI，但同样也有令人信服的证据表明仅多层螺旋 CT 就已足够。

MRI 对急性椎间盘突出、脊髓水肿、出血和韧带损伤显示最佳，也可显示脊髓软化、脊髓挫伤和横断。目前，MRI 是确定和显示脊髓压迫原因特征的可选方法。MRI 也被推荐用于有重度颈椎脊椎炎或强直性脊柱病 [又称强直性脊柱炎、弥漫性特发性骨肥厚症（DISH）] 的过伸损伤患者，此类患者尽管 CT 检查"阴性"，但可出现神经系统损害（中央脊髓综合征）。在这些患者中，MRI 对显示脊髓损伤和压迫至关重要。脊髓损伤后显示损伤的特征很重要，因为准确的成像与出院时神经功能改善相关。而且对于显示急性后部韧带损伤，MRI 比屈伸位 X 线片更可靠，可最终确定过屈扭伤。

颈椎急性创伤性损伤后，MRI 检查时间窗是有限的，应在损伤后的第一个 48 小时内进行。MRI 也有助于脊髓损伤的随访，评估脊髓萎缩和脊髓空洞症的进展。

（四）对反应迟钝患者的检查

对于反应迟钝、无意识的创伤患者，用适当的检查来评估颈椎损伤是有困难和争议的。对此类患者，有几种方法用于"澄清"颈椎，包括屈伸位动态透视、手臂牵引侧位 X 线片、CT 及 MRI。以前的处理指南指出，无意识的患者如果颈椎 CT 显示正常，颈椎可认为是稳定的。后来指南被修订，包括动态透视评估和常规颈椎成像后不推荐去除护颈圈。而最近的指南表明动态透视对昏迷患者澄清颈椎不仅不必要，而且有潜在的危险。

（五）建议

（1）告诫符合低风险标准的成年患者 [无意识丧失、未服用酒精和（或）药物、无颈部触痛、无牵拉性损伤、无神经系统表现] 不应行影像学检查。

（2）不属于上述范围的患者应该进行整个脊柱薄层 CT 检查，包括矢状位、冠状位多平面重建图像。

（3）4 岁以下的儿童建议行 X 线片检查，大于此年龄者，检查方法应与成人相同。

（4）MRI 在急性颈部创伤应为评估可能存在脊髓损伤或压迫和韧带损伤的主要方法。

（5）屈伸位 X 线片最好用于有症状患者出院后随访。

四、影像学表现

（一）影像学评估

一个简单的方法称为"ABCS"法，用于分析颈椎。

A1：解剖 —— 范围应包括从枕部到 T_1 脊椎水平，穿透力、旋转 / 投照的质量控制。

A2：序列 —— 沿椎体前缘、椎体后缘和棘突椎板线。

B：骨骼完整性异常。

C：软骨或关节间隙异常。

S：软组织异常。

这种方法适用于 X 线片、CT 和 MRI。

技术合理的颈椎侧位 X 线片视野下部应包括至 T_1 椎体。侧位 X 线片上三条独立线有助于确定有无序列异常。此三条线为沿椎体前后缘绘成的线和棘突椎板线，正常者应该是不间断、背侧凹陷的（脊柱前凸）。这些线出现任何角度的突然反转或中断，提示有潜在的损伤。骨刺形成和其他退行性改变的老年患者可能难以绘出椎体前线，这种情况下使用椎体后线可更好地评估颈椎序列。连续的椎体向前移位正常者少于 2 mm，无论是外伤还是退变，相邻终板间移位大于 2 mm 或超过 11° 提示不稳定。同样，在前后位两侧外侧皮质外缘或关节柱外缘的连接线应光滑，呈波浪状，另外一条位于中线的棘突连线应为相对的直线。颈椎的正常前弓曲线取决于椎旁肌的收缩状态和头部的位置。肌肉痉挛时曲线变直。放置护颈圈也可产生矫直作用（"军姿"）。

这些平滑线在幼儿可出现例外，幼儿脊柱各部分生长率和软骨骨化的差异可导致假性半脱位，通常位于 C2 ～ C3，其次为 C3 ～ C4。假性半脱位表现为椎体后线偏移而棘突椎板线正常。

小关节方向倾斜，在理想的侧位投照上几乎完全重叠。然而，小程度的旋转可产生双关节突影像，这种变化通常是渐进的。如果突然出现双重影像导致"蝶形领结"外观，则表示单侧关节突跳跃。

常见的其他序列异常有局部脊柱后凸成角、脊柱前凸消失和斜颈。这些异常通常与其他的表现一起出现，并非损伤的独立表现。

颈部侧位 X 线片也应仔细观察颅颈交界区的序列。寰齿前间距（AADI，也称为齿状突前间隙），即 C1 前弓后缘与齿状突前缘之间的间隙，成人小于等于 3 mm。儿童由于骨化不全，可达 5 mm。测量超过此数值则指示为寰枢椎半脱位。当横韧带完整时，AADI 不会随屈曲或伸展而变化。但寰枢椎半脱位很少会由创伤导致，相反常由一些慢性疾病，如类风湿关节炎导致。开口位 C1 侧块与 C2 之间的关节间隙对称，C1 到齿状突的距离也是如此。C1 侧块外缘正覆盖在 C2 外缘上面。C1 侧块与 C2 偏离最常见的是位置原因，作为头部正常旋转或倾斜的一部分，此时 C1 双侧侧块应向同一方向移动。

齿状突和斜坡间的正常关系也可以在侧位 X 线片上评估。齿状突 - 颅底点线为从颅底点，即斜坡下尖部与沿齿状突背侧向头侧延伸的垂直线之间的最短距离，此距离应为 6 ～ 12 mm。颅底点和齿尖之间的垂直距离不应超过 12 mm。此距离的任何偏差都可表示寰枕关节脱位。

相邻椎板 / 棘突之间的距离是韧带损伤的重要标志，相邻平面的间距差异不能超过 2 mm。与之相似，在正位片相邻平面椎弓根间距差异不应超过 2 mm。C1 后弓与 C2 棘突间距不应超过 18 mm。

骨完整性异常包括骨折的直接和间接征象，应评估椎体高度、关节柱、椎板和棘突。如果无楔形变，C4 和 C5 正常情况下在头尾向距离短于相邻的 C3 和 C6 椎体。如果椎体的前部高度小于后部 3 mm，即应推测椎体骨折。在侧位 X 线片上应该确认。Harris 环是个环状结构，前部由椎弓根和椎体连接部皮质构成，上部由齿状突和椎体连接部皮质构成，后部由枢椎椎体后部皮质构成。半数正常者后下环不完整。Harris 环破坏常为 C2 骨折的唯一可见征象。"C2 肥胖征"表示 C2 椎体骨折并骨折片移位。在此情况下，C2 的椎体前后径大于相邻正常 C3 椎体前后径，因此定义为 C2 肥胖。通常，寰椎后弓也向前移位。

用于评估颈椎骨完整性的其他异常包括明显的骨折和椎体后线破坏。

颈椎损伤常会有软骨或关节间隙异常。应评估椎间盘间隙有无变窄或增宽。屈曲性损伤导致压缩平面上方椎间盘间隙变窄，而伸展性损伤通常导致下方椎间盘间隙，尤其是前部增宽。椎间盘间隙狭窄为非特异性征象，因为这也是退行性椎间盘疾病的表现。小关节增宽及关节突"裸露"是屈曲性损伤的常见表现。有后部牵拉时，椎板间距可增加。

在 CT 成为可选筛查方法之前，软组织异常在颈部损伤诊断中起了更重要的作用。X线片上应对所有的创伤患者进行椎前软组织评估。出血、水肿引起咽后软组织增加，通常提示可能有邻近骨折或韧带断裂。咽后间隙应从 C2 椎体前下缘测量至咽气柱。气管后间隙从 C6 椎体前下缘测量至气管气柱。作为概测法，成人和儿童咽后间隙超过 7 mm 为异常增宽，气管后间隙成人超过 22 mm、儿童超过 14 mm 为异常增宽。然而，软组织轮廓异常较软组织宽度是更重要的表现。鼻咽部软组织肿胀可为 C1 和 C2 损伤或面部骨折的线索。儿童腺样体组织常较明显，使此评估在年轻人尤为困难。颈部气肿并喉气柱扭曲提示喉部骨折，而咽后及纵隔气体提示食管损伤。巨大的椎前软组织肿胀很少发生于颈部损伤，更常因创伤患者的主动脉损伤或严重面部损伤导致。

（二）CT

CT 评估正常椎体序列和骨折原则相同，标准与 X 线片评估相似。矢状位重建图像为全面评估的最佳方法，可显示大部分骨折。冠状位重建图像可很好地评估颅椎连接部和关节柱。轴位图像可很好地显示椎体、椎弓根、椎板骨折，偶尔对关节柱骨折显示最佳。CT 表现包括骨折、明显的椎前水肿、序列不齐（包括椎体前线、椎体后线或棘突椎板线）、正常椎板间隙（棘突间隙）或椎间盘间隙增宽、正常关节突覆盖消失。关于小关节，在轴位 CT 图像正常呈汉堡样外观，上脊椎下关节突呈凸形面向前，下脊椎上关节突呈凸形面向后，共同关节面平直。矢状位重建图像小关节重叠如同屋顶的木瓦片，与侧位片表现相似。

（三）MRI

MRI 评估颈椎序列和骨性结构与 X 线片和 CT 方式相似。此外，MRI 可以更好地评估椎旁软组织、椎间盘、韧带、关节、颈髓、神经根和血肿。颈椎 MRI 显示韧带不连续性，无论是部分还是完全，均表明韧带损伤。MRI 可显示有或无椎前、棘突间或后颈部软组织水肿、邻近椎间盘水肿或损伤，可鉴别骨损伤的表现为急性还是陈旧性。

外伤后颈椎 MRI 的系统性观察应包括脊髓、硬膜外间隙、脊柱、韧带和血管的评估。颈髓应评估水肿、肿胀、出血和压迫。硬膜外间隙应仔细观察椎间盘突出、骨折片突入中央椎管和血肿。脊柱评估应包括椎体骨折、后组成部分骨折、骨髓水肿和椎关节强硬。需评估的韧带为前后纵韧带、黄韧带、棘间韧带和棘上韧带。最后，在轴位及矢状位和冠状位图像上应确认椎动脉流空，以排除创伤后夹层。

五、特殊颈椎损伤

（一）上颈椎

1. 寰枕关节脱位

寰枕关节脱位通常是致命的，但是疗法改良后生存率得以提高。侧位 X 线片上头颅相对 C1 明显错位可诊断为寰枕关节脱位。此类患者齿状突－颅底线失常。曾被认为罕见的寰枕关节半脱位通常不致命，可能与神经系统损害不相关，在颈颅 CT 上颅底点与 C2 间关系异常而被识别。

2. 枕骨髁骨折

随着 CT 应用的增多，枕骨髁骨折较以前认为的更常见是显而易见的。枕骨髁骨折有三种类型：Ⅰ型为枕骨骨折延伸到枕骨髁；Ⅱ型为单纯性枕骨髁骨折而无移位；Ⅲ型为骨折并骨折片移位进入枕骨大孔或上椎管。此损伤在矢状位或冠状位重建图像上最易识别。Ⅱ型和Ⅲ型骨折通常为翼状韧带撕脱伤。Ⅲ型枕骨髁骨折被认为是"主要"损伤。

（二）C1

C1 最常见的骨折是通过椎弓的双侧骨折。这种类型的骨折是因过伸，枕部和 C2 椎弓压迫 C1 椎弓所致。单侧椎弓骨折偶尔也会遇到。寰椎侧块内侧部分离骨折和前弓水平骨折也有报道。此类骨折更常见于老年患者。

Jefferson 骨折是前后弓均累及的 C1 环粉碎性骨折。Jefferson 骨折为头顶受打击并轴向载荷的结果，力从颅骨经枕骨髁传递到颈椎，C1 侧块在枕骨髁和 C2 上关节面之间被压缩，基于侧块的形状产生向心力而导致 C1 爆裂骨折。齿状突开口位或冠状位重建 CT 图像应仔细观察双侧 C1 和 C2 关节侧块间有无偏移。虽然 C1 侧块相对 C2 上关节面侧方移位提示存在骨折，但在 X 线片上有时难以发现骨折线。C1 异常时，单侧或双侧寰枢椎侧方偏移可达 2 mm，而 Jefferson 骨折通常偏移 3 mm 或以上。

（三）C1～C2

寰枢关节脱位通常与类风湿关节炎或唐氏综合征相关。寰枢关节脱位因寰椎横韧带断裂或韧带从 C1 侧块分离产生撕脱骨折导致，少数为创伤性。创伤性寰枢关节脱位通常是纵向牵拉的结果。寰枢关节脱位可通过屈曲侧位 X 线片诊断，也可在轴位和矢状位重建 CT 图像上显示。

寰枢椎旋转异常发生于两种情况：斜颈或急性创伤。斜颈发生于童年或青春早期，是寰枢椎的旋转移位（半脱位），可为自发性或与急性上呼吸道感染相关。旋转脱位或固定，导致 C1 固定"锁"于 C2 上。这两种类型旋转异常的特征都为头向某一方向倾斜时，在相反的方向上同时旋转。其放射学表现包括齿状突与枢椎关节侧块间距不对称、寰椎旋转的关节侧块前部横径增加、后部宽度减小，以及枢椎棘突从中线向头部旋转的反方向移位。侧位片上 C1 和 C2 的正常关系扭曲。CT 能更好地显示 C1 在 C2 上的显著旋转移位。

（四）C2

Hanged-man 骨折是 C2 双侧椎弓峡部骨折，也称为外伤性脊椎前移。Hanged-man 骨折通常为头部在颈上急性过伸的结果，但部分可能是过屈和轴向压缩所致。这些骨折通常与神经系统损害不相关，因为 C2 水平有良好的脊髓 - 椎管比率，以及双侧峡部骨折产生的椎管减压作用。

齿状突骨折在 X 线片可能难以显示。大多数骨折为横行或斜行，位于齿状突基底部。齿状突在屈曲性损伤时可向前移位，伸展性损伤时向后移位，侧向偏移的程度不定。安德森（Anderson）和达隆佐（D'Alonzo）将齿状突骨折分为三种类型：Ⅰ型是所谓的局限于齿尖的斜行骨折；Ⅱ型是位于齿状突基底部的横行骨折；Ⅲ型是延伸到 C2 体部的斜行骨折。其中最常见的是Ⅱ型骨折。骨不连为齿状突基底部Ⅱ型骨折的并发症，特别是在老年患者，而Ⅲ型骨折愈合不难。有研究认为Ⅰ型骨折可能不是真的存在，可能为齿状突未融合的末端小骨或颅底在齿尖上方影像重叠造成的马赫带现象。

（五）下颈椎

1. 爆裂骨折

下颈椎的垂直压缩损伤称为"爆裂"骨折。椎体骨折片向各个方向移位，后部骨折片不同程度地后移进入中央管，撞击或穿透脊髓腹侧面。通常情况下脊椎后弓也有骨折。这些表现在 CT 上显示最佳。正位 X 线片可看到垂直骨折线。侧位片爆裂骨折的特征为椎体粉碎并骨折片不同程度后移，正常椎体后线消失，正常的颈椎前凸曲度变直或仅轻度反转。需行 MRI 对脊髓损伤进行评估。

2. 屈曲泪滴状骨折

屈曲泪滴状骨折是爆裂骨折的一种特殊形式，椎体前下缘可见特征性的三角形骨折片，几乎总是伴有脊髓损伤。从神经学的角度来看，屈曲泪滴状骨折是最具破坏性的颈椎损伤。这种损伤是由剧烈屈曲力和轴向载荷复合所致，临床特征为急性前部颈髓损伤综合征或永久性四肢瘫。此损伤前纵韧带、椎间盘和后纵韧带均破裂。对后柱的牵拉力导致后部韧带复合体断裂及小关节半脱位或脱位。颈椎在损伤部位上方呈屈曲样改变（脊柱后凸成角）。

3. 伸展泪滴样骨折

伸展泪滴样骨折累及枢椎前下角。与屈曲泪滴样骨折相似，这种损伤也导致脊椎前下角三角形骨折片。然而在伸展泪滴样骨折中，骨折片是由过伸力撕脱所致。此型骨折在脊柱骨质疏松和退行性变的老年患者中更为常见。无论是伸展型还是屈曲型，特征部为泪滴样骨折片的垂直高度等于或超过其水平宽度。通常过伸泪滴样骨折只涉及 C2，但偶尔可涉及多个节段或仅涉及一个下颈部节段。此种骨折很少导致神经损伤。

4. 垂直劈裂骨折

椎体垂直劈裂偶尔发生，一般是矢状面上的压缩力导致的，通常为两个以上连续椎体骨折。此骨折在前后位 X 线片上显示得更明显，表现为垂直透亮线；侧位 X 线片可表现为非常轻微的前部楔形压缩，无明确的椎体变形。此种骨折大部分合并后弓骨折。这些表现在 CT 上较易显示。

5. 关节突脱位

双侧关节突脱位为屈曲性损伤合并牵拉力和旋转力的结果。受累平面小关节完全破坏，导致上位脊椎向前移位，以致关节突脱位（"跳跃"）到下位椎体关节突前方。上位椎体在下位椎体上方向前移位 50％或以上。较小程度的位移通常是因为单侧关节突交锁，脊椎在其他脊椎上方向前位移在 25％范围内和 4 ～ 5 mm。

CT 较易显示关节突脱位和骨折。识别下关节突位于上关节突前方可确定关节突脱位。如前所述，在 CT 轴位图像上关节突前方呈圆形，后方平直，相对的下关节突前方关节面平坦，后方呈圆形，结果导致小关节与汉堡相似。关节突跳跃导致脊椎旋转位于其他椎体前方并受累侧的小关节破坏，由此产生"汉堡包征"，圆形的关节突侧接触。关节突顶立也可以在 CT 上显示，在矢状位重建上显示最佳。CT 也显示了多数关节突交锁与关节柱（关节突）骨折相关。

6. 过屈扭伤

过屈扭伤的发生是由于牵拉和屈曲复合破坏相邻两个脊椎之间的韧带结构。所有后部韧带断裂，前纵韧带保持完整。在韧带断裂平面向前半脱位并颈椎过度后凸成角。这种损伤在最初的仰卧位 X 线片上常不被注意，当患者呈一定程度的屈曲，如立位 X 线片时更为明显。在 CT 上主要表现为椎板间隙和小关节增宽。尽管通常放射学表现轻微，但此种损伤极不稳定，最终可导致完全脱位。这种损伤需手术固定，通常包括后路融合术。

7. 过伸脱位

过伸脱位也称为过伸扭伤，通常发生于老年人，但也可以发生于高速机动车辆事故后的年轻人。这些损伤常伴面部损伤，并有急性中央脊髓综合征的体征和症状。前纵韧带断裂，椎间盘从损伤平面的上位椎体撕裂。纤维环的穿通纤维附着部常见小的撕脱骨折。椎体后移导致后纵韧带从邻近下位椎体剥离。颈髓在后移的脊椎及内折的黄韧带间被压紧或被骨赘刺穿，这种冲击导致中央脊髓出血及中央脊髓综合征。

此损伤 X 线征象可较轻微，序列正常但广泛椎前软组织肿胀。此损伤的"特征"为椎间盘间隙增宽，可在 X 线片或 CT 上显示。任何椎间盘间隙增宽，尤其是老年椎关节强硬的患者，应警惕此损伤的存在，并应行 MRI 检查确认前部刺带损伤。2/3 的患者出现颈椎下终板前部的撕脱骨折。撕脱骨折片的水平宽度大于垂直高度，可将此骨折与枢椎伸展泪滴样骨折相鉴别，后者撕脱骨折片垂直高度等于或大于水平宽度。

8. 后组部分骨折

（1）棘突骨折：铲土工骨折为下颈椎和上胸椎棘突的分离骨折。此骨折的产生是由于对抗棘间韧带、棘上韧带的反向力量，上颈段被迫屈曲导致的撕脱骨折，也可能是伸展时棘突相互挤压所致。

（2）关节柱、关节突、椎板、横突骨折：关节柱和关节突骨折是在过伸时压缩力或与过屈时相应的剪切力和压缩力所致。单侧骨折可由侧屈导致。大多数关节柱或关节突骨折在 X 线片上不显示，但通常 CT 可发现。这些骨折常见，占所有颈椎骨折患者的20%。骨折的表现不一，可为垂直或水平骨折线、压缩变扁或关节柱楔形变。急性或迟发性神经根病是关节柱骨折的重要线索。

椎板骨折很少单独发生，通常和其他累及椎体或后组部分的骨折伴发。随着 CT 应用的增加，横突骨折经常可见。此种骨折可以延伸到横突孔，可引起神经根和椎动脉损伤。

9. 挥鞭样损伤

挥鞭样损伤通常是低速汽车碰撞所致。虽然曾被描述为过伸/过屈损伤，但最近研究表明，挥鞭样损伤是轴向载荷和围绕异常中心旋转复合的结果，导致椎间盘前部牵拉伤及后部关节突压缩损伤。影像学在挥鞭样损伤中的作用仍有待确定，肯定的是可行 CT 检查以排除骨折。MRI 能检测各种软组织损伤，特别是有益于椎间盘、颈部韧带和脊髓的评估。

10. 无放射影像异常的脊髓损伤（SCIWORA）和轻微放射影像异常的脊髓损伤（SCIMRA）

偶尔会发现患者无骨折或脱位证据，或只有轻微退行性改变。儿童常出现脊髓损伤而无骨折或脱位的证据。8 岁以下儿童较 8 岁以上者神经系统损伤更严重，上颈髓病变更多。SCIWORA 可见于脱位并自发性复位的成人，也可继发于婴幼儿脊柱的固有弹性。SCIWORA 患者长期预后不良。

相同的损伤也见于有严重神经损害，但 X 线或 CT 检查只有退行性改变的老年患者。虽然有人也称这些损伤为 SCIWORA，但笔者建议称此为轻微放射影像异常的脊髓损伤，或 SCIMRA。

11. 相关神经损伤

脊髓损伤常与脊柱骨折脱位、双侧关节突交锁、泪滴样骨折和严重粉碎性骨折及单侧关节突交锁相关。MRI 能发现脊髓压迫和（或）椎管内血肿的存在。MRI 通过显示内在脊髓损伤，包括水肿、肿胀和出血，有助于确定长期预后。弥散加权成像可早期检测脊髓损伤。出血性脊髓挫伤患者与非出血性脊髓挫伤患者相比，预后极差。脊髓损伤后的晚期表现包括髓内或髓外囊肿（脊髓空洞症）进行性增大、进行性脊髓软化、栓系及粘连和（或）脊髓萎缩。

（六）稳定性与不稳定性：成像标准

稳定性是脊柱外科医师和放射科医师争论的主题之一。脊柱外科医师需要知道的特定信息有所有骨折的存在和位置、骨折片或椎间盘突出部分是否侵犯椎管或神经孔、对椎体稳定性的影像学评估。脊柱的稳定性取决于主要骨骼构成、椎间盘、小关节和韧带的完整性。因此，影像学在急性脊柱损伤的一个关键作用就是检测不稳定性。无论影像学表现如何，当急性神经系统损害与脊柱结构性异常相关时，就可确认为临床不稳定。

当结构性异常足以破坏椎体或其软组织的有保护性的生物力学完整性，以及有新的或进一步的神经损伤的风险时，也可以推断为临床不稳定。

没有公认的不稳定性的定义。从影像学角度来看，应寻找破坏 Denis 中柱的证据。已被证明表明不稳定的影像学征象如下。

（1）脊椎移位。

（2）椎板或棘突间隙增宽。

（3）关节突关节（小关节）增宽。

（4）横向和垂直面椎弓根间距增宽。

（5）椎体后线异常。

正如已经讨论过的，有人采用"主要"和"次要"损伤的分类方法以确定脊柱损伤是否稳定。以下类型的骨折考虑为不稳定：双侧小关节脱位、屈曲泪滴样骨折、伸展泪滴样骨折（伸展时不稳定）、Hanged-man 骨折、Jefferson 骨折和过伸骨折－脱位。其他的强烈提示不稳定的表现包括失去前部或后部结构完整性、半脱位大于 3.5 mm、脊柱后凸大于 11° 和创伤性椎间盘间隙增宽或变窄。

六、治疗方案

疑为颈椎损伤患者的治疗包括立即固定、体格和神经系统检查及 X 线片评估。如果损伤为不稳定，需应用钳子行骨牵引。有脊髓休克时，可能难以最初确定神经损伤的程度。一旦脊髓休克缓解（24～48 小时），神经损伤就可以更准确地被评估。根据不同的损伤类型进行不同的外科手术。

第六节　胸廓及胸腰椎损伤

一、生物力学

骨折的机制及损伤的生物力学决定了骨及支持结构受损的类型。从前方来的直接冲击会使胸骨后移，可致胸骨骨折和（或）心脏挫伤。直接的冲击会使肋骨内移，可致肋骨骨折和（或）气胸或肺挫伤。肋间动脉出血也可能发生。

脊椎可因直接或间接暴力而受损。需要对轴向载荷与其他类型损伤（如屈曲、伸展、扭曲型）加以区别。在轴向外伤（如跳伞或其他跳跃，或从梯子及其他高处坠落）时，外力全经轴向骨骼传导。轴向载荷损伤与脊椎多发骨折有关，也会合并下肢损伤。脊柱受迫向前或向后弯曲时，发生屈曲或伸展损伤，无论是否合并扭曲型损伤。以上机制对脊椎施加不同的外力，导致特定类型的损伤。某些损伤类型提示其机制，应怀疑可能伴随合并损伤，如导致安全带损伤的屈曲－分离机制常同时引起腹部脏器损伤。同样，看起来无害的横突损伤可与内脏损伤有关。由于人体有保持其理想形态及功能的趋势，当外伤发生时并不总能弄清是哪个机制。外伤的严重程度并不总与骨骼损伤的严重程度相关，可能外伤过程中移位明显，但随后自发恢复了。骨骼可看起来接近正常，排列良好，但软组织损伤是巨大的，可能导致残疾。冲击时发生的一过性椎体移位可导致创伤性脊髓损伤，但影像学检查时可为正常。需要意识到，在评估骨骼系统损伤时，即使 X 线平片或 CT 上仅见到骨骼外伤变化，也可能有额外或伴随的软组织外伤。有的患者，外伤致椎间盘突向椎管，虽然椎体表现正常，却发生截瘫。

胸腰椎外伤的治疗，应基于对患者临床及影像学信息的系统评价。文献中有诸多分型系统，将更好地定义及辅助治疗决策。这些系统一般基于解剖机构（Holdsworth 和 Denis 的三柱系统）或损伤机制（AO 系统）。

霍尔兹沃思（Holdsworth）将脊柱分为两柱，即前柱和后柱，以区分损伤，兼顾骨及韧带。丹尼斯（Denis）在传统的后韧带复合体及前纵韧带之间引入了中柱或中间骨韧带复合体的概念。此所谓中柱骨折，既有脊柱骨折，也有神经损伤。Denis 系统包括四种不同的脊柱损伤类型：压缩性、爆裂、安全带损伤及骨折－脱位。每种可进一步细分为 16 种亚型。当使用三柱的概念时，一般认为单柱损伤（通常为前柱）是稳定骨折，而两柱或三柱损伤则为不稳定骨折。

AO 系统基于损害的形态及病死率的程度进行区分，包括三种类型：A（压缩骨折）、B（分离骨折）和 C（骨折－脱位），可组合成 27 种亚型。但迄今为止，没有一种类型能够得到广泛接受，这是由于缺乏实用性及可重复性。另外，有些系统过于简单，缺乏足够的临床相关的信息；另一些则过于复杂，包含不实用的变量。

由于脊柱失稳的存在，治疗决策需考虑外科干预。2005 年，瓦卡罗（Vaccaro）及合作者推出了胸腰椎损伤的新的分类系统——胸腰椎损伤及严重程度评分系统（TLICS）。此分类系统由骨折的形态学、后纵韧带复合体（PLC）的完整性及神经状态决定，依据三个项目的严重程度给予不同分数，最后取分数之和为总分。TLICS 将 PLC 的完整性列为需要外科干预的决定因素之一。总分 5 分或以上提示需要外科治疗，3 分或以下可非手术治疗，4 分的患者的处理可以是保守治疗，也可手术。既往研究表明，TLICS 在不同的观察者中重复良好。

由于后纵韧带复合体的完整性是决定稳定性的最重要因素，前种分类中强调的中柱概念已大半舍弃。胸椎的稳定性部分由胸廓提供，故而考虑胸椎损伤时应留意是否存在同平面的肋骨骨折。

二、影像学

（一）肋骨骨折

1. X 线平片

肋骨骨折通常首先在胸片中发现，这是外伤时常规的检查。但胸片主要用于了解呼吸系统，以及肺是否有影响氧合与循环的损伤，并非为了特异检查肋骨骨折。由于主要是为了排除肺、心及纵隔的大的异常，胸片的技术条件对于发现肋骨骨折并非最优。在不太严重的外伤时，应用低千伏技术（50 ~ 70 kV，基于钙的能量吸收特征）可提高肋骨骨折检出的敏感性。即使如此，敏感性仍低，X 线平片漏诊接近 50%。肋骨骨折不仅 X 线平片容易漏诊，临床也很难察觉，而且几乎不可能与肋骨挫伤鉴别。肋骨骨折位置多变，胸廓呈环形结构，因此总是难以得到肋骨与射线束垂直的图像，故而容易漏诊。肋软骨部分的骨折 X 线平片无法发现，却可在 CT 或 MRI 上检出。

肋骨骨折的数量和部位可提示严重的创伤事件。

单发肋骨骨折几乎不留后遗症，诊断本身对治疗影响不大。但肋骨骨折也可引起并发症，包括胸膜、肺或肋间动脉的裂伤，引起气胸或血胸。两处以上发生的两根或更多的肋骨骨折，引起胸廓骨性连续性中断，可致连枷胸。胸廓节段性的不稳定，引起呼吸时的反常运动，可导致呼吸功能不全、肺不张、氧合减低，且几乎会引起肺损伤。胸壁不稳定也可由肋骨或肋软骨骨折合并胸骨骨折引起。

第 1 ~ 3 肋骨折可引起胸膜外血肿，位于肺尖，也被称为肺尖、胸膜帽；也可以是锁骨下动脉损伤或纵隔血肿向胸膜外延续的后果。因此，这是进行 CT 血管成像以排除血管损伤的指征。

2. 多层螺旋 CT

严重外伤的患者，为了检出多发伤，多层螺旋 CT 已成为标准处理。由于 X 线平片敏感度低，CT 扫描中通常可以见到更多的肋骨骨折。怀疑连枷胸也是指征。

3. 超声

超声有助于检出肋骨骨折，但临床中并不常用。

4. MRI

MRI 无助于检出肋骨骨折，但在怀疑肋软骨损伤、隐匿性胸骨柄及胸锁关节脱位时十分有用。

5. 核医学

在骨显像中常可见肋骨局灶摄取。这可能引起疑惑，尤其是在肿瘤患者怀疑骨转移时。这种摄取并不必然提示转移。尤其是只有一处病变，骨骼的其他摄取未见时，此处病变可以是之前的肋骨骨折所致。同时，在肋骨完全修复的数月内，局灶摄取一直可见。这些病变通常进行活检，以排除转移，以免对治疗造成影响。但典型的良性创伤相关肋骨骨折是多发的，与肋骨垂直。

（二）胸骨骨折

1. X 线平片

事实上，胸骨骨折在前后位 X 线片上无法诊断。侧位 X 线片更有用，通常足以做出诊断。但多发伤的患者，胸壁受损严重，通常行 CT 检查能发现这样的骨折。如果足够警惕，通常这样的患者胸骨处有局限的疼痛，触诊有捻发感。胸骨骨折可并发肺及心肌挫伤，但是大的损伤不常见。

直接创伤，比如来自方向盘或安全带的前后方向的压迫，通常导致远段碎片后移。间接创伤，比如严重的屈曲和轴向压缩，通常导致近段碎片后移，这种损伤伴有胸椎损伤。

胸骨骨折的患者大多数发生机动车事故，他们常为安全带所限制。骨折多位于胸骨体，一半以上为非移位性。大多数病例同时发生胸廓及脊柱骨折、多位肋骨骨折，继发肺挫裂伤、心脏挫伤。13％的患者被诊断为一个或多个脊柱骨折。非移位骨折中伴发损伤的概率低于移位骨折。

2. 多层螺旋 CT

多层螺旋 CT 是诊断及描述胸骨骨折的理想手段，尤其当 X 线平片为阴性，但临床强烈怀疑骨折时为"金标准"。由于其空间分辨率高，重建可以得到骨折的胸骨的高质量图像。此外，胸骨骨折如引起后方血管结构损伤，可引起纵隔出血。在多层螺旋 CT 上，平扫出血呈高密度，增强后见对比剂溢出，特别是在晚期（静脉期）扫描。

3. MRI

MRI 能很好地诊断胸骨损伤及相关的血肿，但在急性创伤时常无指征或难以施用。尤其胸骨柄及胸锁关节损伤在磁共振成像上易于诊断。对于有症状，CT 为阴性结果或无法行 CT 检查时可行 MRI。

4. 超声

超声可用于检查胸骨骨折，但临床实践中一般不使用。

（三）胸腰椎骨折

1. X 线平片

X 线平片通常是外伤后评价胸腰椎的首选影像学检查。对于胸椎，应采取侧位及前后位摄片，但此种常规可能被放弃而采取 CT，尤其是在遇到多发伤的患者时。对于传统 X 线平片，应意识到侧位 X 线片上 3～4 椎体常由于肩部及上胸部重叠而显示不佳。可尝试泳者姿势以显示上胸椎，但这并不实用，尤其对于严重创伤患者。对于腰椎，大多数情况下传统的前后位及侧位 X 线平片足以描述损伤。大多数胸腰椎损伤累及胸腰段，因此需额外以胸腰段为中心点摄片。

多发伤时容易因关注威胁生命的损伤而遗漏上段胸椎骨折。大多数此类患者可以发现椎旁线增宽，椎体高度降低，无论是否存在肿瘤。但不能因发现椎旁线增宽诊断椎体骨折时，就认为纵隔异常一定是由椎体损伤引起的，仍需排除血管损伤。在高分辨率肺部增强 CT 上，如骨折的椎体旁可见血肿推移主动脉，其他正常且未见血管旁血肿，可排除创伤性主动脉损伤。

在前后位及侧位 X 线片上，椎体高度降低及骨皮质破坏，无论是否合并移位，都可作为脊柱骨折的特征。当骨折本身显示不清时，椎旁软组织线增宽可作为间接征象。前后位上椎弓根间隙增宽，高度提示椎体损伤。棘突间隙增宽和（或）小关节分离时，应高度怀疑后部软组织损伤。

2. 多层螺旋 CT

多层螺旋 CT 是诊断脊柱骨性损伤及肿瘤的终极影像学技术，在创伤性脊柱损伤的诊断工作中起关键作用。

CT 显示胸腰椎骨折优于 X 线平片，敏感度为 94%～100%，而传统 X 线平片仅为 33%～73%。CT 也优于磁共振成像，尤其是骨折位于脊椎后柱，CT 能对骨折的准确部位、大小、累及范围进行更精确的描述。

由于如今的多层螺旋扫描装置能在大体积内产生各向同性的体素，脊柱可以在任何平面高分辨率地观察。脊柱图像应分别在轴位、冠状位和矢状面重建，以提供对骨性结构的理想评价。图像应以合适的骨算法重建，在骨窗位观察。

对于多发伤的患者，常行胸部及腹部多层螺旋 CT 检查以了解是否存在内脏损伤。这些数据以合适的方法重建，能容易得到脊柱的优秀图像。得到腹部 CT 数据时，腰椎 X 线平片并不能提供更多价值。此外，并不需要做专门的腰椎 CT 检查。腹部 CT 数据提供的多平面重组图像能比 X 线平片显示更多的骨折，相对专门的腰椎 CT 也不会有遗漏。

基于标准的胸部及腹部多层螺旋 CT 创伤扫描方案的靶向重建，对胸腰椎做出准确的评估是可行的。4 mm×1 mm 和 4 mm×2.5 mm 准直器具有相同的灵敏度和特异度，能提供更高的诊断信心。

胸腰椎骨折应总是在三个标准平面观察，这是由于仅看轴位可能遗漏某些骨折（如 Chance 骨折），CT 一个轴位切面看到 2 个椎体意味着几乎可以肯定存在脊髓横断损伤。

如果 CT 上见到棘突间隙增宽、小关节分离，如同传统平片所见，临床应怀疑韧带损伤。

3. MRI

对于怀疑胸腰椎损伤的患者，MRI 是 CT 的辅助诊断手段。它并不常用于评价骨折，而应保留用于特定适应证，如存在神经功能缺损、评估可能的后纵韧带复合体损伤（如已知的爆裂骨折，或基于临床发现），以及 X 线平片和 CT 正常，临床仍有怀疑的患者。MRI 是评价软组织病理，尤其是后纵韧带复合体完整性的影像学技术之选。其也可准确显示脊髓病变、创伤性椎间盘突出、（硬脊膜外）血肿或肌肉拉伤。

成像序列应包括短 T_1 反转恢复技术或脂肪饱和 T_2 加权成像，因为这些序列对现实骨髓或软组织水肿最为敏感。而 T_1 加权及 T_2 加权成像用于显示解剖及可能的病理情况。脊髓内或硬膜外出血可在梯度回波序列上准确显示。

数项研究评价了 MRI 在诊断胸腰椎后纵韧带复合体损伤中的价值。MRI 被证明优于体格检查和 X 线平片。

近期由温克尔霍费尔（Winklhofer）及其同事进行的一项研究发现，胸腰椎外伤患者的磁共振成像，比 CT 对骨折及软组织损伤的显示有了可观的改善，对总体的外伤分型及随后的治疗处理起了重大的改变。

第七节　脊柱退行性病变

一、临床表现

椎间盘退变症状的存在与影像学特征没有相关性。

脊柱结构异常引起的疼痛，称为骨样疼痛。椎管的神经根受压引起的疼痛，称为皮区疼痛。骨样疼痛可能局限于脊柱区域，也可累及邻近区域或四肢。颈部骨样疼痛通常被称为颈肩痛，腰部疼痛通常被称为腰腿痛。皮区疼痛也可能出现在脊柱区域，但更多见于受压神经支配的四肢区域。

椎间盘源性疼痛在弯腰或提物活动时可加重，休息则缓解，特别是躺着休息时。个体疼痛的相对随意性开始于白天。患者可能偶尔发现自己因疼痛和痉挛而肢体僵硬。在检查时，竖脊肌紧张并运动受限，并且可能存在触诊时触痛程度有变化。神经系统检查时虽然直腿抬高可能受限，但不能确定具体的异常情况。

面部疼痛可能因休息而加重而导致睡眠障碍，运动时会减少疼痛。疼痛和僵硬感存在于起床时，但在白天改善。症状可能由于脊柱前凸时久坐或站立而加重。检查不明显，只有患者屈曲颈椎或触摸脚趾时除外，但在伸展性方面可能受到明显限制。深部触诊可能显示受影响的关节面区域的压痛，并且没有神经功能的缺损。

椎间盘源性疼痛和面部疼痛可以一起发生，并导致临床特征的组合或混合，有时导致持续性的疼痛，在所有方向上明显限制脊柱运动，以及相当程度的压痛。

由脊柱退行性变引起的神经根压迫产生的疼痛通常在神经根分布的区域，可能不会影响分布区域的整体程度，并且皮层之间存在重叠。在颈椎，黄韧带的压迫也可能影响疼痛的分布；在胸椎，椎间盘突出通常表现为非特异性背痛，或进行性截瘫、反射亢进、感觉和针刺水平的改变，偶尔有泌尿系统问题。神经根压迫也会导致运动和感觉的变化，包括运动强度降低、感觉丧失和四肢深部肌腱反射评估异常。中央核疝可能产生严重的背痛和双侧腿痛。外周神经根的损伤总是不同于脊柱退行性变引起的神经根刺激。来自上颈椎的神经根压迫产生的疼痛可以延伸到枕骨部。

二、病理学

脊柱退变是一个自然过程，尸体解剖研究显示，到 49 岁时 60% 的女性患者和 80% 的男性患者会出现椎关节强硬度的变化，到 70 岁时 95% 的患者会发生椎关节强硬度的变化。椎间盘退化开始于髓核水分的逐渐丧失，从出生时的 90% 下降到第三个 10 年的约 75%。存在一个胶原逐渐从纤维环向髓核向心性向内侵入的过程，以及软骨细胞的减少和髓核内蛋白聚糖的变化。随后，髓核变得硬实、扁平和干燥，胶原含量明显增加，并且没有区分纤维环的可辨别征象。到中年时，分裂和裂缝形状与终板平行地朝向髓核的上部和下部，并且随着衰老而进展，它们延伸到纤维环的外部，在那里可能发生血管内再生。在纤维环中，最初纤维碎裂、黏液样变性，以及出现裂缝和空腔，这些可能导致在椎体的纤维环边缘处的撕裂，通常存在于 50 岁以上的患者。在纤维环中的胶原层之间形成同心圆状裂缝或撕裂，并且也可以从髓核向周边放射状地发生辐射状的断裂。这些放射状的撕裂可以或不可以延伸通过纤维环的外部，并且也是髓核内容物通过纤维环并产生髓核突出的通道。这些脱垂已经显示在颈椎和腰椎中通常含有纤维软骨。软骨终板的早期退行性改变包括纤维化、纵向裂隙和裂口形成。这也可以通过终板的钙化和随着年龄的增长出现的骨髓联系通道的阻塞而强化。随着退变的进展，存在着软骨的广泛损失，并伴随血管内再生和伴有残留软骨岛的骨化。不规则骨化可以是在邻近椎体广泛存在的致密骨硬，也可以是残留椎体骨终板骨硬化。

在椎体周围的边缘存在骨质增生，其中在椎间盘中存在退行性的变化。它们最初在椎骨缘处通过促进纤维环的软骨内骨化形成，并且通过骨膜下新骨的形成而增大。骨赘最初是粗糙的小梁或密实的小梁，但是能变成松质骨与椎体的骨髓腔相连续，并且可以在大小上有所变化，但很少与椎间盘相联合。

退变可能影响多个运动节段，最常见的是累及中部颈椎和下部腰椎。在某些情况下，它可能开始于相对较早的年龄，并且与外伤或过度使用有关。退变还可能导致韧带或神经根的受压，主要是髓核通过纤维环的突出、纤维环的膨胀、小关节的骨关节炎导致或继发于退行性改变运动节段的不稳定。

三、疾病的临床表现

（一）椎间盘退变

1. X 线平片

脊柱的 X 线片可以满意地显示脊椎，但在显示脊柱软组织方面具有明显的局限性。椎间盘变化的显示仅限于椎间盘高度的评估。尽管在后期阶段，椎间盘高度的损失能清楚地显示，但在早期椎间盘空间的损失可能容易受不同观察者、横向角度测量的困难和 X 线片旋转的制约。与相邻的椎间盘相比，可以看到其早期减小。但应当注意的是，椎间盘的高度通常在 L1 和 L4 ～ L5 腰椎之间是逐渐增加的，而 L5 ～ S1 的高度又再次减小。椎间盘空间变窄可能是不对称的，应该在脊柱的前后位 X 线片和侧位 X 线片上进行评估。通常可以精确评估多骨的脊椎终板的不规则性，但硬化是一个相对的特征，并且在受试者之间可以正常地变化。如果存在不对称性变窄，特别是如果其与脊椎骨质疏松症相关，其可能局限于终板的一部分。在胸椎，椎间盘空间不断变窄可能与终板的不规则性有关，并与原先椎体高度的损失相关。虽然单个椎间盘的高度可能受到影响，但如果涉及 3 个或更多个连续的椎间盘高度，则被称为舒尔曼病（Scheuermann disease）。在严重的情况下，这些青春期变化的存在可能导致一定程度的后凸。

真空现象可以出现在椎间盘变薄的区域内，它可以通过延伸到脊柱而增强。这些区域可能局限于纤维环插入椎体的边缘处，并且可能与骨赘形成有关。椎间盘物质内的真空现象反映了裂缝的形成，并且有助于排除感染性病变，其为椎间盘积气的罕见原因。

多发椎间盘空间狭窄、硬化和骨赘形成可以发生于年长患者的颈椎和腰椎，并且可能与后者伴有不对称性椎间盘空间变窄的退行性脊柱侧凸有关。

骨赘表现为来自椎体边缘的骨性突起，通常在终板的稍下方，少见于终板边缘。骨赘必须与弥漫性特发性骨肥厚（Forestier 病）的前纵韧带的流动性骨化区分，后者可能连接整个椎间盘空间并累及椎体的前表面。

屈曲和伸展侧位 X 线片已被用于评估相对线性和旋转的椎体间移位。运动的正常范围一直是个有争议的话题。在颈椎和腰椎中，有 20％的正常受试者可观察到 4 mm 或更大的腰椎水平移位，并且除 L5 ～ S1 之外，在所有水平中，有 10％的人具有 3 mm 或更多的水平移位。

2. MRI

在 MRI 上可以很好地显现椎间盘退变的过程。正常髓核在自旋回波 T_2 加权序列像上呈高信号和周围的纤维环呈低信号。普菲尔曼（Pfirrmann）及其同事已经对椎间盘在自旋回波 MRI 序列 T_2 加权成像上的影像表现进行了分级（表 7-3）。椎间盘 I 级被描述为"棉球"，在整个椎间盘上具有均匀的高信号，并且主要见于年轻人。椎间盘 II 级仅因中心水平存在低信号的裂口而不同，并且也被认为是正常的。在椎间盘 III 级中，髓核中的高信号减少而椎间盘的高度没有损失或有微小的损失，表示为退变的早期阶段，并且可能有髓核和纤维环之间差别的损失。椎间盘 IV 级显示椎间盘高度的一些损失，这个也可以在 X 线片上观察到有广泛的信号丢失。椎间盘 V 级表示几乎完全丧失椎间盘空间的终末阶段。

表 7-3　基于矢状位 T_2 加权磁共振成像的椎间盘退变分类

分级	区别 *	信号强度†	程度
I	是	均匀高信号	正常
II	是	高信号伴有水平黑带	正常
III	模糊	稍微降低，轻微的不规则	轻微降低
IV	丢失	中度下降，低信号区	中度降低
V	丢失	低信号，有或没有水平高信号带	塌陷

注：* 来自纤维环的髓核。

†髓核。

尽管与症状没有关系，但这种分级系统具有良好的观察者内和观察者间的相关性，并且作为一种描述性的方法是有用的。椎间盘的高度可以直接在监视器上测量，并且可以使用特殊的技术，但最常使用的是与相邻椎间盘进行比较。退行性过程也导致纤维环失去其强度并且向外凸出，超过椎体边缘的轮廓。这个过程循环往复，取决于椎间不同区域的压力变化。在轴向平面，可以看到纤维环延伸超过椎体轮廓并均匀地围绕整个椎体，并且在矢状位 MRI 图像上，可在每个部分看到纤维环突出超过椎体。颈椎间盘在相对较小的年龄就开始退变的过程，随着椎间盘前外侧方的裂隙从髓核向神经中枢关节发展。

椎间盘中气体的存在可能导致在 T_1 和 T_2 加权图像上呈低信号。退变椎间盘内的钙化将在 T_1 加权图像上产生低信号，但偶尔，细小的钙化可能导致 T_1 时间的缩短和信号强度的增加。

（二）后纤维环撕裂

裂缝可能在同心圆状纤维之间的纤维带中形成或以放射状形式形成，或者可能产生两者的组合。这个过程可能与创伤性发作有关，特别是在年轻的患者中，但是已经证明发生的频率随着年龄而增长，这正如研究中所示。这些裂缝仅能由 MRI 和椎间盘造影术显示。

椎间盘后纤维环撕裂可以在 MRI 矢状位中看到。椎间盘高度通常在 T_1 加权图像上显示，并且与中线图像和通过椎间盘扫描的轴向图像上后纤维环的小中心突出有关。在 T_2 加权的快速自旋回波 MRI 序列上，可以看到一个通过低信号的纤维环和一个小的中心突出的高信号强度的线样轨迹。在一些情况下，它们可能被看作外纤维环中的一个亮点，它与髓核的其余部分分离并作为一个高信号强度区。在 MRI 上有时可能看不到后纤维环的撕裂；与尸体解剖切片对比，MRI 只有 67% 的灵敏度。如果注射含钆对比剂，可能观察到强化的后纤维环裂缝，并且后纤维环裂缝的强化几乎总是发生于高信号强度区域。

显示后纤维环撕裂最好的方法是将对比剂直接注射到髓核中的椎间盘造影术，随后进行 CT 扫描，它将明确纤维环中的流动模式。MRI 上伴有高信号强度区的撕裂在 CT 椎间盘造影术上显示为代表一个放射线状和同心圆状撕裂的组合，并且与症状相关的显著性已经成为重要争论的焦点。阿普里尔（April）和博格达克（Bogduk）发现高信号强度区的存在，对严重中断的和有症状的椎间盘具有的阳性预测值是他们推断高信号强度区是内部椎间盘破裂的迹象。随后，研究人员寻找高信号强度区域和椎间盘造影术时的疼痛之间的相关性时得出了相互矛盾的结论。该征象也被报道对于椎间盘造影术引起的疼痛具有较高的特异性和阳性预测值（分别为 95.2% 和 88.9%），但是受限制于敏感性差（26.7%）。其他作者也报道了高信号强度区域和痛苦的椎间盘造影术之间的高度一致性。然而，其他研究也发现高信号区的存在与椎间盘造影术时疼痛的反应之间没有统计学相关性。进一步研究显示，在受试者椎间盘的高信号区注射对比剂后，大约 70% 的受试者会产生显著的疼痛。

在腰椎间盘的 MRI 研究中，已经报道高信号强度区是患有低腰部和腿部疼痛患者的常见表现（患病率为45.5%），但没有界定具有特定临床特征的患者。也已经报道在20～50岁的无症状志愿者（两名观察者为32%和33%）中，高信号强度区具有较高的发生率。最近对高信号强度区自然史的研究表明，许多保持不变，而其他的回归或强度增加，并且在高信号强度区的改善或加重方面与症状的变化之间没有相关性。在目前所有证据的基础上，后纤维环撕裂的发生率随年龄增加，并且在无症状的人群中也是常见的。它可能是疼痛的来源，但是不确定高信号强度区域是不是比其他后纤维环撕裂更加常见的疼痛来源。

（三）髓核椎间盘突出

在后纤维环中的放射线状撕裂使得髓核能够穿过纤维环并且导致突出延伸超过椎间盘的正常边缘，并由椎体端板的边缘显示。这样的突出可能包括纤维环和终板物质，特别是在颈椎中。

影像的重要性在于精确地显示解剖特征和椎间盘突出的程度及其对神经根的影响。椎间盘突出的分类最常见的是基于形态学模型，其中包括正常椎间盘及椎间盘膨出、突出、挤压和脱出等类别。椎间盘膨出指的是四周对称性延伸超出椎间盘的空间。椎间盘突出表示局灶性或非对称性延伸超过椎间隙，并保留外侧的纤维环/后纵向韧带复合体，伴基底部相对于原椎间盘比突出的任何其他直径更宽，并且髓核样物质与髓核相连续。椎间盘挤压是局灶性的破坏外部纤维环，基底部相对于原椎间盘比挤压的任何其他直径更窄，但是保持与原髓核的连续性。椎间盘脱出表示椎间盘物质与原椎间盘的连续性完全丧失，同时迁移远离椎间盘。

1. X线平片

X线片在椎间盘突出症的诊断中没有多大价值，并且不能直接或间接地显示神经结构。

2. CT

CT能显示在椎管内的椎间盘突出症，并且是禁忌MRI患者的一种替代检查方法。

在颈椎CT扫描中，有可能出现来自肩部的条纹状伪像。但多层扫描仪可以很好地规避，并且可以通过图像重建而消除。未强化的CT不能区分颈椎和胸椎脊髓中的韧带。在CT上，椎间盘突出的物质将显示为与椎间盘相邻的局灶性肿块，具有50～100 Hu单位的衰减值，并且在中心或后侧向椎管内突出。低衰减的硬膜外脂肪将被消除，硬膜囊受压变形。神经根将向后移位并且可能挤压椎管的骨边缘。已经移位的椎间盘碎片应仔细评估，并且不要与硬膜外静脉、联合神经根和背侧神经节混淆。占据椎管大部分的较大的椎间盘突出可能因为椎间盘和硬膜囊之间的清晰度损失而被误诊。CT是显示椎间盘物质钙化的理想选择。据报道，在胸椎椎间盘突出中发生的钙化高达75%，以及骨赘形成或终板碎片，特别是在颈椎中。

在CT上难以区分椎间盘突出和挤压，但是通过多层螺旋CT系统的容积扫描和矢状面重建，可以看到椎间盘突出和椎间孔中的神经根受压情况，并能得到进一步的提高。

据报道，颈椎 CT 的精确度为 72%～91%，但这些研究是在多层螺旋 CT 之前进行的。另据报道，腰椎 CT 的精确度为 73%～83%。

在颈椎和胸椎中，CT 检查可以与鞘内注射对比剂相结合，这将增加神经根和脊髓的可视化，精确度报告高达 96%。

3.MRI

MRI 是用于评估具有疑似椎间盘突出患者选择的一种成像模式。大多数医院可进行矢状位、轴位 T_1 加权成像和快速自旋回波 T_2 加权成像序列扫描，但是一些倡导者更加局限于初始的成像序列。在颈椎扫描中，可能优选一个梯度回波 T_2 加权的轴位 MRI 序列。在矢状位 T_1 加权图像上，椎间盘呈均匀的中等信号，在一个或两个图像上，椎间盘脱垂向后延伸到椎体后缘的后侧。低信号硬膜囊的受压程度取决于椎间盘突出的位置和高信号硬膜外脂肪的厚度。在矢状位 T_2 加权自旋回波序列上，椎间盘突出的髓核物质将通过突出的、超过脊椎后线低信号的后纤维环显示为增高的信号。已经明确定义椎间盘突出与神经根的关系，并且能识别神经根的变形和移位。这种关系的评估非常重要，并且已经分级，其取决于椎间盘是否接触、移位，还是压缩神经根。

椎间盘突出部分将显示为环形纤维和后纵韧带外缘的一低信号的完整线。在轴位 T_1 加权图像研究中，局部突出可以通过低信号的硬膜囊和高信号的硬膜外脂肪进行鉴别，T_2 加权成像序列将显示神经根在硬膜囊内并从硬膜囊内发出。已经穿透外环形纤维的椎间盘挤压疝在 T_1 加权图像上显示为中等信号的球形团块，并伴有非完整的外部呈低信号的纤维，但是椎间盘突出的髓样物质仍与髓核保持连续性。矢状位上在椎间盘突出的基底部，原始椎间盘的高度比椎间盘突出物质的直径窄。在轴位图像上，椎间盘突出物质基底部的直径与椎间盘突出物质的前后径相似或更窄。被挤出的椎间盘可以保留在后纵韧带的深处或者可以穿透它，但是据报道，在 MRI 上的鉴别具有较低的准确性。如果髓核物质受损，则会丧失突出的髓核物质与原椎间盘的连续性，并且损伤的碎片可能会在相邻的椎骨后移动。在 MRI 图像上需要仔细评估，以识别移动到神经根管中自由的碎片。

如果是急性椎间盘突出，则突出的物质在 T_2 加权图像上呈高信号。但是慢性椎间盘突出时，髓核物质因脱水而失去信号。椎间盘突出可能发生在较远的后外侧位置的椎间孔中，并可能使椎间孔外的神经根移位或挤压椎间孔内的神经根部。

虽然通过对比剂增强可以明显地显示椎间盘突出的大小和位置，并改善椎间盘突出物质与神经根之间的界限，但在评估非复杂性椎间盘突出症方面尚未发现顺磁性对比剂具有重要的价值。对比剂增强在复发性椎间盘突出及纤维化和复发性椎间盘突出之间、一侧的椎间盘突出与神经根袖肿瘤之间鉴别诊断的术后评估方面可能是有用的。在多个系列中已经证实受压的神经根能强化，尽管能强化的病例百分比为 21%～68%。蒂勒尔（Tyrrell）及其同事在大量的患者中发现神经根的强化与受损椎间盘的存在之间具有统计学意义上的关系，但总的神经根强化的敏感性为 23.5%。

最后，硬膜外血肿与后纤维环撕裂相关时，可能导致与椎间盘突出症无法区分的症状。在 MRI 图像上，血肿表现为硬膜外的团块影，通常在中间椎体水平上显示最大，在椎间盘水平处呈边界不清的锥形。虽然血肿成像的时间将影响其信号特性，并且其吸收速度通常是快速的，但是它可能具有 T_1 加权图像上的高信号强度和 T_2 加权图像上的中等信号强度。在几周内复查 MRI 扫描将有助于显示由血肿引起的硬膜外肿块的吸收。

（四）椎体终板

与椎间盘变性有关的椎体终板变化在严重程度上有很大的不同，主要取决于软骨终板的破坏程度和相邻软骨下骨质的反应。

1. X 线平片

在胸椎和腰椎侧位 X 线片上见到最常见的病变是许莫氏（Schmorl）结节，它表现为刚好在中线后面骨端板内一界限清楚的凹陷。也有可能发生更广泛的骨间终板疝，特别是在椎体前方，这些都可能导致椎体前后径的增加并伴有轻微的楔形改变。如果有中度到重度的椎间盘变性，椎体端板可能是不规则的并伴有骨质硬化。在某些情况下，可能存在椎体前部的半球状骨质硬化。椎体终板的不规则性和 Schmorl 结节也是 Scheuermann 病的一大特征。

2. MRI

在 MRI 的 T_1 加权序列上，Schmorl 结节表现为终板内的凹陷，其中包含髓核中高信号强度的小扩展。在 T_1 加权图像上，MRI 可以显示一围绕骨间椎间盘突出的椎体骨髓内低信号的边界，并且 T_2 加权成像上呈高信号提示一些对椎间盘突出的骨髓反应。

颈椎和腰椎椎体的终板及相邻椎体也可见与椎间盘变性有关的信号强度变化。据莫迪克（Modic）及其同事所描述的这些变化往往分为三大类，但也可能存在混合性特征：Ⅰ 型变化具有低 T_1 和高 T_2 信号的区域，并且在 STIR 序列上具有高信号，而且在顺磁对比剂注射后具有强化征象，在组织学上显示与骨髓血管分布的增加相关，并伴有一些炎性细胞的浸润。Ⅱ 型变化较为常见，具有 T_1 较高信号、T_2 等信号或稍高信号及 STIR 较低信号，且无强化征象。组织学研究显示骨小梁增厚且脂肪组织代替正常骨髓。Ⅲ 型变化的特征是呈低 T_1 和 T_2 加权信号，并且与明显的骨小梁增厚导致 X 线片上的骨质硬化有关。这种分类方法被证明是可靠的和可重复性的。在一些患者中，Ⅰ 型和 Ⅱ 型变化可能发生在同一患者的不同椎体水平，而 Ⅰ 型和 Ⅱ 型的混合性特征可能发生在同一椎体水平。Ⅰ 型的变化被认为是在进展为 Ⅱ 型的过程中最早和最活跃的阶段，尽管最近的纵向研究已经表明部分 Ⅱ 型变化可转化为 Ⅰ 型变化。

这些改变的征兆性意义随着不同的结果仍在不断地得到评估。在一系列无症状的受试者中没有报道 Ⅰ 型病变，但有研究已经确定在一系列近期没有明显背部疼痛的受试者中终板变化的所有类型。在椎间盘造影术中伴有疼痛刺激的比较研究表明，Ⅰ 型变化与背部疼痛复发之间存在密切关系，以及对终板变化的各种类型具有高度特异性和阳性预测值，并作为在椎间盘造影术中疼痛性椎间盘的标志。

（五）小关节的骨关节炎

小关节的疼痛被描述为颈部或腰背部的疼痛，并且可分别累及肩部和臀部。疼痛也可分别累及上肢和下肢，而下肢也可以累及小腿的背部，有时累及脚踝部。它可能会增加扩展度，腰椎的疼痛情况可能会因运动而缓解。在颈部，继发于小关节疼痛的肌肉痉挛可能导致斜颈。小关节的骨关节炎最早见于 30 岁，60 岁以后几乎不变。

1. X 线平片

颈椎和腰椎的 X 线特征可显示于侧位片和前后位片上，但是由于肋骨的重叠和关节的调整，胸椎的 X 线特征较难评估。关节软骨厚度的初始损失难以发现，但是一旦确定关节软骨损失，那么关节间隙变窄可见于平行于椎体的关节间隙，特别常见于颈椎侧位片或上部腰椎的正位片。软骨下骨的骨质硬化和边缘骨赘形成、骨质增生导致小关节面密度增加和关节突的骨质肥厚，在前后位 X 线片上可能看到横向突出，特别是在颈椎和下位腰椎中。在侧位 X 线片上，可以看到骨质重塑，但是在 X 线片上难以评估软骨下囊肿。

2. CT

CT 在显示胸椎和腰椎的小关节方面被认为优于 X 线片。在颈椎关节的水平方向上需要容积获取和多平面重建。虽然软骨不能显示，但是可以准确评估关节间隙并清晰可见骨关节表面不规则、软骨下硬化和软骨下囊肿。骨质疏松多发生于关节的背侧和腹侧，导致关节囊和韧带的移位，关节腹侧骨赘可能引起邻近神经根的压迫。然而，CT 变化的严重程度并不与背部疼痛存在相关性。

3. MRI

在轴位图像上，MRI 可以近似地显示小关节面的骨关节炎的特征，但与 CT 不同，关节软骨在 T_1 和质子密度加权序列上呈中等信号，除非存在关节积液，否则两关节面的分离是极少可能的。软骨下骨的不规则性在 MRI 上显示欠清楚，但在 T_2 加权序列上分别显示在关节或软骨下骨内具有高信号强度的液体聚集的积液和囊肿。也可以在 T_1 和 T_2 加权序列上显示骨赘形成，但与骨质硬化不太容易鉴别。相同的分级系统适用于 MRI 和 CT，但观察者的相关度低于 0.41，然而一级分类再次为 95% ～ 97%。CT 和 MRI 也将显示黄韧带，它可能显示增厚或弯曲，并且用 MRI 可以更好地观察关节囊黄韧带复合体。MRI 上难以确定黄韧带中的钙化，如果这个特征具有重要诊断意义，那么 CT 是一种可供选择的成像方法。

4. 疼痛测试

为了将颈部或背部荚膜样疼痛的症状精确地关联到小关节，需要进行图像引导下局部麻醉的注射。这样做的原因是通过将局部麻醉剂注入小关节来确定患者的颈部、背部和（或）肢体疼痛是否显著减少或消除。可以使用荧光镜或 CT 引导将针放置于颈部或腰部小关节。可以注射少量的对比剂以确认关节内的位置，随后接着注入高达 1 mL 的对比剂，以避免长效局部麻醉剂的破裂或硬膜外渗。在随后的 2 小时或 3 小时内由患者提供注射后的反应情况。皮质类固醇可以作为治疗的成分在局部麻醉后再加入，但不是诊断测试的一部分。作为诊断测试时，这种检查的有效性研究是相互冲突的，由于缺少一个明确的黄金标准，这种情况更加复杂。然而，注射可能会提供短期或长期的痛苦减轻作用，使得动员和实施计划得以实施。

（六）椎间小关节囊肿

随着 CT 和 MRI 的出现，腰椎小关节的近关节囊肿被认为是更常见的。它们可能是滑液，由包含黄色液体的小关节或包含凝胶状物质的神经节囊肿引起，并且可能或不可能与关节相通。腰椎的发生率为 0.65%，在颈椎中较少见。其更常见于妇女，年龄范围为 16 ～ 81 岁，平均年龄为 57 岁。这些患者具有下腰背痛的症状，并且经常仅在成像之后被诊断，但是该病也呈现或表现为神经根样症状。大多数发生于 L4 ～ L5，但其他腰椎水平可能受到影响，也可能发生双侧囊肿。小关节的骨关节炎几乎是一个普遍的结果，伴随退行性脊椎前移的发生率变化为 42% ～ 65%。

1. CT

典型的外观是一个近关节面的圆形肿块并具有相对较低的衰减内容。钙化可能发生于囊肿或壁内，并能很好地被 CT 显示。气体也可能存在于囊肿中，呈现低衰减，有时与小关节面中的气体相关。在 CT 上能较好地显示小关节面的相关性骨关节炎，也可以在 CT 引导下直接或通过小关节面将局部麻醉剂或皮质类固醇注入囊肿内。

2. MRI

小关节面囊肿通常位于椎管的后外侧方，并相对于椎管的表面积从 20% ～ 90% 成比例地变化，导致不同程度的神经根和脊髓受压。囊肿在 T_2 加权序列上显示最好，具有小于 3 mm 厚的不连续的低信号囊肿壁。在 T_1 加权图像上，虽然在使用对比剂的情况下，大多数病灶边缘确实强化，但是囊肿壁可能呈稍高信号或等信号，伴有的内容物使得囊肿难以显现。囊肿可表现为不同的形态，主要取决于其内容物。在大多数情况下，内容物在 T_2 加权图像上呈高信号，并且在 T_1 加权图像上呈等信号。然而据报道，近 25% 的囊肿在 T_2 加权图像上呈低信号，而在 T_1 加权图像上呈高信号。T_1 加权成像上呈轻度高信号归因于许多因素，包括高蛋白质含量或出血分解产物。少见的是，囊肿可能在两个序列上都呈低信号或高信号。小关节面的囊肿必须与结合神经根、特殊的椎间盘突出、脊柱内囊肿或囊性神经纤维瘤区分开来。囊肿的自然病史是可变的，在某些情况下可以看到自发的消退。如果存在症状性的牵涉性压迫，注射皮质类固醇可能会导致症状的消退，但手术仍然是囊肿的最终治疗方式。

（七）退行性脊椎滑脱

一个椎体在另一个椎体上的移位取决于脊椎后部支撑成分生物力学的不足，并且可能使脊椎向前滑脱或向后滑脱，取决于椎体的应力方向。因此，上部腰椎向后滑脱更为常见，而退行性脊椎向前滑脱更为频繁地发生于 L4 ～ L5。腰椎间盘突出症的发生率随着年龄的增长而急剧增加，其中有大约 25％年龄在 75 岁以上的人显示半脱位为 5 mm 以上；妇女可能比男性受更多影响。小关节的退化是脊椎滑脱最常见的原因。

退行性脊椎滑脱的存在可能与疼痛相关，这可能是归因于小关节的骨关节炎、椎间盘退行性变的存在或导致神经根缺血的组合物。下背部和腿部疼痛的存在与退行性脊椎滑脱的存在有很好的相关性。

1. X 线平片

一个腰椎在另一个腰椎上向前移位的正常范围很广，高达 5 mm 被认为是正常值，但应使用 3 mm 作为其正常上限。有研究表明，65 岁以上女性椎体滑脱的整体发病率为 28.9％，复发率为 14.2％，而如果使用 5 mm 的滑脱作为标准，则患病率分别下降到 14.2％和 3.2％。大多数退行性脊椎滑脱处于Ⅰ级水平，处于Ⅱ级水平的有 10％，很少超过相邻椎体的 25％。侧位 X 线片将显示上面的椎体与椎板和棘突的向前滑脱，并且从相邻椎体终板的后缘测量椎体滑脱的程度。椎间盘退变通常伴有椎间隙的狭窄，并且还可以看到一些椎体终板的硬化。在小关节中通常存在骨质硬化和骨质增生。在前后 X 线片上，小关节通常是垂直平行的，这点可以在 CT 上得到确认，这也表明严重的小关节的骨关节炎可能产生相当多的骨赘形成和黄韧带骨化。通过屈曲和伸展位片与骨髓造影结合，可以实现退行性脊椎滑脱对硬膜囊影响的动态演示，其显示在伸展位时增加硬膜囊的压迫和在屈曲位时舒张硬膜囊。

2. MRI

矢状位的研究显示，椎体滑脱引起椎间盘退变和后纤维环的变形将导致椎间盘后缘被拉伸，并且有时椎间盘突出进入椎管内。轴位扫描将显示椎体滑脱的假性椎间盘外观，因为通过椎间盘的切面将显示相对于下位椎体的椎间盘位置明显缺乏上位椎体，表现出椎间盘脱垂的外观。椎间盘的平滑特性及其均匀的弧度将有利于区分这种椎体滑脱的假性椎间盘外观与椎间盘脱垂。小关节的退变表现为关节表面的不规则性、软骨缺失和骨赘形成的增生。

椎体向前滑脱、椎间盘变性和膨出的组合物与骨关节炎小关节周围的修复变化，以及黄韧带的增厚或屈曲有关，也是椎管狭窄的常见原因。中心性椎管狭窄导致硬膜囊内的神经根受压，并且通过下位关节突的腹侧滑动缩窄了关节间隙，减少了神经根管的入口区域，这可能是严重的。在相应水平的椎间孔具有更多的水平结构，导致椎间孔高度的降低，并且与突出的纤维环相结合进入椎间孔中，导致椎间孔的狭窄。在 MRI 上可以很好地显示椎管的狭窄程度，这也将在矢状位中清楚地显示硬膜囊受压的程度，椎间盘、小关节和黄韧带的关系，以及黄韧带对椎管狭窄程度的相对作用。屈曲位和伸展位的动态矢状位图可能有助于评估椎管的狭窄程度。

（八）椎管狭窄

椎管狭窄被定义为因可用空间与其内容物之间的冲突而导致椎管内容物受压的任何

类型的狭窄。狭窄可能累及中央管、神经根管进入区域或椎间孔，并且在退行性椎管狭窄的情况下形成复合性狭窄。退行性椎管狭窄，特别是累及颈椎和腰椎、基底部发育较短的椎弓根和小椎管将会增加狭窄的可能性。退行性椎管狭窄有或没有肥大的小关节的骨关节炎、椎体后缘的骨赘形成、椎间盘的退行性膨出，以及黄韧带的退行性变化，随着年龄的增长而越来越多，并且在颈椎中出现长颈部或根部，在腰椎中出现神经根部受压。

在颈椎椎管狭窄伴有脊髓性脊髓病时，症状可能是长期或节段性的。长时间的牵拉表现为过度的肌腱反射、病理反射的存在、痉挛性四肢麻痹、手的痉挛型脊髓病、手套和袜子样感觉丧失，以及膀胱和肠道紊乱，而节段性体征是影响该节段的运动障碍。颈椎神经根的狭窄性受压通常表现为枕骨、后颈部、肩部或上肢的放射状症状。

腿部的放射性疼痛可能是单侧的或双侧的，并且可能累及单个或多个神经根分布的区域。跛行通常与腰椎的位置相关，步行距离可能会有所不同，且最大的限制因素与更严重的疼痛程度有关。症状的严重程度有所波动，大多数患者是长期性地逐渐增加。运动和感觉障碍的发病率各不相同，腿部的感觉障碍较常见，肢体无力少见，肠道和膀胱功能紊乱罕见。

1. X 线平片

在颈椎中，中央管狭窄是由骨赘和韧带增厚引起的。通常在 X 线片上进行颈椎椎管宽度的定量测量，因为这些测量可预测椎管狭窄的存在。椎管宽度计算为椎管前后径与椎体前后直径之比。在正常志愿者中，这个比例约为 1。如果该比例低于 0.8，可能存在发育性椎管狭窄。在常规的侧位 X 线片上，可以测量椎体后缘与棘突椎板线之间的距离。如果该距离为 10 mm 或更小，则可能会发生脊髓压迫。如果该距离为 13 mm 以上，则椎管狭窄是不可能的。在腰椎中，从椎体的后方到关节突上下端连线间测量椎管的前后径，在第 4 腰椎椎体水平，正常平均值为 13 mm（范围为 10～16 mm）。在腰椎前后位片上，椎弓根间距的平均值在第 4 腰椎椎体水平为 23 mm（范围为 19～27 mm），但位于椎弓根内部小关节的矢状位置伴有一短小的薄层物，特别容易发生椎管狭窄。X 线平片不能显示椎管的形状或硬膜囊的大小。

2. CT

CT 可以测量椎管的横截面形状和面积。椎管内部软组织和骨骼大小的组合与硬膜囊的空间密切相关。在大多数情况下，颈椎和腰椎的最小横截面面积都在椎间盘和小关节的水平。在颈椎中，据报道 60 mm^2 的横截面面积可预测颈椎椎管狭窄。颈椎 CT 也将显示后纵韧带骨化（OPLL）的存在，这是椎管狭窄的主要原因，特别是在日本。OPLL 男性比女性更常见，患者年龄为 50～70 岁。OPLL 的诊断通过在 CT 上的特征性外观确定，因为椎体和椎间盘的后缘有明显厚薄不一的致密骨化带。OPLL 可能延伸达多个椎体水平，但也可能是分段的。在腰椎中，包括黄韧带在内的腰椎椎管的横截面正常为 2.5 cm^2，小于 1.45 cm^2 将被认为是腰椎椎管偏小；但是低于 0.75 cm^2，则会发生循环和神经功能的损伤。在颈椎中，精确评估硬膜囊的横截面面积通常需要在硬膜内注入对比剂。而在 CT 脊髓造影术中，测量面积低于 60 mm^2 的将确认为显著的狭窄。CT 脊髓造影还可以对椎管的屈曲和伸展进行动态评估，以评估黄韧带屈曲时的狭窄程度和伸展时椎间盘突出的影响。如果这个具有治疗意义的话，或者患者 MRI 检查结果不明确或技术上不合适时，在颈椎上它将有助于区分骨赘和椎间盘突出或髓核疝导致的神经和脊髓受压。与 MRI 相比，CT 脊髓造影评估的脊椎损伤程度、神经椎间孔侵犯和脊髓直径的减小更为严重。

3. MRI

MRI 是评估颈椎和腰椎椎管狭窄的首选方法，特别是使用 T$_2$ 加权序列，因为它无须使用硬膜囊内对比剂就能够对硬膜囊的大小、脊髓和神经根进行骨质和软组织方面影响的评估。然而，在大多数情况下，骨赘和椎间盘膨出或突出难以区分，特别是在 MRI 上的颈椎，因此被某些权威机构称为椎间盘骨赘复合体。在矢状位和轴位上，T$_2$ 加权序列显示脊髓前后脑脊液信号的流失，并伴有脊髓的扁平化。在 T$_2$ 加权梯度回波轴位 MRI 研究中，脊髓灰白质的正常差异可能会丢失，在颈髓受压严重的病例中，T$_2$ 加权图像上脊髓实质内可能具有高信号强度。

在腰椎 T$_2$ 加权轴位图像中，神经根周围脑脊液高信号强度的丢失对于评估临床相关的椎管狭窄也是有价值的。当椎管中央性狭窄时，硬膜囊在椎间盘水平处被前方膨出的椎间盘，以及后外侧的骨关节炎小关节面的骨赘和迂曲的黄韧带所压迫。在轴位或矢状位图像上不能看到各个神经根，因为它们被压缩在一起。在轴位序列上，可以确定侧隐窝中的神经根。侧隐窝的后面为上关节面，侧面为椎弓根，前面为椎体和椎间盘。当肥厚的上关节面侵入隐窝，并常常伴有由膨出的椎间盘和骨赘引起的狭窄时，会发生腰椎侧隐窝的狭窄。当肥大的小关节面、椎体骨赘形成或膨出的椎间盘导致神经孔狭窄并侵入神经根时，则会发生椎间孔狭窄。椎间孔狭窄需要在矢状位和轴位研究中进行评估，因为狭窄可能发生在前后方向、头尾方向或两者的组合，而且神经根的可视化是临床的相关特征。当椎间孔内神经根周围的硬膜外脂肪在矢状位 T$_1$ 加权扫描时消失，则有明显的侵犯存在。神经根也可以仅在一个平面内受压。

有一项关于腰椎椎管狭窄诊断效能的系统评估研究结果显示，各类检查的诊断效果差异不大，并未发现最为精确的检查手段。

椎间孔狭窄可能发生于一个以上椎间盘水平，临床评估与成像之间可能存在差异性，或者对于慢性神经根受压的症状和体征可能是模糊不清的。在这些情况下，局部麻醉下的选择性神经根阻滞可能有助于分离症状的水平或确认症状的病因。神经根周围皮质类固醇的局部注射也已经实施。

四、鉴别诊断

影像已广泛用于显示颈部和下腰背痛患者的脊柱退行性改变，特别是 MRI 已成为脊柱病理性评估的黄金标准。然而，存在或不存在症状与影像结果之间缺乏相关性。随着 MRI 的到来，它是非侵入性的，并且能够使脊柱、韧带和神经根的不同成分成像，并能够对无症状受试者进行详细的评估。现在已经有一些研究报道了无症状受试者的腰椎异常影像发现率很高。如果患者的症状对应于影像学检查结果，只有椎间盘挤出和脱出的存在才可能代表临床上重要的发现。Modic 变化的作用仍然是一个争论的焦点。然而，神经受压在症状和 MRI 检查结果之间的相关性中是重要的。有症状患者和无症状志愿者之间唯一的实质性形态学差异是神经受压（0.83∶0.22）的存在，无症状受试者和相匹配的症状性椎间盘突出症患者的区分主要根据年龄、性别和职业危险因素。

　　引起神经根症状的病理生理机制尚未完全明了。目前探讨了两种观点：机械性神经根压迫机制和存在于椎间盘突出髓核内的炎症细胞因子引起的神经根炎症机制。

　　评估退化的另一个因素是姿势的影响。大多数的机构都是仰卧位进行 MRI 扫描。然而，退行性疾病的症状通常在直立位置和脊柱的各种动态运动中感觉到。这可能是影像学结果和症状学差异的部分原因。

第八节　膝关节内紊乱：半月板损伤

一、正常解剖学

　　半月板是位于股骨髁和胫骨之间的 C 形纤维软骨盘。每个半月板的周缘厚且形成凸面，向游离缘逐渐移行变薄。半月板由纵向排列的胶原束组成。

　　轴向载荷在半月板上产生放射状的挤出力。环形分布的胶原束和强韧的半月板前后附着点（根韧带）沿半月板长轴产生环形的张力以对抗关节轴向载荷产生的挤出力。还有放射状分布的胶原纤维可防止半月板受压过程中胶原纤维在放射方向上分离。

　　内侧和外侧半月板是不对称的。内侧半月板类似半环形，长约 3.5 cm，后部宽于前部。半月板通过根韧带固定于胫骨。内侧半月板前脚于髁间窝前部的前交叉韧带前方附着于胫骨平台。横韧带水平走行，其纤维与内侧半月板前脚融合，并连接外侧半月板前脚。内侧半月板后脚附着于髁间窝后部的胫骨，位于外侧半月板和后交叉韧带的附着点之间。内侧半月板周围部全长附着于关节囊。关节囊附着区的胫骨部分也叫冠状韧带。

　　外侧半月板在形态上是一个更小的 C 形结构，虽然它也长约 3.5 cm，但它几乎是环形的，覆盖了更大比例的胫骨关节面。外侧半月板从前到后的宽度是对称的。外侧半月板前脚附着于髁间嵴前方的胫骨平台，位于前交叉韧带止点后方。在胫骨止点区，前交叉韧带的部分纤维与外侧半月板融合。外侧半月板后脚附着于胫骨髁间嵴后方，位于内侧半月板后脚前方。外侧半月板与外侧副韧带之间没有附着，腘肌与外侧半月板之间有束状附着。外侧半月板后脚还通过半月板股骨韧带附着于股骨内侧髁的髁间窝侧。

二、生物力学

半月板发挥着多种重要功能，包括胫股关节承重力的载荷传递、振动吸收、关节润滑。半月板传递膝关节承受 30%～70% 的载荷，其中外侧半月板传递的等于或多于内侧半月板。半月板后脚比前脚传递的载荷更多，载荷分布取决于膝关节弯曲的程度。在承重过程中，半月板可将滑液压入关节软骨，有助于关节营养。半月板还加深、加大了胫骨关节面以配合股骨髁，进而增加了关节稳定性。

三、影像学技术

正常半月板在所有脉冲序列上都表现为均一低信号，这是因为半月板内高含量的胶原导致其 T_2 弛豫时间极短。评估半月板撕裂最重要的序列是短回波时间（T）序列。在短 TE 图像上，半月板内部信号强度升高一般被认为要么是撕裂，要么是半月板内黏液变性，取决于该异常信号的表现和构型（见后续讨论）。T_2 加权序列在首次诊断半月板病变时缺乏敏感性，但其在确认半月板撕裂方面有价值，因为偶尔可见到液体位于撕裂的裂隙内，这是不稳定性撕裂的间接证据。此外，半月板囊肿在 T_2 加权序列上显示良好。

尽管矢状位图像在评估内外侧半月板撕裂中更重要，但结合两种平面（矢状面和冠状面）是有价值的，推荐用于半月板撕裂的判断。评估半月板推荐采用 3～4 mm 的层厚，同时最小到 0 的层间隔。

关于适合评估半月板病变的脉冲序列仍存争论。研究者提倡采用传统自旋回波序列评估半月板，反对采用快速自旋回波序列，因为快速自旋回波由于某些因素（包括短 TE 快速自旋回波中的模糊伪影）导致准确度降低。

四、疾病表现

（一）MRI

1. 半月板撕裂

诊断半月板撕裂的两个主要 MRI 标准是半月板内部达到半月板表面的异常信号和半月板形态异常。半月板的早期 MRI 评估依据斯托勒（Stoller）及其同事提出的关于半月板内信号的描述性分级系统。该分级系统将半月板内异常信号分为三个等级（表 7-4）。

表 7-4　半月板内信号分级系统

分级	半月板内信号异常
0	正常的半月板具有均一的低信号
I	未达半月板表面的点状/环状信号
II	未达半月板表面的线状信号
III	达半月板表面的半月板内异常信号

尽管 I 级和 II 级信号被认为是半月板内异常信号，但它们不是真正的撕裂，因为它

们没有达到关节面。外科医师在关节镜下无法看到上述异常。真正的撕裂会达到半月板的关节面（半月板内Ⅲ级信号）。经外科手术证实，发现的达半月板关节面的半月板内异常信号（Ⅲ级信号）的 MRI 图像层数越多，则 MRI 诊断半月板撕裂的准确度也越高。采用短 TE 的序列（TE = 20），德斯梅特（De Smet）及其同事发现，在未达关节面的半月板内异常信号中存在低比例（9%）的半月板撕裂，在一副图像层面中显示的达关节面的半月板内异常信号中存在中等比例（内侧 56% 和外侧 30%）的半月板撕裂，在不只一副连续 MRI 层面中显示的达关节面的半月板内异常信号中存在高比例（90%）的半月板撕裂。作者将仅在一副图像中显示的达半月板表面的异常信号解读为可能存在的撕裂。如果 MRI 检查中的半月板内异常信号没有明确达到半月板关节面，作者推测不大可能存在半月板撕裂，该信号改变很可能代表了半月板内黏液变性，这很可能是衰老的结果，不会产生症状。

如果采用合适的诊断标准，目前 MRI 诊断半月板撕裂的敏感性和特异性为 90%～95%。虽然达半月板表面的异常信号是诊断半月板撕裂的敏感指标，但如果采用关节镜作为"金标准"对比则存在假阳性结果。De Smet 及其同事报道外侧半月板的假阳性率为 20%，内侧半月板的假阳性率为 11%，他们认为可能的原因包括撕裂部分愈合。导致假阳性的第二个可能原因为部分半月板撕裂被关节镜漏诊。因为内侧半月板下表面是在关节镜下最难被直接观察到的区域。

在贾斯蒂斯（Justice）和奎恩（Quinn）的研究中，MRI 对内侧半月板的诊断错误被分为假阳性和假阴性。被 MRI 漏诊的内侧半月板诊断错误中 60% 趋向于小的、保守治疗的病变。假阳性中有 19% 在关节镜下表现为半月板内 1/3 存在磨损，没有明确的撕裂，这提示依据 MRI 表现鉴别半月板磨损和撕裂有时是不可能的。

外侧半月板的诊断误差文献报道存在差异。一些研究显示诊断错误倾向于假阴性，而其他研究显示总体倾向于假阳性。由于对该区域正常解剖和术后变异更好的辨别，假阳性诊断的总体数量有降低趋势。

大多数半月板撕裂发生在半月板的后 1/3。然而，De Smet 及其同事发现，2% 的内侧、16% 的外侧半月板撕裂，其达关节面的 MRI 异常信号仅发生于半月板的前 2/3。他们指出虽然大多数撕裂累及半月板后 1/3，但此区域外的，尤其是发生于外侧半月板的撕裂并不少见。

在诊断半月板撕裂方面，矢状位图像比冠状位图像重要。De Smet 及其同事发现，2% 的内侧、4% 的外侧半月板撕裂仅能在冠状位 MR 图像上被诊断，然而 31% 的内侧、45% 的外侧半月板撕裂仅能在矢状位 MRI 图像上被诊断。无论如何，结合使用两种平面图像是有价值的，推荐用于半月板撕裂的解读。

如果同时合并前交叉韧带撕裂，则半月板撕裂的诊断敏感性会降低。合并前交叉韧带损伤的半月板撕裂倾向于发生在外侧半月板后脚和内或外侧半月板的周边。发生于外侧半月板后脚的撕裂难以被诊断，因为该区域存在数种诊断陷阱。当存在前交叉韧带撕裂时，需密切注意该区域的半月板以免漏诊撕裂。

如前所述，半月板周边厚、中央薄。经过半月板周边的矢状面图像应显示"领结样"构型。采用 4 mm 层厚时应有两副连续图像显示半月板体部。在更偏中心的层面中，半月板前后脚显示为两个三角形。内侧半月板后脚大于前脚，外侧半月板前后脚的大小几乎相同。任何半月板的后脚均不应小于前脚。

2. 斜行或水平撕裂

斜行或水平撕裂是半月板撕裂最常见的形态学特征，常扩展至半月板下表面，通常累及内侧半月板后脚。斜行或水平撕裂通常是退变性的，发生于老年患者，而不是由创伤引起。

3. 垂直纵行撕裂和桶柄状撕裂

垂直纵行撕裂沿着半月板长轴，大致平行于胶原束。当垂直纵行撕裂范围广泛，同时撕裂片连接着半月板前后脚时，撕裂半月板的内侧份可向中心移位至髁间窝，形成环状半月板组织，叫作移位的桶柄状撕裂，残余半月板也常伴有撕裂。

正常半月板应在两副连续的矢状面、4 mm 层厚图像上被看到，半月板前后脚及体部间互相延续（领结样构型）。当桶柄状撕裂的中央片段移位时，半月板周边份完整的领结样表现仅能在一副矢状面图像上显示，这被称为领结缺失征。桶柄状片段可向中心移位至髁间窝，位于后交叉韧带下方，在矢状面 MRI 图像上表现为双后交叉韧带征。

半月板的前或后肢也可以撕裂，导致半月板环不连续。因此重要的是，采用所有影像平面沿着半月板的走行评估半月板组织。

移位的半月板组织也可以向前，位于半月板前脚附近。这在矢状面图像上观察最佳，此时两个半月板片段彼此相邻（这也可在轴位图像上显示）。

4. 放射状和鹦鹉嘴状撕裂

放射状撕裂常见。它们是垂直撕裂的一种类型，也叫作游离缘撕裂。这种撕裂可导致矢状面图像上半月板的领结样构型出现小缺损，矢状面或冠状面图像上半月板的正常三角形构型变钝。

这种撕裂最常发生于外侧半月板中 1/3 处、半月板体部游离缘。发生于半月板后根部的撕裂少见，常为放射状撕裂。

鹦鹉嘴状撕裂是在放射状撕裂基础上沿半月板长轴扩展延续一小部分。

5. 周边撕裂

半月板周边 1/3 叫作红区，比内 2/3 有更多血供。由于血供增加，周边撕裂可采用半月板修补术治疗。一些外科医师可能会选择观察和等待，而不对这些撕裂进行治疗，希望它们能够自愈。

半月板撕裂的稳定性是判断是否需要外科干预的重要因素。范德伯格（Vandeberg）及其同事评估了辨别不稳定半月板病变的 4 条 MRI 标准；在一项包含 50 例患者采用关节镜作为"金标准"的回顾性研究中，他们发现 MRI 判断半月板撕裂稳定性的敏感性和特异性是 82%，阳性预测值是 90%，阴性预测值是 70%。

诊断不稳定半月板撕裂的 4 条 MRI 标准如下。

（1）撕裂裂隙在 4 mm 层厚矢状面图像上多于 2 层，在 3 mm 层厚冠状面图像上多于 3 层，对应病变大于 10 mm。

（2）病变复杂性，如果在同一半月板区域内发现多于 1 个的裂开面或多于 1 种的病变类型（轮廓不规整，半月板周边分离，半月板撕裂），则该病变很可能不稳定。

（3）T_2 加权图像上半月板内的液体样信号提示撕裂的半月板边缘中度分离，而伴有半月板撕裂面内液体积聚是不稳定的。该征象高度特异，但敏感性低。

（4）移位的半月板片段是不稳定病变的直接证据。

6. 症状性和无症状性半月板撕裂

据报道，无症状性半月板撕裂的发病率高达 36％。萨内蒂（Zanetti）及其同事研究了一系列临床怀疑一侧膝关节有半月板病变的患者。其中 100 例患者对侧无症状的膝关节也接受了检查。在症状侧有半月板撕裂的患者中，对侧无症状性撕裂的发病率为 63％（36/57）。该发现提示半月板病变有双侧发生的倾向。该研究还发现水平 / 斜行半月板撕裂在有症状和无症状的膝关节中均常见，不总是与症状相关。但是，放射状、垂直或复杂撕裂，还有移位的半月板片段更常见于症状侧。侧副韧带、关节囊周围软组织和骨髓异常也更常见于症状侧。

软骨钙化症：软骨钙化症是指软骨内发生钙化。在膝关节，软骨钙化症可见于关节透明软骨和半月板纤维软骨，最常由二水焦磷酸钙晶体沉积引起。在 MRI 短 TE 序列中，软骨钙化症可表现为高信号，进而被误诊为半月板撕裂。半月板撕裂通常比软骨钙化症中小球形的高信号表现得更为线性。如果 MRI 上半月板内信号的改变符合软骨钙化症表现，则参考对照平片是有价值的。

魔角效应：魔角效应是指在短 TE 的 MRI 图像中，当组织内胶原纤维与静态主磁场（B0）呈 55° 时，其信号增高的现象。像许多其他含胶原的组织一样，半月板纤维软骨在常规 MR 图像中会出现魔角效应，在短 TE 的 MRI 图像中可能类似半月板异常。外侧半月板后脚易受此伪影影响，因为从外侧胫骨平台到其位于髁间嵴后份的半月板根部止点，外侧半月板斜行向上。在这部分外侧半月板中，胶原纤维可能与主磁场长轴呈 55°。与长 TE 序列对比以判断该信号是真实的抑或伪影是有价值的。如果该信号是真实的，其在长 TE 序列上仍将存在；如果它是伪影，其在长 TE 序列上会消失。外侧半月板的剩余部分及整个内侧半月板与 B0 大约呈 90°，因此短 TE 序列中上述区域内的异常信号不能用魔角效应解释。

（二）CT 关节造影

双排探测器、单对比、CT 关节造影在半月板评估方面是精确的。半月板撕裂总体评估的敏感性为 98％，特异性为 94％～ 98％。据报道，以关节镜作为"金标准"，诊断不稳定半月板撕裂的敏感性为 94％～ 97％，特异性为 81％～ 90％。

CT 关节造影也被用于评估术后半月板。穆奇勒（Mutschler）及其同事发现，以关节镜作为"金标准"，采用标准准则诊断半月板撕裂复发或残余半月板撕裂（包括半月板内可见对比剂，周边半月板分离，半月板片段移位）、CT 关节造影诊断撕裂的敏感性为 100%，但特异性为 78%，因此对术后半月板的撕裂复发 / 残余部撕裂存在高估。采用改良标准对上述数据进行回顾性分析，改良标准中正常或大致正常的术后半月板包括半月板形态异常但内部没有对比剂、半月板形态异常且内部对比剂累及范围小于半月板长度和高度的 1/3。其中，第二条标准假定半月板小的部分撕裂 / 不规整是稳定的，不具有重要临床意义。采用改良标准诊断临床相关的术后半月板撕裂，包括半月板全层撕裂、半月板片段移位、半月板分离、累及至少 1/3 半月板长度或高度的大部分撕裂，经关节镜证实的 CT 关节造影诊断半月板撕裂复发或残余半月板撕裂的敏感性为 97%，特异性为 90%。

CT 关节造影的指征尚未被详细研究，但对于膝关节术后有 MRI 禁忌证的患者来说，该技术肯定是一种合适的影像检查。CT 关节造影比传统 MRI 检查创伤性更大，有电离辐射，有关节腔内注射碘对比剂固有的潜在并发症风险。

（三）超声

超声在诊断与膝关节有关的肿块方面有价值，有利于确定病变是实性还是囊性。超声评价时，关节间隙水平正常半月板表现为三角形高回声结构。

半月板囊肿通常在关节间隙半月板附近被发现。偶尔可发现潜在的半月板撕裂，表现为高回声半月板内的低回声缺损，其可与半月板囊肿相通。超声诊断半月板撕裂的准确性尚未被详细研究。

（四）其他半月板病变

1. 半月板囊肿

文献报道，膝关节 MRI 检查中 4%～6% 可见半月板囊肿。这些囊肿在内侧半月板发生的量是外侧半月板的 2 倍，可能或不局限于半月板。坎贝尔（Campbell）及其同事发现内侧半月板囊肿几乎是外侧半月板囊肿的 2 倍，与内外侧半月板撕裂发病率相比（内侧半月板撕裂大约是外侧半月板撕裂的 2 倍），其相对频率几乎相同。

最被接受的形成半月板囊肿的原因是邻近撕裂半月板的滑液挤出，但文献报道相关半月板撕裂发生率差异较大，从 90% 到低于内侧半月板囊肿最常位于内侧半月板后脚附近，外侧半月板囊肿最常位于外侧半月板前脚或体部附近。

发现半月板囊肿对外科医师是重要提示，因为这会改变外科入路。如果没有半月板表面撕裂，那么外科医师可采用经皮入路到达囊肿。这些囊肿可产生症状，即便它们与半月板撕裂无关。

当在肿胀的半月板内 T_2 序列上发现局灶高信号区域时可诊断半月板内囊肿。其信号在 T_2 加权序列上常不如液体那么亮。该液体可扩展至邻近软组织表现为半月板周围囊肿，

此时该液体信号在 T_2 加权序列上和关节液一样亮。有时，囊肿变得很大，可推开周围软组织。

2. 盘状半月板

盘状半月板是指高度和长度对称或不对称异常增加的半月板。外侧盘状半月板发病率为 1.5％～ 15.5％，而内侧盘状半月板发病率为 0 ～ 0.3％。外侧盘状半月板的一个少见变异是 Wrisberg 变异，其盘状半月板的后脚不附着于关节囊，因此可移动、半脱位进入关节，导致疼痛，有时绞索。

目前已制定了 MRI 诊断盘状半月板的标准。文献中半月板的平均横径变异较大，从 9.09 mm 到 11.6 mm。如果在 4 ～ 5 mm 层厚的多于两副连续矢状面图像上可见半月板前后角之间相连，则可诊断盘状半月板。

盘状半月板可以是偶然发现的，尽管相对于正常半月板，它们更可能出现囊状变性、撕裂。

3. 板囊分离

板囊分离是指半月板与关节囊间附着结构的破裂，最常累及的区域是内侧半月板后脚。破裂可导致半月板的移动性增加，增加半月板撕裂的可能性。

MRI 的诊断依据是发现半月板周围份与关节囊之间的液体。MRI 关节造影中，对比剂可渗入该区域。一个诊断陷阱是存在半月板周围隐窝，其有类似的表现。但是，看到液体信号在半月板关节囊结合区内侧从上至下完全扩展，提示真性板囊分离而不是明显的半月板周围隐窝。

五、治疗方案

由于对半月板生物力学特性及其对正常关节功能重要性的更好理解，半月板病变的现代外科处理向保留半月板组织的方向转变。失去全部或部分半月板会改变通过膝关节的生物力学作用力，导致关节软骨早期磨损。周边区（富血管区）的撕裂更可能愈合，而中央区（乏血管区）的撕裂不太可能愈合，常需要外科治疗。

治疗方案包括保守治疗（如果撕裂位于可能愈合的区域或不太可能导致患者的症状）、切除或修复。半月板全切术是过去通常采用的方法，但现在已过时。当不可能修复时，提倡采用半月板部分切除术。但是，长期研究表明这类患者的骨关节炎发病率会上升。随着最近外科技术的进步，大多数这类操作在关节镜下进行。半月板囊肿可能需要开放减压和修补。有许多种半月板修补技术被报道，包括结合开放手术和关节镜技术采用半月板固定器械修补半月板撕裂口，或更常见的半月板缝合。

第九节　膝关节内紊乱：韧带损伤

一、前交叉韧带

磁共振成像是评价前交叉韧带（ACL）最重要的成像技术。X线平片和CT都可以显示征象，当患者不能接受MRI检查时，CT关节造影是有用的辅助检查手段。

（一）X线平片

X线平片对遭受膝关节扭伤的患者通常没有帮助，它们应该用于那些经历高冲击伤的患者。偶尔，X线平片可在前交叉韧带断裂患者显示阳性征象。在急性期（非超急性期）不伴积液时，虽然是一种非特异性的表现，但是提示交叉韧带受伤的可能性不大。更可靠的诊断ACL断裂的主要征象是股骨外侧压迹加深及Segond骨折的出现。

股骨外侧压迹是位于股骨外侧髁前下面的正常凹陷。它应该是界限分明的、圆的，而不是成角的，且深度不超过2 mm。任何正常结构的改变都应怀疑压缩性骨折和前交叉韧带断裂。特别是压迹加深超过2 mm，已被证明对诊断韧带断裂具有很高的灵敏度。

Segond骨折是指胫骨近端平台前外侧缘撕脱骨折，最初由法国外科医师保罗·费迪南德·塞贡德（Paul Ferdinand Segond）描述。这是一个位于外侧关节囊韧带联合附着处，面向胫骨后外侧的很小的撕脱薄片，是髂胫束和腓侧副韧带（FCL）附着处撕脱导致的。作用于韧带的内旋和内翻应力导致Segond骨折，即导致撕脱。虽然比较罕见，但它的出现与ACL断裂关系密切。

（二）MRI

ACL可以在矢状面、横断面及冠状面磁共振图像上显示。矢状面图像是最有用的，但在复杂病例或者怀疑部分撕裂时，冠状面和横断面图像有利于得到进一步证实。切片厚度超过4 mm，可能导致部分容积效应和产生诊断撕裂的假阳性。因此，应保持至少4 mm的厚度并且最好更小。切片厚度越小，对膝关节位置的依赖性就越小。ACL与真正的矢状面呈20°～25°。膝关节从真正的矢状面轻微地外旋，有利于韧带的显示。股骨外侧髁的前外侧缘可作为旋转角度的基线。在实际工作中，虽然有角度的扫描层面更有利于显示ACL，但是现代影像设备多为3～4 mm厚，角度几乎是不需要的。冠状面和横断面图像也可辅助矢状面图像做诊断，其特别有利于观察韧带的股骨起始处，因为它在矢状面图像上很难显示。

1. 主要征象

前内侧束在矢状面最容易识别，当拉紧时，它显示为起始部接近胫骨附着处的低信号线。在韧带附着区，前内侧束纤维分散开来并可能因此力量变差，它们之间的间隙充满液体、脂肪或结缔组织。这种明显的韧带丢失可被误认为附着处撕裂。虽然前内侧束在附着区变得界限欠清，但是单根纤维通常可以被追踪到，这有助于排除损伤。后外侧束界限更不明确，但可以确定为一被液体和结缔组织分隔的纤维束。

在矢状面 MRI 图像中，急性 ACL 断裂的主要表现是前内侧束的正常低信号线样结构无法识别。这对损伤有很高的阳性预测值。额外的征象取决于损伤是急性还是慢性。在急性期，韧带纤维被出血和水肿严重破坏并分离。韧带的单根纤维难以确认，是否涉及韧带的近端、远端或间质往往不清楚。

少数情况下，ACL 可以在髁间凹内向前移位。在髁间凹前部的韧带的肿块会阻止膝关节完全伸直且患者会出现膝关节交锁。这种膝关节交锁的表现类似半月板桶柄样撕裂。ACL 的前移在 MRI 上难以识别。有专家描述了下面两种模式：1 型（更常见），显示 ACL 残端像位于关节前隐窝内的肿块；2 型，从髁间窝移位至关节前隐窝的 ACL 残端形似一个舌状折叠。在没有明确的半月板撕裂移位且 ACL 已显示撕裂的病例中，一个 ACL 残端应被认为是可能导致膝关节交锁的原因。除了半月板桶柄样撕裂，膝关节交锁的鉴别诊断还包括内侧副韧带（MCL）撕裂或其他韧带损伤导致的肌肉痉挛和假交锁。真性或机械性交锁的原因可能是游离的关节软骨或骨软骨碎片。与髌内侧支持带撕裂相关的已复位的髌骨脱位和移位的骨软骨碎片也是真性交锁的原因。已复位的髌骨脱位征象包括股骨外髁前外侧面微骨折、内侧髌后关节面微骨折伴或不伴骨软骨缺损、液－液平面及内侧支持带损伤导致的内侧水肿。注意：不要将显著倾斜的半月板间韧带与 ACL 撕裂混淆。

慢性期的表现取决于 ACL 损伤的反应，可以有很大差别。在某些情况下，它可以发生快速的萎缩，在短短的几个星期内，韧带完全消失。在其他情况下，如水肿、出血消失，撕裂的韧带可能会重新出现，位于髁间凹底部。它可能也会向后倒并靠着后交叉韧带（PCL）。在某些情况下，它可能再次附着于相邻的 PCL 或骨边缘，从它们中得到血液供应。在这些情况下，ACL 的结构可以保持得相对较好，甚至有接近正常的轮廓。然而在临床上，体检时韧带出现功能薄弱和松弛。

虽然矢状面仍然是评价 ACL 应选择的切面，但是在复杂的病例中可以借助回顾冠状面及横断面图像得到帮助。还应注意股骨附着处，它提供了最有用的信息。正常股骨附着处在冠状面表现为近似圆形的低信号结构。在横断面图像，股骨附着处呈现前后径大于横径的椭圆形外观。在两种情况下，韧带的损伤显示为水肿和出血取代正常低信号的韧带结构。

2. 继发征象

在 4 mm 或更薄的 MRI 矢状面图像上，前内侧束不显影对 ACL 断裂具有高的阳性预测值。当结合冠状面和横断面图像，大多数患者能够被正确分类为完整和完全撕裂的 ACL。在某些情况下，主要征象不太明确。前内侧束可能存在，但其模糊、呈波浪状、扭曲或显示不清。在这些情况下，重要的是确定韧带是部分撕裂还是完全撕裂。这么多被描述的 ACL 断裂的继发征象，可有助于将部分或低级别撕裂同完全的或高级别损伤区别开来。以下三组继发征象是公认的。第一组包括相关的骨损伤征象，其中一些先前已被描述。某些特定的骨损伤模式与前交叉韧带断裂密切关联。第二组继发征象包括软组织内的变化，最常见是的 ACL 本身的异常。第三组继发征象包括那些反映胫骨前移的征象。这几组继发征象会依次讨论。

3. 与前交叉韧带断裂相关的骨性损伤

有三个主要的骨损伤与前交叉韧带断裂有关。在冠状面脂肪饱和图像上，胫骨后外侧面的微骨折最容易识别。这种骨折模式是由于胫骨内旋并撞击股骨外侧髁产生的。事实上，这种微骨折的模式如此典型，以至于它明确存在时，患者应被视为具有 ACL 撕裂，除非有其他情况。这种微骨折的存在取决于损伤后的时间长短。微骨折在急性损伤后期最常见，并且可以持续长达 6 个月。在一般情况下，微骨折恢复比这更快，因此不存在微骨折不代表韧带一定完整。偶尔，损伤可在 X 线片上观察到。在部分患者中，后外侧胫骨微骨折可能与股骨外侧髁微骨折相关。卡普兰（Kaplan）及其同事发现在前交叉韧带断裂患者中 43％ 为孤立的隐匿性骨折，46％ 为胫骨股骨联合骨折。不常见的模式是胫骨内侧平台后面骨折（约 7％）和累及所有三个区域的骨折（约占 2％）。相比之下，墨菲（Murphy）及其同事发现 35 位患者中后外侧微骨折（约占 94％）比股骨髁微骨折（约占 91％）具有更高的相关性。

发生在股骨外侧髁的微骨折有些不一样，最典型的是股骨外侧切迹或邻近区域撞击胫骨平台后外侧。撞击导致股骨外侧切迹加深、基底正常的平滑曲线发生改变、周围骨髓水肿，或这些征象共同发生。最有用的征象是微骨折，表现为从股外侧切迹皮质呈放射状延伸的信号增加。切迹加深可以通过测量骨损伤深部到其表面距离来评价。测量值超过 3 mm 肯定不正常。测量值为 2 ～ 3 mm 也被视为可疑。对切迹底部的轮廓也应仔细审查。它通常是光滑的，因此任何成角或皮质断裂均提示骨折。切迹加深和皮质中断有时可以通过 X 线片明确。

微骨折也可发生在胫骨后内侧，因为半膜肌中央腱从附着处撕脱。有专家认为这是一个真性撕脱，虽然类似的损伤曾经被描述为内侧胫骨在前移时发生内翻、外旋而导致的撞击。在实验状态下后者已被证实，但是预计会在股骨内侧髁发生的相应的撞击伤并不总是存在。

4. 软组织继发征象

微骨折是 ACL 断裂急性期最常见的表现。在慢性期，微骨折将恢复并不再作为有用的继发征象。第二组继发征象与 ACL 本身的改变相关。正如先前提到的，断裂后 ACL 可以整个消失，或者再次依附在骨附着点的周围或邻近软组织，最常见的是 PCL。如果没能依附邻近结构，韧带可能位于髁间窝底部。韧带的异常走行通常很容易理解，但是在某些情况下，特别是韧带再次依附原附着处附近的时候，可能需要测量来发现细微的征象。使用的测量方法是 ACL 角和 Blumensaat 角。

ACL 角是指在正中矢状 MRI 图像上，ACL 远端前面与髁间棘最前部交叉形成的角，正常的角度是 55° 左右。小于 45° 被视为异常，提示 ACL 撕裂。角度减小时，诊断的灵敏度和特异度随之增加，角度小于 25° 时，灵敏度和特异度达到 100%。

Blumensaat 角是一条沿着前缘通过 ACL 远端的连线与通过髁间窝顶部连线的交角。由于 ACL 平行于髁间窝顶部，正常时 Blumensaat 角接近 0°。ACL 可以与顶部轮廓线的近端或远端形成角度。按照惯例，近端形成的角为负，远端形成的角为正。角度超过正 21°，强烈提示前交叉韧带断裂。

5. 胫骨移位的继发征象

一个完整的 ACL 可阻止胫骨相对于股骨向前移位。当韧带断裂时，胫骨可以自由地前移，虽然不是在所有患者中均可以观察到。这种情况很少发生在肌肉健壮的年轻人或者半月板后部仍然完整时。在这些情况，半月板紧靠股骨髁的后面并阻止胫骨前移。

胫骨前移可以被直接测量或者注意膝关节内及其周围结构的轮廓和正常排列的改变。直接测量的方法是使用外髁切线距离或股骨后线。

外髁切线距离的计算以通过股骨外侧髁最后缘的切线为基线，测量基线与胫骨的距离。应该使用邻近 PCL 的骨皮质与包含股骨髁的最外侧切面之间的中位层面来测量。在正常情况下，胫骨平台后缘超过此线小于 5 mm。胫骨平台后缘距离此线超过 5 mm 提示胫骨前移。

从 Blumensaat 线的后上角画一条呈 45° 的线，当此线与胫骨近端表面部分不相交或者与它的后缘在 5 mm 内相交时，表示更复杂的股骨后线为阳性。

前面已经描述了几种胫骨前移的直接征象，主要依赖其他软组织结构轮廓的改变。当胫骨前移，PCL 的正常轮廓会发生改变。在矢状面图像，正常 PCL 通常有一个成角的表现，伴轻微屈曲的近端 1/3 与较直的远端 2/3 形成一个角。随着胫骨前移，近端与远端的角变得更大，而且远端可以出现反曲，使 PCL 呈"乙"字形。这些改变很容易观察到，但是 PCL 松弛的测量方法已被描述。这些方法包括 PCL 线征、PCL 角征及 PCL 曲率。

PCL 线是在接近附着处沿着 PCL 背侧面画一条线。这条线由两点决定，远端在 PCL 附着处 4 mm 内。当向近端延伸时，连接这两点的线应该与股骨最远点 5 cm 以内的髓腔相交。当向近端延伸的线不与股骨髓腔相交时为阳性。当这条线沿着变形的 PCL 时，原因变得明显。

当 PCL 在胫骨前移的时候发生变形，近端与远端部分形成的夹角变得更锐利。这个角度正常情况应大于 115° 并且通常情况大于 125°，但角度小于 111°，甚至已报道有角度小于 96° 的 ACL 断裂。这些不一样的征象可能反映了存在于研究人群胫骨前移的不同程度。

PCL 的正常轮廓也被比作一个弓，一条连接附着处的虚线代表弓弦。当 PCL 发生弯曲时，PCL 角度发生的改变也可以通过弓弦的变化量来确定。从角的顶点向弓弦做一条垂直线，计算这条垂线的长度与弓弦的长度比，PCL 越弯曲，比率就越大。比值超过 0.39 时，诊断 ACL 断裂的特异性较高。

其他软组织结构的方向也可伴随胫骨前移发生改变。外侧副韧带为从股骨附着处到腓骨头附着处斜向后下方走行。通常情况下，必须通过几个连续的冠状切面，以完整地观察韧带。当胫骨前移时，外侧副韧带的方向变得更加垂直，并更加平行于冠状面。随着前移程度的加深，韧带可以在一个单一的冠状切面观察到。在极端的情况下，相当比例的 PCL 也可能出现在一个单一的冠状切面上。

ACL 断裂的其他间接征象包括后滑膜隆起征、ACL 前缘不规则、髂胫束断裂、髌腱多处弯曲、Hofa 脂肪垫剪切伤及外侧半月板后移。

在大多数情况下，一个完整的前内侧束的存在证实了一个完整的 ACL，其缺失是一个可靠的完全断裂的征象。前交叉韧带部分断裂的诊断更加困难，因为 MRI 的表现并没有清楚的定义，相关文献也较少，这些建议的征象可能既不敏感，也不像提示完全断裂那样具体。定义可靠征象的更进一步的问题是缺乏一个严格的外科定义。尽管如此，前交叉韧带的正常连续的表现意味着任何局限区域信号的丢失（除外骨附着处、结、弯曲），或韧带与髁间窝顶部失去平行状态都应认为可疑部分撕裂。中度敏感的征象包括弓状的 ACL、ACL 在一个 MRI 序列未显示而在其他序列显示完整的纤维。劳伦斯（Lawrence）及其同事在一个回顾性研究中提出了 4 个帮助鉴别 ACL 部分撕裂、ACL 完全撕裂及正常韧带的特征，包括一些完整纤维的表现、韧带变薄、波浪状或弯曲的韧带，以及 ACL 后外侧不均匀肿块的存在。

这些特征还没有进行前瞻性测试。轴向图像也被用来尝试鉴别稳定的和不稳定的韧带。稳定的 ACL 被描述为椭圆的、薄的或显示内部信号强度增加的区域。不稳定的韧带更可能为一个孤立的 ACL 束，韧带不显示或在 ACL 区显示一个像云一样的肿块。

在这些征象的存在下，重要的是要仔细寻找继发征象，如果存在，则可能提示一个高级别的撕裂。胫骨前移的征象特别有效。缺乏继发征象时，诊断需要更加谨慎。如果膝关节临床检查是稳定的，那么许多临床医师对 ACL 部分撕裂的关注较少。临床相关，特别是存在前拉征时，有助于明确一个更重要的 ACL 损伤。临床和 MRI 征象的结合通常足够对干预做出正确选择。

MRI 非常详细地描绘膝关节内部结构的能力，使人们对关节内腱鞘囊肿的认识增加。最常见的是关节前部靠近外侧半月板前角，但是它也被认为起源于交叉韧带。确实，也可能与代表前交叉腱鞘的延伸的前部病变有相同之处。ACL 附着处纤维与外侧半月板前角之间的联系提供了两个间隙的连接。

关节内腱鞘囊肿在 50 例膝关节 MRI 图像上可以发现 1 例。大多数与其他任何内部紊乱都不相关。疼痛是最常见的症状，更糟糕的是在活动和运动时，但也可出现内侧关节线压痛。1/4 的患者提供外伤病史。本组只有 1/5（20%）的患者行关节镜下清创术，4/5 的患者有症状减轻。在此基础上，很难有一种症状模式适用于 ACL 腱鞘囊肿，或就病因学发表看法，尽管在其他研究中，患者经关节镜或 CT 穿刺症状后减轻。

ACL 腱鞘囊肿通常有两种模式。一个是腱鞘囊肿位于 ACL 纤维之间的空隙内，扩张的鞘膜向后膨胀。虽然纤维走行可能因为黏液物质而发生偏离，但是前交叉韧带的纤维在鞘膜内很容易被观察到。ACL 腱鞘囊肿的第二模式是形成从 ACL 的鞘膜延伸的更多囊样结构，最常位于股骨附着处附近。

（三）CT

虽然在一般情况下 CT 只对 MRI 起辅助的作用，但是 CT 已被很多研究者用来检查 ACL 损伤。它的使用通常是保留给那些具有 MRI 禁忌证或供应受限时。先进的多层螺旋 CT 能够对交叉韧带产生较高的图像分辨率和诊断正确率，并且在膝关节内紊乱的评估作用中不断发展。

ACL 在重建矢状断面最容易观察，与周围脂肪相比表现为软组织密度结构。很少有研究确定重建 CT 平扫在 ACL 损伤评估中的准确性，但良好的灵敏度已有报道。这些研究缺乏细节，而且令人信服的敏感性和特异性数据难以计算。

在检测和评估前交叉韧带撕脱伤时，CT 被证明具有更高的准确性。前交叉韧带撕脱骨折被认为有两种模式：大多数骨折累及前内侧束附着处，伴 1/3 延伸至附着区外；另一些损伤往往较完整，累及前内侧束和后外侧束的附着处。值得重视的是，许多不完全撕脱骨折与韧带完全撕脱相关，伴骨折线贯穿韧带本身。因此，使用 CT 诊断不完全性撕脱伤时应注意。虽然在确定前交叉韧带撕脱骨折时 CT 优于 MRI，但是总体上，相对于 X 线平片提供的信息，CT 并没有提高骨折的粉碎、移位及延伸程度的显示率。

CT 关节造影能提供 ACL 完整的清晰显示，图像和准确度媲美 MRI。正常的 ACL 表现为一种连续的管状结构，表现为软组织的 CT 衰减值，与注入的对比剂呈鲜明对比。例如磁共振成像，一个直的或微凹的前缘是典型的表现。变异包括对比剂的线性条纹平行于其长轴。在 CT 造影时，前交叉韧带断裂的征象源自 MRI 表现。ACL 未显示对韧带撕裂有很高的阳性预测值。对比剂延伸到 ACL 内或失去正常轮廓、失去弓形表现及与髁间窝顶部失去平行均提示撕裂。这部分描述的很多前交叉韧带断裂的间接征象也适用于 CT 关节造影，结合使用这些征象，对前交叉韧带撕裂诊断的敏感性和特异性分别为 95％和 99％。CT 关节造影在检测 ACL 部分撕裂中的作用有待评估。

CT 关节造影也可用于检测前交叉韧带腱鞘囊肿，它表现为一种无对比剂填充的缺损区。CT 可用于引导这些病变的抽吸和注射治疗。

（四）超声

超声也已经被用来评估 ACL 损伤。有两种方法已被提出。最早的技术是从屈曲的膝关节前方入路直接观察 ACL。最近，另一个方法已经用于试图显示不正常的股骨附着处。这两种方法在技术上要求都很高。前入路需要膝关节屈曲 90° 以上，还需要探头旋转 30°。虽然有些已经成功找到"前路"，但是其他人更青睐"后路"，正常 ACL 股骨附着处不能识别提示前交叉韧带撕裂可靠性很高。斯科夫加德·拉尔森（Skovgaard Larsen）等描述的方法敏感性为 88％，特异性为 98％，阳性预测值为 93％，即利用股骨附着处的血肿作为 ACL 断裂的标志。类似的结果以前普塔斯尼克（Ptasznik）等也报道过（敏感性为 91%，特异性为 100%，阳性预测值为 100%），但在这项患者急性关节积血的研究中，阴性预测值低至 63%。ACL 断裂的间接征象也可用超声解释。哈威（Hawe）采用 S 形走行和增厚来推断 ACL 断裂，富克斯（Fuchs）与切拉莱基（Chylarecki）描述后纤维包膜取代软组织后突。这种征象被认为是不可靠的，具有 68% 的敏感性和 77% 的特异性。超声还可以很容易地检测相关的 Segond 骨折。

尽管有这些明显的好处，但在日常实践中，超声检查还没有明确成为一个 ACL 的评价方法。这可能有几个原因。许多研究涉及单一评论，因此一个观察者的多次观察的不同结论和多个观察者的不同结论的差异性尚未确立。十字韧带被描述的回声差异加上在出版的图片上解剖标记的一些差异增加了不确定性。最有可能的是，在合并损伤的评估中的困难，特别是半月板和骨损伤，意味着超声不可能取代 MRI 检查。

超声检查的实时性意味着它适用于引导交叉韧带腱鞘囊肿的抽吸。由于这些病变的深度，它们可能很难在一些患者中被观察。

（五）核医学

已有几个核素显像在 ACL 断裂评估中的作用的报道，大部分集中在其检测合并骨损伤的能力。在一个 28 例前交叉韧带损伤的研究中，MRI 检出微骨折 64%，但单光子发射计算机断层成像（SPECT）显示所有病例均有摄取增加。增加的活动性并不总是与症状相关，但可在运动活跃的人中发现。虽然 SPECT 对检测更多的隐匿性微骨折有一定的价值，但比较研究全面支持 MRI 检测前后交叉损伤及半月板撕裂。

二、后交叉韧带

PCL 损伤通常为急性损伤，以疼痛和肿胀为主要特征。像 ACL，各种已被描述的临床试验都是为了给 PCL 加压。这些包括后拉赫曼（Lachman）试验、后抽屉试验，在 30° 和 90° 屈曲分别进行可出现后沉征。在完全伸直时进行的内翻应力检查也被认为构成 PCL 检查的一个组成部分，即在过度的外开口被认为只发生在外侧副韧带、后外侧角及 PCL 联合损伤的情况。MRI 对 PCL 损伤的评估起着重要的作用，因为很多时候临床检查不呈明显的阳性征象，即使患者全麻。在关节镜下存在完整的前交叉韧带或半月板股骨韧带（MFL）时，PCL 损伤也难以明确。未经处理的病变易导致早发性关节炎。

1. X 线平片

X 线平片在 PCL 损伤时往往是正常的。报告征象包括胫骨后移，应力 X 线片可增加这一征象的显示率。胫骨相对于股骨后移超过 8 mm 提示一个完全性的 PCL 断裂，测量值较小时可能与部分撕裂有关。应力下观察也可能提高外侧部松弛的显示率，但不推荐作为常规检查。应仔细检查 PCL 胫骨附着区域骨皮质是否中断，这可能是 PCL 撕脱的一个标志。附着处骨皮质类似一个"7"叠加在胫骨后份。"7"的破坏是 PCL 撕脱的标志。在 MCL 深部胫骨附着处撕脱骨折是一种少见的 PCL 的相关征象。

2. MRI

矢状面自旋回波 MRI 图像可均匀地显示 PCL。T_2 或质子密度加权图像（最好伴脂肪饱和时）是最好的。在 T_1 加权图像的内部信号变化可能是由于魔角效应，除非 T_2 加权成像也支持信号改变，否则应被认为是非特异性的，可能不代表撕裂。信号变化也可以发生在近端 1/3 处，特别是在梯度回波序列。这种现象有各种解释，最有可能的是，它也代表了魔角效应的一种形式。一些明显的局灶性增厚可能发生在韧带的中 1/3 处，因为这是通过突出的半月板股骨韧带的切面（在本章的后面讨论）。

MRI 根据内部紊乱及表面断裂程度对 PCL 的表现进行了分类，不过在日常实践中不经常使用。正常韧带为连续的低信号，被定义为 0 级。1 级的韧带撕裂（也被称为间质撕裂）在韧带内区域性信号增加但边界完整时诊断。2 级撕裂（部分撕裂）的特点是内部信号变化（如 1 级撕裂）但韧带的前缘或后缘中断。前缘或后缘均断裂提示一个完全撕裂或 3 级撕裂。PCL 完全撕裂的征象还包括韧带不显示，伴或不伴出血或水肿性肿块。孤立的撕裂比前交叉韧带断裂更普遍。这是由于紧绷的滑膜撕裂累及 PCL。

在评估 PCL 断裂时很少需要继发征象，很少有研究是关于它们的发生率或适用性的。胫后移是公认的，这可能导致 ACL（仍然完整时）呈更垂直的方向。冠状面或横断面图像可以对矢状面图像进行补充。正常的低信号丢失且被血肿代替是急性损伤后的常见征象。

PCL 部分撕裂可以累及前外侧束或较小的后内侧束。前外侧束在膝关节屈曲时呈紧绷状态，因此更可能在屈曲位置时受伤。因为大多数损伤发生在屈曲时，所以前外侧束比后内侧束更容易受累。

MRI 也被用于随访 PCL 撕裂的康复情况。即使在急性损伤时韧带几乎完全消失，在随访时仍可有一个接近正常的外观。MRI 的连续性与功能无关，应力 X 线片结合 MRI 可对愈合的韧带提供更好的评估。

3. CT

在放射学文献中很少有关于 CT 对 PCL 损伤评估的。PCL 通常在矢状面重建显示较好。

4. 超声

PCL 比 ACL 更容易被显示。从后方纵向入路可将韧带显示为低回声结构。大部分的回声丢失是由于各向异性，因为很难做到探头平行于韧带。由于韧带的深度，一些作者更喜欢使用曲线形探头，但是它会显著降低分辨率。正常的 PCL 的平均厚度为 0.5 cm，PCL 损伤时测量厚度超过 0.7 cm，这是由于水肿、出血及液体在韧带周围聚集。在某些情况下，韧带的撕裂端可以被观察到。

三、外侧支持结构

临床冲击力损伤外侧副韧带复合体时，根据前方或后方方向不同而表现不同。髂胫束的损伤通常表现为亚急性，痛点位于股骨外侧髁上。后外侧结构损伤通常在那里有一个更大的冲击力，在高级别受伤的情况下，患者连走路都可能是困难的。然而，必须注意的是，在小部分无症状的患者中，可发现外侧副韧带增厚等异常。这些可能是以前没有检查出的、损伤已愈合的结果。

1. MRI

外侧稳定结构的损伤在 MRI 图像上最好观察，也可以用 X 线平片检查撕脱性骨折。对于髂胫束和后外侧角，韧带的外层解剖结构是脂肪。因此，损伤最细微的变化是液体代替韧带周围脂肪。冠状面脂肪抑制图像是最佳的成像平面和序列。

髂胫束摩擦综合征的征象包括韧带本身的变化，如髂胫束增厚伴信号改变。然而，在股骨外侧髁平面髂胫束周围脂肪信号的增加是更可靠的征象。更严重的病例，在脂肪饱和图像上高信号围绕在韧带的周围，但这种变化可能只出现在深部。在这种情况下，必须注意确保高信号非关节液。关节液通常为更一致和更高的信号。横断面图像可以进一步明确关节的边缘。这种疾病需要康复治疗，用训练校正或设备调整以避免过度使用。皮质类固醇注射已被报道是有效的。髂胫束破裂可发生但很少见。撕裂最常见于膝关节平面，而不是在摩擦综合征的好发部位。

FCL 发生损伤的频率比 MCL 小。它位于一个倾斜的平面，通常使用连续的垂直冠状图像来显示损伤。如前所述，脂肪饱和的冠状面图像对异常的液体和周围的脂肪有较好的对比，并对韧带损伤具有最高的灵敏度。水肿围绕正常韧带的表现被称为 1 级损伤或扭伤，在很大程度上采用保守治疗。2 级损伤是韧带的部分撕裂，像 1 级损伤一样，液体围绕韧带。此外，存在韧带纤维部分中断。韧带的完全中断被称为全层破裂。偶尔可发生撕脱骨折，可以是近端或远端。对侧韧带损伤进一步的线索是在股骨内侧髁微骨折。它发生在膝关节内翻紧绷时，胫骨平台撞击股骨内侧髁。

股二头肌受伤少见，通常是附着处近端过度损伤的结果，伴肌腱增厚。肌腱的变化可能是轻微的，而且损伤往往局限于腱旁组织周围。静脉注射钆对比剂将提高损伤的检出率。在急性创伤时，会发生肌腱撕裂，最常见的是撕脱骨折。因为股二头肌损伤的骨质线索可能轻微，所以必须具体检查这个区域，特别是对伴前交叉韧带断裂的患者。

腘肌及肌腱从胫骨后面起始部到股骨外侧髁腘肌窝附着处的斜向走行，使成像解读存在挑战。因此，应该检查矢状面和冠状面图像是否有损伤征象。最常见的损伤部位发生在肌肉肌腱移行处。急性损伤表现为信号增加，最好是在脂肪饱和图像上观察。典型的水肿散于肌纤维之间，呈鱼骨样。腘肌复合体损伤可发生在肌腱本身或在腘肌窝肌腱附着处。慢性损伤表现为迟发性肌肉萎缩。在这些情况下，肌肉通常被弥漫性脂肪替代，表现为 T_1 加权成像信号增加。腘肌腱突然断裂是罕见的。外侧半月板近端半脱位可出现，且为双侧。因为这是一个关节镜不能观察到的区域，影像学在诊断中起着重要的作用。超声的动态能力在显示这个结构时明显优于 MRI。

后外侧角个别小韧带撕裂很难观察到。通过识别腘窝内的异常液体来明确是否存在显著的关节囊破裂，它有助于确定后外侧角韧带撕裂。这表明存在韧带断裂，虽然它往往难以确定哪些韧带受累。对韧带断裂手术计划的确切位置精确划定的重要性也一直争论不休。如果腘窝内有液体，应该将这个信息传递给临床医师，特别是患者因膝关节内紊乱将接受关节镜治疗时。当未密封的关节囊漏液时，在关节镜下引入的扩张膝关节的液体可以漏出到小腿后侧，引起骨 - 筋膜室综合征。

急性钙化性肌腱炎在 MRI 上可具有侵略性的表现。炎性肿块在静脉注射对比剂后信号增加，易被误认为是肉瘤。急性发作可作为重要的线索。超声检查对显示钙化有优势。

2. 超声

髂胫束的大小和表浅的位置，使它容易被超声探查到。它很容易被识别的一个典型特征是其在附着于 Gerdy 结节以前呈扇形扩张。外侧副韧带的超声表现，也是在其他位置的典型的韧带，表现为边界清楚的强回声纤维状结构。FCL 通常是厚度均匀的，但在附着处体积增加。韧带损伤表现为区域性的局灶性增厚与正常的强回声结构消失，当损伤更严重，表现为正常结构的局限性中断。因走向不同，股二头肌腱可以很容易与外侧副韧带区分。肌腱部分可以从近端到肌肉肌腱移行处追踪到，如果必要的话，更近端可从它的坐骨结节起始部开始。腘肌复合体可以类似地从它的起始部追踪到骨附着处。

超声检查在对慢性过度使用损伤的检查及肌腱半脱位的诊断上较 MRI 更有优势。前者在 MRI 上的改变往往较轻微，经常需要钆增强来检查。慢性过度使用的韧带、肌腱的改变在超声检查时往往更明显，特别是在异常压痛的区域与无症状的对侧相比较时。在这些损伤中，有时可以检测到多普勒血流的增加。超声检查比 MRI 更容易发现韧带或肌腱旁钙化，因为急性钙化性肌腱炎、急性炎性肿块伴钙化在超声检查时更常见。鉴别诊断是滑膜肉瘤，它与钙化常不相关。快速发作的明显症状和肿块是有用的鉴别特征。在肌腱半脱位的病例中，当静态 MRI 显示正常时，超声动态检查很容易显示这个异常。

腱鞘囊肿的发生可与任何韧带有关，膝关节的副韧带也不例外。腱鞘囊肿很容易被超声检测到，它们有囊肿的常见表现，界限清楚，最常见的是无回声均匀的内容物。有时，它们可能会出现复杂或多房，特别是有内出血或感染时，但后者是罕见的。腱鞘囊肿已被报道与外侧韧带复合体相关并累及髂胫束和 FCL。在膝关节外侧明显腱鞘囊肿的一个更常见的原因是胫腓近端关节滑膜囊肿。胫腓近端关节滑膜囊肿是常见的，可以非常大，并向周围延伸，少数情况下可延伸到脚踝。它们也可沿腓总神经的关节支延伸至它的主干，在那里它们可以在神经鞘内进一步向近端扩大，甚至远到坐骨神经。腓总神经的受压可导致骨筋膜室的肌肉萎缩。肌肉萎缩的超声征象是肌肉回声的广泛增加。

四、内侧支持结构

MCL 损伤的患者最常见的表现是局限性、内侧面疼痛。MCL 损伤时主要的临床测试是外翻应力测试。它最好在膝关节屈曲 30° 时进行，因为关节囊在这个位置上是松弛的，所以外翻应力可检查孤立的副韧带。完全伸直时，外翻应力包括测试后内侧关节囊的组成部分。后内侧关节囊可以使用斯洛克姆试验单独检查。前抽屉试验是在膝关节屈曲 90° 时外旋小腿。当胫骨外旋时，后内侧关节囊应该收紧且比前抽屉试验的适度旋转时允许更少的前移。当后内侧关节囊撕裂时，斯洛克姆试验可见胫骨与正常位置进行的同样试验相比向前运动增加。然而必须记住的是，如同外侧副韧带，在无症状的人群也可有影像表现。

（一）X线平片

在损伤急性期，膝关节内侧支持结构的损伤在X线平片一般无异常。软组织肿胀和开放的内侧份可在应力X线平片上检测出。压缩性微骨折也可能出现在外侧，但它们很少严重到在X线平片上有所表现。在MCL区域出现钙化和骨化（Pellegrini-Stieda病变）时很容易观察到。

（二）MRI

对于外侧副韧带复合体，MRI是最可靠的损伤检查手段。深部纤维的损伤可能相对轻微。应该注意在浅表纤维和韧带下骨之间的液体，无论是股骨还是胫骨。近端或半月板股骨部分的损伤更常见。继发于MCL深层纤维损伤的液体需要区别于MCL滑囊内的液体。通常，该扩张的滑囊表现为浅表和深层纤维之间边界清楚的结构，使它更容易同深层纤维损伤区别开。

像外侧副韧带一样，与内侧副韧带直接外部关联的是皮下脂肪。因此，副韧带损伤在冠状面脂肪抑制图像上最好观察。1级损伤在临床上有内侧疼痛，略松弛但有牢固的终点。在这种情况下，MRI表现一般仅限于韧带周围的水肿。韧带本身的低信号结构保持完整，且易于追踪到其从股骨到胫骨附着处的走行。MCL内侧的水肿有许多其他原因，如创伤，内侧髌股韧带（MPFL）撕裂更常见。2级损伤有一个外翻的松弛处伴柔软而可定义的终点。在这种情况下，韧带表现为内部结构的变化，往往是多层次的，表现为洋葱皮的外观。在急性期，它也与韧带周围的水肿相关。应注意区分内侧髌股韧带撕裂与MCL撕裂。横断面脂肪抑制图像是区别的最好序列，在很多情况下，显示MCL内侧的水肿是由MCL和MPFL交界处撕裂引起的。3级损伤在MRI上是外翻松弛不伴界限清楚的终点，它与完全破裂相关。在这些情况下，韧带显然是不连续的，破裂部位可松弛或呈波状。偶尔，韧带可能从其附着处撕脱一个小的骨碎片，但这一表现最常见于近端（股骨）附着处。当发现MCL损伤时，必须仔细观察后内侧结构，因为在少数情况下可以发现半膜肌及其附着处撕裂。偶尔，当损伤伴显著的旋转时，MCL损伤与腘肌撕裂同时发生。

（三）超声

MCL损伤的主要超声表现与之前描述的外侧副韧带损伤部分相似。因为孤立的MCL损伤更常见，超声对其的评价有一定作用。与此相反，外侧副韧带损伤通常由更高强度的力量引起，因此与内部紊乱关联更常见。出于这个原因，MRI是一个更好的检查方法。同外侧副韧带一样，内侧副韧带损伤表现为局灶性增厚伴正常的反射结构消失，当损伤更严重时，正常结构局部中断。超声一般是在检查韧带周围钙化时优于X线平片和MRI。

第十节　膝关节内紊乱：肌腱损伤

一、伸肌结构

伸肌装置由股四头肌腱、髌骨、髌韧带、髌下脂肪垫、髌骨内侧及外侧支持带组成。

（一）股四头肌腱断裂

1. 解剖

股四头肌腱是股四头肌远端肌腱的融合，在矢状面 MRI 图像上常常呈分层状，前层代表来自股直肌的肌腱，中层代表来自股外侧肌和股内侧肌的肌腱，深层代表来自股中间肌的肌腱。股四头肌腱插入髌骨上极的前面。

2. 病因

股四头肌腱撕裂的发病患者群通常是体能不佳的"周末"运动员，患糖尿病、慢性肾衰竭或类风湿关节炎等系统性疾病的患者，或者长期使用糖皮质激素治疗的患者。40多岁的人比十几岁的青少年及年轻人更常见。

3. 疾病特征

（1）X 线平片：侧位 X 线片是最有帮助的投照体位，显示软组织肿胀，髌下脂肪垫消失，股四头肌腱正常投影消失，以及髌骨离开股骨向前不同程度的倾斜。

（2）磁共振：急性断裂导致断端及断端附近组织在 T_2 加权图像上表现为高信号水肿。近侧断端可能回缩或呈团状。矢状面和冠状面有助于评价肌腱的不连续性和回缩程度。

（3）超声：沿长轴的切面有助于评估肌腱的不连续性和回缩程度。有些病例的两断端紧邻，膝关节屈曲位行长轴切面能区分部分撕裂和无回缩的断裂。

（二）髌腱炎和髌腱撕裂

髌腱炎是指肌腱的慢性退行性变。

1. 临床表现

髌腱炎通常没有症状。急性髌腱断裂的患者会主诉髌骨下方疼痛、肿胀，以及主动伸膝不能。

2. 疾病特征

（1）X 线平片：严重增厚的髌腱可能在膝关节侧位 X 线片上表现为髌腱形态增宽，但是大多数的局灶性髌腱炎在 X 线片上是阴性的。肌腱断裂时，可见边界不清的软组织肿胀，肌腱正常轮廓消失。由于股四头肌的拉力，髌骨可能向近端回缩。

（2）磁共振：髌腱炎的表现多种多样。可能会在 T_1 和 T_2 加权图像上出现局限性的中等信号，但没有局部肌腱的增厚。退行性变的肌腱可能表现为皱缩、弯曲或弥漫性增厚。如果髌腱的厚度与股四头肌腱相当，则为异常。T_2 加权图像上出现局部高信号，可能由重度黏液样退行性变和间质囊性变引起。

急性断裂表现为肌腱连续性中断，断端出现高信号水肿和出血。髌骨可能向近侧回缩。

（3）超声：肌腱炎可能表现为肌腱正常的纤维样高回声结构的局部丢失而出现低回声和（或）肌腱增厚。断裂表现为肌腱连续性中断。

（三）跳跃者膝或髌腱炎

跳跃者膝是指有症状的局灶性肌腱炎和发生在髌腱近端的部分撕裂。

1.病因

跳跃者膝发生在篮球运动员、排球运动员和其他需要反复用力伸膝的运动员身上，"跳跃者膝"由此得名。

2.疾病特征

（1）磁共振：除了髌腱近端附着点的深面可能会在 T_1 加权图像呈现 V 形的局限性高信号，正常的髌腱在所有的回波序列上均为均匀一致的低信号。跳跃者膝的矢状面和横断面 T_2 加权 MRI 像上，髌腱的近段出现局限性肿胀，大多累及肌腱的中 1/3 处，表现为局限性的内部高信号。邻近的脂肪垫和髌骨下极也可能会出现水肿。

（2）超声：正常髌腱表现为回声粗糙的纤维样结构。跳跃者膝患者的髌腱纤维样结构呈低回声，且肌腱增厚。能量或彩色多普勒图像可见血流丰富，提示退行性的血管成纤维细胞增生。

（四）胫骨结节骨软骨炎（OSD）、髌骨缺血性坏死（SLJ）和髌骨袖套状撕脱（PSA）

疾病特征如下。

（1）X 线平片：PSA 的侧位 X 线片可能无法发现潜在的损伤，因为大多数撕脱的碎片是典型的透 X 线的软骨，仅有一小片骨性髌骨。还可能会出现软组织肿胀，以及髌骨高位。

OSD 和 SLJ 都表现为髌腱内的异位骨化，但是胫骨结节粗隆和髌骨下极骨化中心的正常发育变异也可能会出现类似改变。鉴别疾病和正常变异的特征是疾病时会有肌腱增厚及软组织肿胀，临床上出现疼痛和受累部位的触痛。OSD 时，扩张的髌下深滑囊可能会表现为肌腱深面的软组织密度。

（2）磁共振：对于 PSA，矢状面 T_2 加权图像可见穿过髌骨下极的骨折，显示骨和软骨基质骨折的真实范围。在 OSD 和 SLJ 的矢状面 MRI 图像上，分别可见髌腱远端和近端的肿大，异位骨化的局限性低信号，以及骨附着点处的肿胀或不规则。OSD 中还可能会出现髌下深滑囊的增大，表现为位于胫骨前缘骨皮质和髌腱深面之间的液体。

（3）超声：PSA 的长轴切面显示纤维样回声结构的髌腱，以及附着点处低回声的髌软骨与残留的髌骨分离。OSD 和 SLJ 的长轴切面显示肌腱增厚。局灶的内部异位骨化显示为表面强回声，后方伴不同程度的声影。扩张的髌下深滑囊显示为肌腱远端深部的低回声积液。

（4）鉴别诊断：髌袖套撕裂与其他引起青少年急性膝关节疼痛的原因容易鉴别，因为髌骨撕裂是急性病程。膝关节一用力收缩，患者不能站立或主动伸膝。局部疼痛肿胀，触诊撕裂部位可能会出现空虚感。

患 OSD 和 SLJ 的患者有受累部位的慢性疼痛和触痛。其他引起青少年慢性膝前疼痛的原因有跳跃者膝、髌骨软骨软化症、髌骨活动轨迹紊乱、内侧髌旁或髌下皱襞刺激和髌下脂肪垫异常。髌腱/股骨外侧髁摩擦综合征可以累及青少年，但在成人中更常见。

（五）髌腱/股骨外侧髁摩擦综合征

1. 病因

通常在年轻成年人发病，但报道的发病年龄范围从 13 岁至 56 岁不等。大多数受累的患者没有参加规律性的体育活动。

2. 临床特征

磁共振 T_2 加权图像可见髌下脂肪垫侧面的局部水肿，该区域偶有液体聚集。骨髓水肿可能会出现在髌骨侧面，髌骨关节面侧面的软骨可能会变薄，髌腱近端可能会有撕裂。

（六）髌下脂肪垫撞击（Hoffa 病）

在矢状面 T_2 加权图像上，脂肪垫可能表现为弥漫性高信号水肿或出血引起的信号不均。髌腱受到肿胀脂肪垫的压迫向前弯曲移位。慢性期，脂肪垫中出现的低信号可能代表了局灶性的含铁血黄素、纤维化或骨化的纤维软骨组织。

导致伴或不伴绞索及弹响的膝前疼痛的病因多种多样。这些病因被泛泛地分为关节外疾病（如髌骨和髌腱异常）及关节内疾病（如半月板、滑膜或皱襞异常）。根据 Hoffa 脂肪垫的位置，关节外疾病和关节内疾病均可累及该结构。所以，Hoffa 脂肪垫异常可以分为脂肪垫本身引起的异常 [如撞击（Hoffa 病和髌腱/股骨外侧髁摩擦综合征）、局灶结节性滑膜炎和关节镜后/术后纤维化]，以及关节外和关节内其他结构的疾病引起的脂肪垫异常（如髌腱疾病、半月板囊肿和滑膜炎）。

髌腱/股骨外侧髁摩擦综合征和有症状的髌下皱襞可以表现为跟 Hoffa 病类似的症状。其实，这三种情况可能本身就是相关的。

Hoffa 病的水肿是弥漫性的，而髌腱/股骨外侧髁摩擦综合征仅累及脂肪垫的外侧部分。后者可能还有髌骨侧面及股骨外侧髁的水肿。有症状的髌下皱襞的水肿呈线样，且沿着皱襞分布。脂肪垫术后的线状纤维化可能与增厚的髌下皱襞非常相似。

软骨发育不良引起的关节囊内软骨瘤可能起源于脂肪垫内。它形态不均，可引起脂肪垫增大，髌腱随之弯曲，这些都与 Hoffa 病很相似，特别是慢性 Hoffa 病也会有纤维软骨发育不良的特征。同样，滑膜软骨瘤病也可通过关节间隙直接侵犯，或起源于覆盖脂肪垫内裂隙的滑膜，而累及脂肪垫。

囊肿可能来源于关节间隙前方，然后突入脂肪垫内。这些囊肿可为起源于外侧半月板前角旁的滑膜囊肿，或起源于邻近半月板撕裂引起的半月板旁囊肿。跟推测的一样，典型的囊肿在 T_1 加权序列为低信号，在 T_2 加权序列为高信号。局灶结节性滑膜炎是色素沉着绒毛结节性滑膜炎的局灶型，一般缺乏由含铁血黄素沉着引起的弥漫性的色素。所以，它可以跟囊肿一样，T_2 加权图像为高信号，而不是失相位伪影引起的低信号。

（七）髌骨位置和运动轨迹紊乱

1. 解剖

髌骨是人体最大的籽骨，它的功能是保护伸肌装置在膝关节屈曲过程中不与股骨发生摩擦，同时给予伸肌装置机械支持，使伸肌装置抬离关节间隙。髌骨关节面软骨是人体内最厚的关节面软骨，在膝关节屈曲时与股骨滑车沟的关节软骨相关节。在膝关节完全伸直时，髌骨位于股骨上髁前脂肪垫，此时髌骨不与股骨滑车软骨相关节。

髌骨正常情况下有三个关节面。

（1）外侧面：过伸和早期屈曲的主要关节面。

（2）内侧面：屈曲的主要关节面。

（3）副面：该关节面最小且位于最内侧，是极度屈曲（大于 135°）时的主要关节面。根据内侧和外侧关节面的形态，髌骨关节面的形态变异很大。

Wiberg 分型将髌骨的形态分为三类。

（1）1 型：外侧和内侧关节面的长度和走行类似，呈双凹形。

（2）2 型：外侧关节面比内侧关节面更长，走行更浅，但也是双凹形的。

（3）3 型：外侧关节面比内侧关节面更长，走行更浅，内侧关节面呈平台或凸起。

髌骨内侧及外侧的主动稳定性由股四头肌、股内侧肌和股外侧肌提供。被动稳定性由股骨滑车沟的骨性边界及髌骨内外侧支持带提供。支持带是宽大的筋膜束，分别包绕膝关节的内侧和外侧后插入髌骨。两者均有浅层和深层结构，在横断面 MRI 图像上呈双层状。

外侧支持带的浅层来自髂胫束和股外侧肌的筋膜，插入髌骨和髌腱。深层的组成为来自髂胫束深面插入近髌骨下极的侧面的横行束，将胫骨和外侧半月板与横行束下方的髌骨侧缘相连髌胫束，以及将外侧髁与横行束上方的髌骨相连髁上髌束。

内侧支持带的浅层由膝关节内侧第一和第二层的前部延续而来，对髌骨的稳定性相对不重要。深层对稳定性最为重要，由以下三条韧带构成。

（1）内侧髌股韧带，也是最大、最表浅、临床上最重要的韧带，它起自内侧髁的收肌结节，在插入髌骨时与浅层结构混合。

（2）髌骨半月板韧带，对髌骨的稳定性有临床意义，它自内侧半月板和半月板胫骨韧带（冠状韧带）斜形走行至胫骨。

（3）髌骨胫骨韧带，位于最下方，功能上最不重要，自胫骨前内侧至髌骨。

髌骨的位置是指其静止状态的位置，以及髌骨在侧位和轴位 X 线片上的方位。在膝关节屈曲小于 30° 的侧位 X 线片上，正常髌骨位于股骨髁前侧的中央。测量侧位 X 线片上髌骨的正常高度有多种方法，一种常用且简便的方法是 Insall-Salvati 指数，它是用髌腱的长度除以髌骨的长度，正常值在 1 : 1 ～ 1.2 : 1。

髌骨轴位片可以评估髌骨位置，评估髌骨与股骨滑车沟和股骨髁的位置关系。已经报道了多种技术用于拍摄轴位切线位的 X 线片。麦钱特（Merchant）及其同事使用的方法是使患者平躺，膝关节屈曲 45° 位于 X 线透视台边缘，射线束与尾侧呈 30°，并使股四头肌放松。一些研究者认为屈曲 30° 位最佳。膝关节屈曲大于 45° 所拍摄出来的片子可能无法发现髌骨对位不佳，因为此时髌骨被拽回了滑车沟。同样地，因为股四头肌收缩能矫正对位不佳，所以股四头肌必须处于放松状态。尽管如此，无论膝关节屈曲 30° 还是 45°，股四头肌的等长收缩对髌股适合角的影响都没有统计学差异。

切线位上，正常时髌骨尖应位于滑车沟中央，股骨外侧髁前方的骨皮质应该与髌骨外侧关节面的骨皮质相平行。切线位上，常测量的参数有沟角、髌股适合角、髌骨外移度和外侧髌股角。自滑车沟的最低点分别向内、外侧髁的最高点画两条直线，其夹角称为沟角，正常角度为 124° ～ 145°。髌股适合角为髌骨尖与滑车沟的连线和沟角的角分线之间的夹角。如果髌骨尖位于沟角角分线的内侧，髌股适合角为负角；如果髌骨尖位于沟角角分线的外侧，则髌股适合角为正角；正常值为 -17° ～ +5°。经股骨内侧髁最高点做股骨内、外侧髁最高点连线的垂直线，该垂线用于评价髌骨外移度；髌骨内侧的顶点应该位于该垂直线的内侧，或不超过该垂直线外侧 1 mm。外侧髌股角为股骨内、外侧髁最高点连线与髌骨外侧关节面切线的夹角；正常时，该夹角应向侧方开口或两线平行。

2. 病因

在膝关节屈曲 30° 位的髌骨切线位 X 线片上，217 例无症状的膝关节受试者中，18％ 存在膝关节对位不良。186 例有髌股疼痛的患者中，27％ 膝关节显示为对位不良。

在常规的过伸位横断面 MRI 图像上，髌骨相对股骨滑车沟向外侧轻度半脱位或倾斜并不少见；42％ 的无症状的膝关节在一种序列中表现为极轻度到轻度的向外侧半脱位和（或）倾斜，而在另一种序列中有 50％ 的无症状的膝关节表现为向外侧稍有移位。在一些人中，这种位置没有临床意义，因为当膝关节屈曲时，髌骨将与滑车沟相关节对位良好。尽管如此，在另外一些人中，髌骨倾斜或半脱位会引起疼痛，导致复发性脱位。在一组 474 例有膝前疼痛的患者中，40％ 的病例在横断面 MRI 图像上有髌骨半脱位，其中 68％ 有重度对位不良的患者为女性。同样，在使用 MRI 对另外一组 50 例有膝前疼痛的患者的研究中，高达 86％ 有重度对位不良的患者为女性。

3. 疾病特征

（1）X 线平片：使用 Insall-Salvati 指数法在侧位 X 线片上测量髌骨高度，如果髌腱的长度比髌骨的长度大于等于 1.3 则为髌骨高位。如果髌腱的长度小于髌骨长度的 80％ 则为髌骨低位。

在侧位 X 线片上，可以通过髌骨关节面骨皮质的形态来评估髌骨倾斜。对位正常的情况下，髌骨尖的骨皮质（也叫内侧顶点）和髌骨外侧关节面的骨皮质略呈双凹形，髌骨尖的骨皮质靠近股骨。轻度倾斜时，髌骨尖和外侧关节面的骨皮质重叠；重度倾斜时，外侧关节面的骨皮质凸起，成像时位于髌骨尖骨皮质的后方。髌骨半脱位难以在侧位相上评估。

髌股关节间隙的切线位片既能评估髌骨倾斜程度，也能评估半脱位。如果髌股适合角（CA）大于16°，或髌骨内侧顶点超过股骨内侧髁垂线1 mm，则存在髌骨侧方半脱位。如果髌股夹角开口朝向内侧，则提示存在严重的髌骨侧移。但是外侧髌股角的一个缺点是如果夹角开口仍朝向外侧，其不能识别没那么严重的倾斜。

为了克服外侧髌股角法不敏感的缺点，格雷伊萨梅（Grelsamer）及其同事报道了一种测量髌骨倾斜的方法。他们使用30°Merchant相，即髌骨内外侧顶点的连线与水平线的夹角（前提是下肢没有内旋或外旋）。在他们的队列中，有症状患者的倾斜角度为12°±6°，而无症状对照组的倾斜角度为2°±1°。这些作者发现髌骨倾斜角大于等于5°，对判断对位不良的敏感性超过85%，特异性超过92%。在有症状的患者中，需要20°的倾斜角才能使外侧髌股角开口朝向内侧。100例有症状的患者中，仅有7例的外侧髌股角开口朝向内侧。

（2）磁共振：Insall-Salvati指数可应用于矢状面MRI图像，选择髌骨长度最长的层面和通过髌腱中部的层面；髌骨高位和髌骨低位的指数同X线片。同样地，也可以用与X线Merchant相一致的标准在横断面MRI和CT图像上评估髌骨倾斜和半脱位。关于膝关节完全伸直时股四头肌收缩的作用尚有疑问，因为结果之间互相矛盾；外侧髌骨倾斜在一个序列中增加了，一个序列中减少了，另一个序列中既有增加又有减少。

胫骨结节的位置对髌骨的稳定性非常必要。正常情况下，胫骨结节在股骨沟下方，在膝关节屈曲时稳定髌骨。胫骨结节的位置太靠外侧会使髌骨在屈曲时被拉向外侧，患者容易出现髌骨不稳和向外侧半脱位。胫骨结节与滑车沟间距大于20 mm与髌骨不稳定高度相关。间距在15～20 mm为临界值。

髌骨运动轨迹是指股四头肌收缩，膝关节由过伸位至屈曲位时，髌骨的位置在横断面图像上的动态变化。既可以使用CT，也可以使用MRI来评估髌骨路径。在屈曲0°（完全屈曲）、屈曲15°舒张和股四头肌对称收缩、屈曲30°舒张和股四头肌对称收缩时分别扫描患者的髌股关节间隙，可以在不连续的屈曲角度下进行静态评估。这种方法可以评价被动的软组织制约和主动脉的肌肉平衡。最大屈曲位选择30°是因为软组织制约在0°～20°提供稳定性，髌骨与股骨滑车沟在20°～30°形成关节。可以使用长枕或卷起来的毯子使膝关节位于屈曲位。为了使股四头肌等长收缩，可以用皮带绑住双踝关节，扫描时用力伸腿顶住皮带。扫描野内包括对侧（默认为正常）膝关节对比很有帮助。双膝关节在长枕上屈曲至30°，选择经过髌股关节面的一个层面，在患者缓慢平稳地抬高和降低下肢时连续扫描同一个层面，这样就能进行动态评估。这类动态评估可以使用梯度回波序列的MRI扫描和管球连续旋转的CT轴扫。然后，将这些图像放入一个电影序列以连续观察髌骨的活动。

（八）髌股关节疼痛综合征和髌骨倾斜挤压综合征

1. 病因

髌股关节疼痛综合征（PFPS）是一种常见的综合征，累及 15％～ 33％ 的成人和 21％～ 45％ 的青少年。女孩更易发病，它可能代表了一类髌股疼痛疾病的复合体，而不单指一种疾病。髌骨倾斜挤压综合征（ELPS，外侧挤压综合征）也可累及青少年和成人，但它的发病率尚不清楚，一些 ELPS 患者可能被归为更常见的 PFPS 患者中。

2. 疾病特征

（1）X 线平片：ELPS 的髌骨轴位相显示髌骨倾斜，通常不伴髌骨外侧半脱位。外侧髌股关节间隙可以变窄，倾斜不随膝关节的屈曲而变化。典型的 PFPS，其髌股关节在轴位 X 线片上对位正常，但一些病例在侧位上可能显示为髌骨高位。

（2）磁共振：ELPS 在横断面图像上显示髌骨倾斜，以及随之产生的退行性变。后者主要包括髌骨外侧关节面软骨丢失、髌骨外侧关节面软骨下纤维囊性变和髌骨外侧面的水肿。PFPS 患者的 MRI 常常是正常的。一项研究显示髌骨有向外侧半脱位发展的趋势，但与正常组对照并没有显著性差异。测量值与正常对照组间重叠太多，使得该结论没有临床价值。即使随访 7 年，2/3 的 PFPS 病例在 MRI 上仍然未见明显异常。

3. 鉴别诊断

引起膝前疼痛的原因有很多，包括 ELPS、PFPS、髌骨位置不良、跳跃者膝、OSD、SLJ、髌软骨发育不良、二分髌骨、内侧皱襞及髌下脂肪垫异常。

（九）髌骨脱位

髌骨脱位可能有某种解剖学基础，如髌骨高位、股骨滑车沟浅、髌骨外斜和 Q 角增大。从盆腔髂前上棘到髌骨中点做一条连线，从髌骨中点到胫骨结节再做一条连线，两线相交的角度即为 Q 角。正常 Q 角约为 15°，膝关节外翻、胫骨结节位于偏侧和股骨内旋时，角度会增加。

疾病特征如下。

（1）X 线平片：自发性髌骨脱位复位后，膝关节轴位（Merchant 或切线位）可以显示内侧软组织肿胀。如果内侧支持带不是撕裂，而是自髌骨撕脱时，髌骨的内侧可能见到一块小骨片。髌骨可能因发生倾斜或半脱位而位于股骨外侧髁的外侧。

（2）磁共振：横断面脂肪抑制 T_2 加权 MRI 图像可以发现髌骨内侧面和股骨外侧髁的外侧面的骨挫伤，此征象能直接诊断髌骨脱位。但是，有些患者发生了暴力性脱位，力量大到使内侧支持带完全断裂，这种情况下没有骨挫伤，因为没有残留的内侧组织能把髌骨拉回位。在这些患者中，髌骨仍然是脱位或半脱位状态，位于股骨外侧髁上方。

髌骨外侧脱位后，MRI 检查能发现 70％～ 100％ 的患者有内侧韧带支持结构的损伤，如内侧髌股韧带（MPFL）和髌骨内侧支持带。当这些结构在髌骨插入点处相互交叉时，彼此间难以分辨。

内侧支持带的部分撕裂表现为增厚，内部及周围信号增强。股外侧肌远端的撕裂可见肌肉在 T_2 加权序列出现羽毛状高信号，内侧髌股韧带自股骨内侧撕脱处可以出现水肿。如果外侧支持带撕脱，则外侧软组织也会出现水肿。

MPFL 起自收肌结节，沿股内侧肌远段的深面走行，止于股骨内侧髁。它附着在髌骨中上缘的 2/3 处。在收肌结节附近股骨附着点处的横断面图像上容易识别 MPFL。如果看到一些低信号的纤维，但有部分纤维连续性欠佳，纤维形态明显不规则和（或）韧带内或广泛的环韧带周水肿，都提示韧带部分撕裂。如果在 MPFL 应该存在的位置，纤维完全不连续或没有见到纤维结构，周围大片水肿，则应该考虑 MPFL 完全断裂。

（3）超声：超声检查不能发现骨挫伤，但是超声能发现内侧支持带的损伤，部分撕裂时表现为内侧支持带不连续、增厚或变薄，正常纤维样结构消失。

（十）二分髌骨和髌骨背侧缺损

1. 病因

二分髌骨在人群中出现的比例约为 2%，通常为双侧。髌骨背侧缺损（DDP）的发生率低于 1%，最常见为青少年；男女发病率相同，双侧受累者高达 30%。

2. 临床表现

对于有症状的二分髌骨者，轻敲引起症状的小骨有助于减轻疼痛。有症状的 DDP 可引起髌骨外侧触痛。

一般来讲，髌骨边缘和股骨髁的水肿很可能会伴随至少一种内侧韧带支持结构的损伤。

髌下脂肪垫也可能会有损伤的征象。在一项病例研究中，所有 18 例髌骨脱位的患者均有脂肪垫异常，16 例表现为脂肪垫从髌骨下极的剪切伤，12 例脂肪垫内有裂隙样的液体聚集。9 例脂肪垫的损伤非常严重，脂肪垫看起来像关节内游离体。

3. 疾病特征

（1）X 线平片：后前位和 Merchant 位上可见二分髌骨的骨块分开，位于髌骨的上外侧。侧位、后前位或 Merchant 位 X 线片上，DDP 为卵圆形或圆形透亮影伴硬化边，位于髌骨上外侧关节面下。

（2）磁共振：横断面图像是评价二分髌骨的最佳切面。无症状二分髌骨的骨髓信号正常，副骨和髌骨间可见薄层高信号，关节面下方有一层正常形态的关节软骨覆盖两个骨块后方的关节面。对于有症状的二分髌骨，骨块和髌骨的软骨结合部可见高信号水肿，软骨结合部两侧的骨质均可能出现水肿，关节软骨形态不规则，内部信号改变。

DDP 的信号强度一般在 T_1 和 T_2 加权序列上均为低等至中等信号。表面覆盖的软骨通常是完好的，也可能出现撕裂。

4. 治疗方案

对于休息等保守治疗无效的有症状的二分髌骨，可行切除和松解股外侧肌附着点手术。

二、髂胫束

（一）病因

髂胫束（ITB）摩擦综合征可以在长距离跑步者、骑行者和桨手中见到。

疼痛在膝关节屈曲30°时最剧烈，因为当膝关节屈曲30°时，胫骨内旋将ITB带至股骨外侧髁，压迫其间高度神经和血管化的脂肪。当膝关节伸直时，胫骨外旋，带动ITB离开外侧髁，松解被压的脂肪。

（二）疾病表现

1. MRI

冠状面脂肪抑制T_2加权MRI图像最常用，可见ITB和股骨外侧髁之间的边界不清的高信号，有时能位于ITB表面。由于外膜滑囊形成，ITB和股骨外侧髁之间可能出现局灶性的液体聚集。ITB本身可能增厚或正常。MRI诊断ITB摩擦综合征的准确性为86%～95%。

2. 超声

超声能清楚地显示ITB为薄层纤维样回声的结构。在ITB摩擦综合征中，ITB的形态通常正常，但股骨髁邻近的脂肪垫可能出现水肿或轻度增厚，ITB本身也可能回声不均。

三、腓肠肌群

（一）病因

网球腿最常累及中年人，通常是男性，一项研究报道的平均年龄为39岁，另一项研究报道的平均年龄为45岁，但是其发病率尚不清楚。虽然腓肠肌或跖肌的损伤均可能引起被临床称为"网球腿"的症状，但常常受累的是腓肠肌。一项研究使用超声对141例临床诊断为网球腿的患者进行检查，研究发现94例患者有腓肠肌内侧头的损伤，2例有跖肌断裂，1例有比目鱼肌撕裂。

跖肌损伤可以累及肌肉、肌肉肌腱交界处或肌腱本身。在海尔姆斯（Helms）及其同事对15例患者的研究中，3例在肌肉肌腱交界处断裂，其余患者有肌肉拉伤；10例有跖肌拉伤的患者也同时有前交叉韧带撕裂。

（二）疾病特征

1. MRI

T_2加权图像对显示肌肉损伤最为有用。部分撕裂表现为肌肉内羽毛样的高信号。更大的部分撕裂为肌肉的局部破坏，常伴有高信号血肿；断裂表现为肌肉不连续，部位通常在肌肉肌腱交界处，并常伴有周围高信号水肿或者出血。

2. 超声

腓肠肌内侧头的部分撕裂显示为肌肉肌腱交界处肌肉翼状结构的局部破坏，或沿肌腱中央走行的缺氧性水肿或出血，而断裂则表现为完全不连续。横切面对于鉴别是血肿还是断裂最有帮助。通常，腓肠肌和比目鱼肌之间的血肿在发病之初为低回声，1～2周后演变为高回声。夸克（Kwak）及其同事也报道，损伤2～4周后撕裂的肌肉和肌腱之间会出现高回声的纤维组织，这是愈合过程的一部分，最终连接撕裂两端。类似的高回声瘢痕也在比安基（Bianchi）及其同事的研究中出现，该研究在损伤后1年及更长时间使用超声再次进行检查。

跖肌断裂表现为肌腱不连续，高回声的肌腱断端回缩。在腓肠肌内侧头和比目鱼肌之间常常形成低回声的血肿。

（三）鉴别诊断

小腿急性疼痛的鉴别诊断有网球腿、腘窝囊肿破裂和深静脉血栓。在对141例经由临床诊断的网球腿的研究中，发现30例患者腓肠肌内侧和比目鱼肌之间有液体聚集（没有明显的肌肉本身的损伤），研究者认为这是血肿或破裂的腘窝囊肿，另有14例患深静脉血栓。

四、半膜肌和鹅足腱（后外侧角）

鹅足结构是由三块肌腱的远端移行融合而成：起自骨盆髂前上棘的缝匠肌、起自骨盆耻骨下支的股薄肌和起自坐骨结节的半腱肌。这三个肌腱走行于膝关节内侧副韧带的表面，在内侧副韧带内前方插入胫骨近端内面。它们另有筋膜延伸与邻近膝关节的浅层筋膜（第一层）融合，为膝关节的内侧稳定性提供支持。

半膜肌腱在外翻时可能会受到损伤，通常同时伴有股骨外旋，如在使用切割机的过程中。这与前交叉韧带的损伤机制类似。这种机制可能导致半膜肌腱从胫骨撕脱并带有一小片撕脱骨片，几乎同时伴有内侧半月板后角的边缘性或半月板囊交界处的撕裂。不常见的情况是只有孤立的半膜肌腱断裂。

后内侧关节囊的损伤，会潜在诱发膝关节前内旋不稳定，几乎均会累及后斜韧带，也可能会累及半膜肌腱。有以下三种损伤的模式。

（1）后斜韧带及相应部分的半膜肌腱损伤，这种情况出现于70%的病例。

（2）后斜韧带及半月板外周分离，出现于30%的病例。

（3）后斜韧带损伤，半膜肌腱撕裂和半月板外周分离。研究发现，最易引起后斜韧带损伤的运动是踢足球、打篮球和滑雪。

（一）X线平片

可能在侧位X线片上会看到一个小的骨片，但其成因说法不一。有学者认为这个骨片是由半膜肌腱撕脱造成的。但是经过瓦内克（Vanek）对尸体的一系列研究发现，骨折发生在半膜肌腱附着点的近端，更像是在侧副韧带前部断裂后，由内翻、外旋及胫骨向前半脱位的力量造成的，而不是撕脱骨折。

（二）MRI

T_2 加权图像上，半膜肌腱的损伤表现为膝关节后内侧软组织的高信号水肿。断裂的肌腱呈波浪状，可以不连续或回缩。由于撕脱或压迫，胫骨后内侧面可能出现水肿。部分撕裂的肌腱也可以表现为周围或内部水肿。肌腱炎可表现为肌腱增厚、信号稍不均匀。肌腱在胫骨的插入点可出现退行性变，如骨质不规则和纤维囊性变。最后，包绕半膜肌的滑囊（胫侧副韧带－半膜肌滑囊）可能发生炎性改变，表现为肌腱周围扩张成鞍状的液体聚集。

鹅足腱的损伤罕见，但是位于鹅足腱和内侧副韧带之间的鹅足腱滑囊可因为过度使用或损伤而发生炎性改变。

第十一节　类风湿关节炎

类风湿关节炎（RA）是一种慢性进展性炎性系统性疾病，主要累及滑膜，以破坏骨和软骨为特征。手足小关节受累为特征性表现，但本病也可累及大关节。X 线平片以关节间隙狭窄和边缘侵蚀为特征，尤其出现在病变的最初 2 年内。病变的自然进程包括进行性关节破坏和功能障碍。然而，新的治疗方法对疾病进展的 X 线表现和患者功能能力都有影响。

一、临床表现

类风湿关节炎是一种炎性、系统性多关节炎，虽然所有滑膜关节均可累及，但是手和足为典型受累部位。类风湿关节炎可以突然、爆发式发作，更多地表现为无痛性病程。炎性关节炎的典型表现为关节肿胀、红疹、温热和（或）疼痛。2010 年，美国风湿病学会（ACR）和欧洲抗风湿病联盟（EULAR）制定了新的类风湿关节炎分级标准，针对新发患者采用新的分级方法。新的标准采用根据各种指标全部积分的算法对患者进行分级，包括受累关节、急性期反应物、症状持续时间和血清学。除了具有其他炎性关节炎的表现，患者通常睡醒后持续僵硬或晨僵，也可以是长时间不动后僵硬，称为"黏滞状态"。新的分级标准可以早期诊断类风湿关节炎，有利于早期药物干预。

类风湿关节炎实验室检查异常，85％的患者血清类风湿因子（RF）阳性，然而发病初期，仅有 40％的患者类风湿因子阳性。虽然抗环瓜氨酸多肽（anti-CCP）抗体的敏感度为 65％，但对于类风湿关节炎诊断的特异度高，其与类风湿因子阳性结合诊断类风湿关节炎的特异度可达 95％。抗环瓜氨酸多肽抗体在类风湿关节炎患者出现疾病进展前可持续阳性多年。抗核抗体通常也为阳性。炎性因子，如红细胞沉降率（ESR）和 C 反应蛋白（CRP）在患者活动期出现典型的升高，患者可出现正红细胞、正血球性贫血。

类风湿关节炎 X 线平片诊断标准包括以下几点。

（1）关节旁骨量减少。

（2）骨质溶解。

（3）侵蚀。

（4）韧带松弛。

（5）半脱位。

二、影像学技术

常规 X 线平片作为最简单有效的影像学方法仍然是首选，在评价类风湿关节炎特征方面有重要价值。X 线平片特征包括关节旁骨量减少、关节间隙狭窄和侵蚀。由于该病具有双侧对称受累的特点，初诊时应包括双侧的关节或附件，如双手、双腕、双足和双踝关节。尽管 X 线平片过去被认为是评价侵蚀性疾病的"金标准"，但与超声和磁共振等技术相比，其敏感度低。^{99}Tc 标记亚甲基二磷酸盐的放射性核素扫描显示受累关节放射性同位素摄取增加。摄取增加反映滑膜活动和骨转换增加。但该表现不具有特异性且并不能反映炎症处于活动期。镓扫描可以呈现阳性且反映慢性炎症反应，但同样缺乏特异性。

当不常见症状或新的症状出现、综合征改变或治疗失败时，应采用其他影像学手段进行评估。超声和磁共振被认为是评价和随访确诊病变病程的适当手段。2013 年，美国风湿病学会认为磁共振不应用于炎性关节炎的常规监测。报告声明，常规使用磁共振在临床病变活动性评估方面与 X 线平片相比性价比并不高，这也是目前参考的执行标准。

高场强磁共振在检测侵蚀方面比 X 线平片和 CT 扫描更敏感。磁共振也可以描述其他改变，如滑膜增生、滑囊扩大和骨感染或水肿。滑囊炎症同样可以显示滑膜强化，但进入滑囊的液体增强后不会立即强化。骨炎表现为 T_2WI 高信号，静脉注射对比剂后将强化。骨的强化范围与病变活动度呈正相关。骨髓水肿和强化区域将发展为空腔和囊肿。

关节肿胀常由滑膜炎和（或）渗出引起，与临床查体相比，超声更容易在病变早期诊断。超声发现侵蚀比 X 线平片和 CT 更敏感。在诊断侵蚀方面，超声被认为与 MRI 同样敏感，甚至更敏感。侵蚀在超声上通常表现为深度大于 2 mm 的皮质缺损，宽窄不一，基底不规则，邻近骨髓通常显示回声增强。有研究认为，在检测和评价滑膜炎方面，超声比磁共振更敏感。彩色多普勒超声检查可以区分关节内的不同结构和评估炎症的活动性。

（一）常见 X 线平片表现

1. 关节肿胀

关节周围软组织肿胀是类风湿关节炎早期的 X 线平片表现之一，该征象与关节积液和滑膜炎有关。滑膜炎引起的腕关节肿胀通常位于尺侧腕屈肌腱和桡侧腕长伸肌腱周围。软组织肿胀也经常见于掌指关节、跖趾关节和近端指间关节。软组织肿胀在病变早期的

X 线平片上可以轻微或不明显。病变晚期，类风湿结节可以形成软组织肿胀。

大关节滑囊积液是类风湿关节炎的常见表现，也是形成关节肿胀的原因之一。事实上，当出现不明原因的大关节滑囊积液时，应考虑到类风湿关节炎或其他炎性关节病变的诊断，多是由类风湿关节炎导致的滑膜炎引起的。

2. 半脱位

类风湿关节炎肘活动性滑膜炎和血管翳的形成，导致韧带和肌腱松弛，易于断裂。韧带或肌腱断裂导致半脱位和脱位。类风湿关节炎也可以出现伸肌腱和韧带的自发断裂，然而随着新的治疗方案的采用，这些畸形日益少见。纽扣样畸形、天鹅颈样畸形和腕尺偏等畸形虽不具有特征性，但是在类风湿关节炎中却很常见。这些畸形是由手和足的特定肌腱与韧带受累所致。在类风湿关节炎中能够见到伴有大量肩关节积液的肩袖非外伤性撕裂。半脱位和脱位是晚期表现。

3. 骨量减少

骨量减少常见。骨量减少从关节周围开始，部分是由关节周围充血所致。通常关节间隙消失，当进展期类风湿关节炎累及关节时，可见到关节间隙同轴性缺失。关节间隙消失是由类风湿关节炎症渗出引起软骨进行性破坏所致。

4. 骨质侵蚀

早期出现侵蚀，并且发生在病变最初 2 年内。类风湿关节炎的侵蚀可以是边缘或中央，典型的是自边缘逐渐向中心蔓延。侵蚀经常累及尺骨茎突，因此在某些情况下，尺骨茎突因为骨质溶解而几乎缺如。大范围的中心侵蚀可使手指（趾）短缩，更多见于晚期病例的掌指关节和跖趾关节。通常，侵蚀见于邻近关节和近端指间关节，少见于远端指间关节。肌腱或韧带附着点（起止点）也可见侵蚀表现（起止点病和起止点炎）。

5. 骨质溶解

类风湿关节炎本质上是一个萎缩过程，身体成骨能力受到损害。因此，未受损的骨质持续吸收（骨量减少，骨质溶解和侵蚀），少量修复。在腕关节，各种形式的聚集和塌陷导致腕骨缺失。

6. 骨炎

骨炎或活动性骨感染在 T_1WI 和 T_2WI 上信号异常。信号异常区静脉注射对比剂后强化。

7. 软骨下囊肿

类风湿关节炎常见软骨下囊肿。在较大关节，如膝关节、髋关节、肩关节、踝关节和腕关节，软骨下囊肿可以非常大，归类为空心石核。这是由滑膜炎导致关节内压力增高，迫使滑膜液通过微小裂缝进入骨内，由于液压，这些小的聚集物逐渐扩大形成软骨下大的囊性聚集物。

8. 骨坏死

缺血性坏死和梗死不是单纯性类风湿关节炎的常见表现。皮质类固醇和细胞毒性药物常被用来治疗类风湿关节炎，这些可以导致患者骨梗死和缺血性坏死。

（二）受累关节

1. 手和足

类风湿关节炎特别易累及手和足小关节。手部桡腕关节、腕骨间和腕掌关节可以变窄。掌指关节狭窄，近端指间关节也变窄。虽然远端指间关节病变不常见，但在病变晚期可以出现。病变晚期还可出现其他改变，包括纽扣样畸形（近端指间关节弯曲和远端指间关节过伸）、天鹅颈样畸形（近端指间关节过伸和远端指间关节弯曲）、尺侧偏移（发生于掌指关节）、掌指关节半脱位、Hitchhiker 拇指（掌指关节弯曲和指间关节过伸）和手腕桡侧倾斜。重度类风湿关节炎手腕桡侧半脱位和掌指关节尺侧偏移共同作用形成锯齿形手。第 5 跖骨头侵蚀是类风湿关节炎的特征，其他跖趾关节也常受累及。跟骨后部改变，包括跟后侵蚀和滑囊炎。

2. 脊柱

类风湿关节炎经常累及颈椎。和其他部位一样，未治疗的类风湿关节炎在脊柱有非常少量的骨赘。类风湿关节炎通常不直接累及间盘。关节突关节变窄并表现为侵蚀性改变。寰枢关节由于齿状突的侵蚀和（或）融骨性改变可以增宽或狭窄。支持结构侵蚀导致寰枢关节不稳和颅底凹陷。中央管狭窄是一个显著特征，能够导致颈髓损伤。在颈椎，多层面脊柱前移可以使椎体形成阶梯样表现。在类风湿关节炎中，出现颈椎半脱位和缺少骨赘几乎是特有的。通常，这些病例的间盘间隙可以正常或高度轻微降低。

三、疾病表现

（一）关节外病变的临床表现

关节外病变的临床表现发生在类风湿关节炎患者身上。关节外病变的临床表现典型发生于活动关节病变和类风湿因子阳性患者。类风湿关节炎患者的其他受累器官包括眼睛、皮肤、外周神经（多发性神经炎）、血液、肺部和心脏。

与风湿相关的眼睛临床表现包括巩膜外层炎和巩膜炎。虽然都可以出现红眼，但巩膜外层炎为典型的一过性爆发，持续时间不超过 10 日。巩膜外层炎出现沿外露的睑结膜充血，可以无痛或轻度疼痛。局部治疗特别有效。

相反，巩膜炎出现严重的、持续的、柔和的深部疼痛，充血，畏光，流泪，常出现视敏度降低。巩膜炎具有巩膜炎性渗出的特征，可以有相关的结节改变，病理学上与发生于皮肤的类风湿结节相同，能导致被称为"角膜融化"的状态。这个过程最后能够引起眼球破裂，因此类风湿关节炎患者的"红眼"需要紧急医疗干预。

皮下（渐进性坏死）结节，也被称为类风湿结节，大约 25％ 的患者可出现，但是发病时可以不出现。结节最常出现在关节周围易受压力的皮下组织，累及上肢伸肌表面、手部关节、膝关节、臀部和跟腱。病理上，这些结节包含纤维素样坏死的中央区域，周围环绕没有炎性表现的栅栏样组织细胞。

皮肤不太常见的是可触性紫癜，皮肤组织活检特征性显示为白细胞破碎性血管炎。

可触性紫癜和白细胞破碎性血管炎可能预示外周神经受累的风险或出现外周神经受累，从而引起外周神经病或多发性神经炎。多发性神经炎能够引起腕下垂或足下垂，提示患者预后差。

（二）X 线平片

最早期的 X 线平片改变是骨量减少和软组织肿胀。软组织肿胀在 X 线平片上可以是轻微的或不明显的。

（三）MRI

MRI 有助于评估早期类风湿关节炎的非侵袭性滑膜炎、骨侵蚀、腱鞘炎、滑囊炎和骨髓水肿。MRI 在检测侵蚀时非常敏感。MRI 增强显示骨侵蚀的骨皮质缺损，边界清楚的松质骨缺失，经常伴有滑膜炎。

骨髓水肿在 STIR T_2WI 或脂肪抑制 T_2WI 磁共振图像上显示，表现为边界不清的高信号病变，通常位于滑膜附着处。

关节、腱鞘和滑囊的滑膜增生在 T_2WI 上表现为"脏的"高信号，增强扫描后强化。通常，在增强图像上关节积液不强化。滑膜炎可能出现少量液体，如果出现，液体在 T_2WI 上呈高信号，在脂肪抑制 T_1WI 增强扫描呈低信号。

MRI 上，腱鞘炎可见滑膜鞘增厚，在脂肪抑制钆增强 T_1WI 图像上明显强化。

滑囊炎同样可以显示为强化的滑膜。液体使滑囊间隙增大，不会立即强化。可见肌腱病或破裂。骨炎表现为骨的异常信号，在 T_1WI 上呈低信号，在 T_2WI 上呈高信号，静脉注射对比剂后强化。

MRI 可以用来评价类风湿关节炎的治疗效果，可以见到滑膜强化率减低，滑膜体积降低。另外，通过风湿学病临床试验和 EULAR 建议，早期类风湿关节炎腕和掌指关节早期改变（骨骼水肿和侵蚀、滑膜炎）的 MRI 半定量测定方法已经成熟，这些系统也有助于疾病活动性和骨损害的评估。

（四）多层螺旋 CT

多层螺旋 CT 与 MRI 一样能够良好显示侵蚀性改变。渗出表现为低密度的关节肿胀。

（五）超声

在过去的几十年，高频超声正越来越多地被用来评估类风湿关节炎的典型改变。

超声易于显示类风湿关节炎的许多特征，特别是在病变早期，这非常重要，因为早期诊断可以提高疗效。超声能够显示类风湿关节炎的腱鞘炎、腱鞘积液、滑膜增生和充血、关节积液、滑膜肥厚和骨侵蚀。然而，超声不能显示 MRI 可见的骨髓水肿。

高频超声提高表面结构分辨率，因此提高了腱鞘、关节囊、肌腱和骨皮质表面的细节评价。灰度超声能够评估关节和腱鞘积液、增生的滑膜组织和骨侵蚀。在超声，骨和纤维关节囊呈现高回声，透明软骨和滑液呈现无回声，滑膜组织呈现低回声。骨侵蚀表现为关节骨皮质局灶性浅的缺损。滑膜充血能够利用彩色或能量多普勒观察，灰度评价有血流区域为异常的。

（六）核医学

放射性核素扫描使 ^{99}mTC-MDP 显示受累关节的高摄取。摄取反映滑膜活动性增加和骨转换量增加。这些表现是非特异性的，不一定反映活动性炎症。钆扫描也可以为阳性，反映慢性炎性反应。这些扫描也缺乏特异性。

（七）正电子发射计算机断层显像（PET-CT）

PET-CT 在类风湿关节炎的诊断和治疗方面的作用不明确。

四、鉴别诊断

双侧对称的炎性多关节炎的鉴别诊断包括类风湿关节炎、银屑病性关节炎或其他血清阴性脊柱关节病、系统性红斑狼疮、病毒病原学、丙型肝炎和结晶性关节炎。此时应向专家咨询再做进一步的诊断。

第十二节　反应性关节炎

反应性关节炎是一种感染后血清阴性脊柱关节病，是一组以特定的肌肉骨骼和关节外表现为特征的综合征。这种综合征发生于特定的微生物感染后，并由其导致两种主要疾病，即腹泻病和泌尿生殖感染。大部分患者有潜在的易感因素，即表达人类白细胞抗原 B27（HLA-B27）或者感染人类免疫缺陷病毒（HIV）。初始症状通常出现在触发感染后的 4 周内，常常出现在触发感染消退后。

与其他血清阴性脊柱关节病一样，如强直性脊柱炎和银屑病关节炎，反应性关节炎同样与 HLA-B27 和特定的综合征相关。肌肉骨骼症状包括由起止点炎和外周关节炎引起的关节疼痛、由骶髂关节炎引起的后背部疼痛。关节外症状包括结膜炎、尿道炎，以及各种黏膜、皮肤病变。

这种在触发感染后发生的关节炎、结膜炎和尿道炎组成的症状三联征被经典地称为 Reiter 综合征（Reiter 本人并不是第一个描述这种三联征的人）。该三联征于 1776 年的一次腹泻病后被描述，在 1818 年的一次泌尿生殖感染后再次被描述到。在此之前甚至都有类似特征的病例报道。莱特尔（Reiter）于 1916 年发表了一篇类似的病例，而 Reiter 综合征这一术语是由鲍尔（Bauer）和恩格尔曼（Engelman）于 1942 年提出的。反应性关节炎这一术语由阿赫沃宁（Ahvonen）于 1969 年提出，是目前更受青睐的术语。

一、病因

反应性关节炎是一种独特的血清阴性脊柱关节病，其发生于一种明确相关的触发感染之后，即一种肠道的或泌尿生殖道的感染。与反应性关节炎有明确相关的肠道微生物包括弯曲杆菌、沙门菌、志贺菌及耶尔森菌属。沙眼衣原体是大多数泌尿生殖道感染后发生反应性关节炎的主要病原体。

有许多其他微生物，包括寄生虫和机会致病菌触发这种综合征的报道，如肺炎衣原体、解脲支原体、肠贾第虫。也有在治疗膀胱癌中行卡介苗膀胱灌注术后发生反应性关节炎的报道。

作为血清阴性脊柱关节病中的一种，反应性关节炎的发病与 HLA-B27 具有强烈的相关性，尽管 HLA-B27 的表达与否并不是诊断本病所必需的。然而，有症状的疾病更有可能发生于 HLA-B27 阳性的个体中。据估计，HLA-B27 阴性的个体中有 1%～4%会发生反应性关节炎，而 HLA-B27 阳性个体中却有 20%～30%会发生反应性关节炎。

HIV 感染者是 HLA-B27 阴性表达个体亚型中重要的一组。这些患者 HIV 感染与 HLA-B27 双重阳性可能会出现相当严重的反应性关节炎的表现。

慢性肠炎一直被发现在许多血清阴性脊柱关节病的患者中，包括反应性关节炎患者，尤其是这些患有肠道相关性反应性关节炎的患者。肠道炎症的程度似乎伴随着关节症状的活动性。然而，这种相关性的本质尚不清楚。

最后，反应性关节炎的肌肉骨骼系统表现最常发生于下肢，尤其是足跟部。同上肢相比，这些区域代表着应力较大的部位。一项单独的研究发现，起止点邻近存在微小的骨折，而在对照群组类风湿关节炎患者中没有发现。这种创伤也是一种促炎症反应性因子，也可能是病变好发于下肢的原因。

二、影像学技术

反应性关节炎的诊断主要是临床上的。影像学检查是用于评估疾病的进展、诊断困难的病例及指导治疗性的干预。X 线平片是用于评估疾病进展的首选检查技术。CT 和 MRI 用于对 X 线平片表现正常的疾病早期患者的评估。MRI 和超声检查可用于评估起止点。在美国，MRI 是首选的检查方法，在世界的其他区域，超声是首选检查方法。影像引导的干预治疗主要是在应用透视、CT 和超声引导下进行的。骨扫描成像敏感性高，应用一种检查方法就可显示疾病的总体分布形式，但在评估炎症改变的范围方面并没有 MRI 那么有用。在进行所有的影像学检查当中都应使用标准的检查技术，只有少数例外。

反应性关节炎所有特征的影像学表现都无法与银屑病关节炎鉴别。唯一的区别是反应性关节炎倾向于累及下肢，而银屑病关节炎倾向于累及上肢。患者中有相当比例的一部分（高达 15%）反应性关节炎会发展成强直性脊柱炎，可以观察到强直性脊柱炎的影像学特征。

三、疾病表现

(一) 脊柱炎

在脊柱中，反应性关节炎会导致不对称性的、粗大的及厚的椎旁侧方骨化，称为侧方韧带骨赘或非边缘性韧带骨赘。与强直性脊柱炎不同，这些椎旁侧方骨化是非边缘性的，并且远离椎体终板。强直性脊柱炎的韧带骨赘为薄的、对称性的并累及纤维环。下位胸椎及上位腰椎是常受累及部位。一项研究报道，泌尿生殖道感染型反应性关节炎比肠道感染型反应性关节炎更有可能出现脊柱的表现。

主要的鉴别诊断是弥漫性特发性骨肥厚，该病可导致不对称性的、厚的、非边缘性的、不固定的骨赘形成。反应性关节炎的侧方韧带骨赘无法与银屑病关节炎鉴别。

纤维环周围附着处出现的骨质侵蚀，随后会发生愈合并导致骨质硬化，最终发生骨质重塑引起椎体前方正常的前凸形态的消失，这种改变在反应性关节炎中比在强直性脊柱炎中更为少见。弥漫性特发性骨肥厚不伴有骨质侵蚀。

1. X 线平片

反应性关节炎中脊柱的 X 线评估包括标准的前后位和侧位，范围覆盖感兴趣区。当出现有 X 线平片改变时，最常见的是不对称性、侧方韧带骨赘，也会罕见地出现 Romanus 病（纤维环附着片的骨质侵蚀）和亮角征（骨质侵蚀最终出现的骨性反应）。Romanus 病和亮角征是强直性脊柱炎的特征性表现，却罕见于反应性关节炎。

2. MRI

MRI 表现不具有特异性，可显示出终板改变、水肿和韧带骨化区域的信号下降。然而，在 X 线出现改变之前，MRI 可能有助于识别早期的起止点炎和侵蚀性病变。

3. 多层螺旋 CT

CT 表现与 X 线显示的相似，但对早期改变具有更高的敏感性。

4. 核医学

骨扫描成像显示在骨质沉积部位出现放射性核素浓聚，但这种表现不具有特异性。

(二) 骶髂关节炎

骶髂关节是一个弯曲的关节，由上部的韧带关节和下部的滑膜关节组成。炎症性改变发生于关节的下部。和银屑病关节炎一样，反应性关节炎的骶髂关节炎是非对称性的，但常常为双侧性的。在病程的早期阶段，骶髂关节炎可能为单侧性的，然而随着时间的进展，双侧骶髂关节的受累会变成对称性的。骶髂关节强直是晚期表现。

1. X 线平片

骶骨标准的前后位补充 $15° \sim 25°$ 头侧位、Ferguson 位可更好地显示骶髂关节下部。骶髂关节病变的进展为慢性炎症所致，开始出现微小骨质侵蚀和关节周围骨质硬化而无关节间隙的变窄。随后出现关节两侧骨质硬化的增加伴随关节间隙一定程度的增宽。该过程持续进展，骨质硬化增多并最终贯穿关节导致关节强直。

2. MRI

MRI 是发现骶髂关节炎最敏感的方法,因为它能够识别软骨的异常、关节炎和伴发的骨髓水肿。静脉注射钆对比剂有助于识别炎症和治疗后反应。

3. 多层螺旋 CT

CT 能够对骶髂关节进行薄层断层成像,有助于避免骶髂关节前后面的广泛重叠,后者限制了 X 线片的分析。在非常早期的病例或者无法确定为骶髂关节致密性骨炎还是骶髂关节炎的病例中,CT 可以在 X 线片表现正常或不明确时显示小的骨质侵蚀和骨质硬化。

4. 核医学

骨扫描成像是探测骶髂关节炎的敏感检查方法,但没有特异性,而且提供的信息不如 MRI 多。

(三)侵蚀性关节炎和增生性骨质形成

反应性关节炎的关节炎症特点是边缘骨质侵蚀、增生性骨质形成、关节间隙狭窄和关节积液。在急性期,常常出现关节周围骨质疏松。足部的关节尤其易受累及,这些部位病变的特殊的方面将分别论述。在足趾,可以出现明显的软组织肿胀。关节毁损和关节强直是疾病晚期的表现。

1. X 线平片

关节的 X 线评估使用标准的 X 线片投照体位。典型的表现为边缘骨质侵蚀并绒须样骨膜反应,尤其是在足趾。骨质侵蚀是从关节的周围向中心软骨下骨进展。增生性骨膜反应在足部的小骨中相当常见。下肢的任何关节都有可能会受累,常常呈非对称性分布。

在反应性关节炎,前足的骨与关节常常受到累及。在前足的关节当中,第 1 跖趾关节最常受累。关节强直可能会发生在足部诸骨之间,但相对于银屑病关节炎中手受累情况来说更为少见。关节炎性毁损最常表现为"杯中铅笔"畸形。

跟骨是最常受累及的部位,病变表现为跟骨下后表面的模糊的骨膜反应,引起边缘模糊的足底的跟骨骨刺形成。跟骨后上方也可发生骨刺并表现出类似的特征。

反应性关节炎在膝关节最常见的表现是关节积液。

当上肢受累及时,受累的形式与银屑病关节炎一致。

2. MRI

MRI 表现不具有特异性并且都表现为炎症的一般征象。这些征象包括骨髓水肿、关节积液、软组织增厚。也可显示边缘骨质的不规则,但在 MRI 上分辨较差。对比增强图像可以识别活动性的骨质侵蚀。

3. 多层螺旋 CT

CT 在显示微细的骨质侵蚀和骨膜反应中比 X 线平片更敏感,主要是由于其能够消除组织结构重叠。然而,MRI 对炎症性改变更为敏感。

4. 超声成像

超声成像在鉴别关节积液和滑膜增厚中最为有用。超声也可以识别骨质侵蚀，尽管其在该目的中的应用并没有在类风湿关节炎中那么成熟。

5. 核医学

应用亲骨性药物进行骨扫描成像可识别骨转化的部位，并可用于判断疾病的范围，尤其是在新病例中。

（四）起止点炎

起止点炎是反应性关节炎最常见的一种表现，也是血清阴性脊柱关节病普遍的一种特点。在反应性关节炎中，足部的任何一个肌腱附着点都有可能受累及。最常受累的部位是跟腱和足底腱膜在跟骨后部的附着处。跟后滑囊炎也常常出现。

MRI 和超声成像是评估起止点的首选成像方法。起止点炎伴随着新骨形成。因此，X 线平片通过钙质的沉着和软组织的肿胀可观察疾病的长期改变，但这些改变并不具有特异性。

1. X 线平片

起止点炎的 X 线表现是非特异性的，可以观察到微小的骨质侵蚀和新骨形成。然而，炎症的情况却不能观察到。骨质侵蚀的存在有助于鉴别血清阴性脊柱关节病的起止点病变和弥漫性特发性骨肥厚。

2. MRI

进行起止点的评估时使用 T_1 加权、T_2 加权和短反转恢复序列。影像学表现包括 T_2 加权图像上信号的增高、肌腱增厚及邻近骨的水肿。在长期起止点炎中，脂肪浸润表现为 T_1 加权图像上的中等信号。对比增强图像将会显示活动性炎症区域的信号增高。鉴于与肌腱病的影像表现重叠，对比增强或许可以鉴别活动性炎症和具有慢性非炎症特点的肌腱病。

对于跟后滑囊炎，MRI 显示为边缘强化的滑囊积液。MRI 发现滑囊炎的敏感性比超声成像高 2 倍。

3. 超声成像

起止点炎在超声检查中的表现包括受累肌腱的增厚、形态一致性的改变、线状回声。肌腱的边缘不清楚。肌腱内的高回声病灶可能代表着脂肪的浸润，也可能会观察到微小的钙化。由于这些表现与肌腱病相重叠，故这些表现的特异性下降。一个近期的研究表明，超声比 MRI 能更好地发现早期肌腱炎。超声成像同样有助于发现亚临床的起止点炎。

对于跟后滑囊炎，超声可以显示滑囊中的液体。然而，超声对于该部位的滑囊炎并没有 MRI 那么敏感，因为超声发现滑囊中液体的能力与体位有关。

（五）指炎或趾炎

整个指（或趾）的炎症被称为指（趾）炎，可由许多原因引起。当伴发明显的软组织肿胀时，则为"香肠指（趾）"。近期对脊柱关节病继发的指（趾）炎的研究显示，这种形式的指（趾）炎是伸肌腱滑膜炎并邻近软组织的明显肿胀所致。然而，仅有62％的病例会出现手指（趾）关节滑膜炎。根据受累及的手指（足趾）不同，炎症可蔓延至相应的掌（跖）滑囊。

指（或趾）炎的成像主要靠MRI与超声检查，当存在侵蚀性关节炎时，手和足部的X线平片也可观察到。

1. X线平片

指（或趾）炎的X线评估只能显示软组织肿胀。

2. MRI

MRI显示受累手指屈肌腱鞘的积液，也可以观察到周围软组织的水肿。MRI比超声能更好地发现受累关节囊内的积液。

3. 超声成像

超声成像显示屈肌腱鞘内的积液及周围软组织的增厚。超声可显示关节内的积液，但不如MRI显示得好。

第十三节　强直性脊柱炎

一、骶髂关节炎的影像学表现

（一）X线平片

骶髂关节炎特征性表现为骨质侵蚀、硬化及骨桥形成三联征，其中骨桥形成标志着关节强直的开始。这三种征象往往可以同时观察到。

骨质侵蚀会造成关节轮廓一定程度的模糊不清。X线平片上，确切的骨质侵蚀主要表现为尾端关节面不规则齿状的轮廓。当骨质侵蚀显著时，会形成串珠样改变，并伴有关节间隙假性增宽。和外周关节炎比较，在X线平片上骨质软化并不是骶髂关节炎的表现，风湿性骶髂关节炎会伴有不同程度的骨质硬化，典型的风湿性骶髂关节炎不仅累及尾端骨，也会累及关节的中间部分。关节间隙表现为宽大、边界不清，以髂骨面表现显著。当发生整个关节强直时，骨质硬化减退、消失。

X线平片并不能单独显示骨桥，早期骨桥形成可以导致关节轮廓的模糊，相对难以检查出，因为即便正常人的关节也仅能显示不同部分。渐进性不全关节强直可以在随访检查中被很好地检查出来。即使没有原片作为对比，当看到关节间隙只有很少残留时，也要想到不全关节强直的发生。关节强直发生时，可以看见关节间隙消失。当关节强直病程较长时，骨质硬化消失，正常的关节间隙被正常结构骨取代。

（二）MRI

MRI 可以在 X 线平片征象出现前及结构破坏前检查出早期骶髂关节炎。这是由于 MRI 可以显示炎症进程，比如骨炎、滑膜炎、滑囊炎、附着点炎、关节内肉芽组织及关节内渗出。

骨炎在 MRI 上表现为关节周围及软骨下骨髓水肿，即 T_2WI 脂肪饱和、STIR 高信号。在对比增强检查中，活动期骨炎区可见强化，最常见于关节的髂骨面。这是诊断活动期炎症的有力证据，并且可以评价骨髓水肿的程度。骨髓水肿征象并不只表现在骶髂关节炎，它具有非特异性，常发生在细菌感染、骨性关节炎、机械性压力、肿瘤和外伤。要多参考虑疾病的影像学征象，区分这些疾病其实并不难。骨髓水肿病变发生在非强直性脊柱炎的情况相对多见，在后背痛患者中可达 23%，甚至在健康群体中也可达滑囊炎的征象。一般表现为滑囊结构的强化，一直向前延续至骨膜。但在多数病例中这并不显著。

附着点炎发生在附着或者包绕骨的一些肌腱和韧带上，紧绷的骶髂关节韧带常出现在后骶髂关节间隙。在 STIR 上，后关节间隙及相邻骨表现为弥漫的或者不均匀的水肿，并且增强后有强化，然而后关节的炎症表现是一种非特征性征象，单独依靠这种征象并不能达到诊断的目的。渗透性治疗有时与后关节间隙的附着点炎征象很相似，所以了解以前的治疗措施对于诊断很重要。

关节内的强化多数由肉芽组织引起，常见于活动期的骶髂关节炎。作为关节内的液体信号，关节渗出在 T_2WI 及 STIR 上显示清晰，但风湿性骶髂关节炎的这种关节渗出往往比较少，大量的渗出应怀疑是不是细菌感染，特别是在仅累及单侧关节的情况下。

结构破坏，如骨质侵蚀及软骨下硬化等，在 MRI 上，特别是在 T_1WI 上很容易显示，如果再加上骨髓水肿，那么就可以确诊骶髂关节炎。骨质侵蚀可以认为是强直性脊柱炎最为特异的 MRI 特征。在 T_1WI 平扫上，骨质侵蚀表现为关节轮廓的低信号缺损，当炎症处于活动期，骨质侵蚀在 STIR 序列上表现为高信号，增强后可见强化。这些病变和征象多位于髂骨关节面。骨质缺损可以融合呈串珠状，可见关节的假性增宽。当评价骨质侵蚀时，关节内定位很重要，因为在头背侧旁冠状面上骶髂关节表现为 C 形，后关节间隙介于头腹侧和背尾侧的滑膜关节间隙中。在这个部位，关节轮廓的不规整及血管的点状强化不要和骨质侵蚀混淆。

骨质硬化在所有的脉冲序列上都表现为低信号，大多发生在关节周围及髂骨的软骨下区域。在骶髂关节炎时，骨质硬化的区域往往比较宽大，而且发生在关节中间部分较多，而骨性关节炎的骨质硬化一般呈带状而且较细，在腹尾侧常见轻度增多。对比之下，致密性骨炎中的骨质硬化一般呈现典型的三角形，这种改变位于腹尾侧，主要在髂骨，有时也会发生在骶骨，多数情况下边界清晰。致密性骨炎是一种机械性压力现象，常常与分娩、肥胖、关节松弛及脊柱侧弯有关。致密性骨炎有时会伴有少量的骨髓水肿，给诊断带来很大困难。当骨质硬化范围扩大时，骨髓水肿容易被遮盖，在 STIR 像上仅仅表现为骨质硬化边界的一个高信号环，这在骶髂关节炎和致密性骨炎中都可以出现。

典型的强直性脊柱炎,其炎症进程会导致新骨形成,最后导致骶髂关节强直。关节强直进程最早的征象是芽状低信号骨融合,穿过关节腔。在骨性强直进行性过程中,关节间隙的轮廓逐渐变得模糊,甚至消失。MRI 显示早期骨桥形成并不如 CT 显著。

由于强直性脊柱炎容易复发的本质,关节周围不同区域会呈现出炎症活动性增加或降低的不同疾病进程。当炎症活动性降低时,红骨髓不再形成,出现条状脂肪积聚（T_1WI、T_2WI 高信号）,与 Modic 型间盘变性很相似。单纯脂肪积聚是一个非特异性的征象,往往发生在如放疗、骨折愈合、激素治疗等改变之后。

总之,典型的骶髂关节炎会出现骨炎(骨髓水肿)、骨质侵蚀、骨质硬化、脂肪积聚、滑囊炎、滑膜炎、关节内强化,以及发生在后关节间隙的附着点炎。骨桥形成和关节强直主要是疾病长期发展的结果,不是早期关节炎改变。

二、脊椎表现

(一) X 线平片

韧带骨赘是强直性脊柱炎累及椎体时的特征性改变,典型的韧带骨赘都是起自纤维环椎角处,与韧带骨赘相对的是椎体骨赘,它起源于邻近椎角的椎体侧面或腹侧面,并沿着纤维环的外侧及突出的部分蔓延,最后在椎间隙处桥接形成膨隆征象。当椎间盘退变同时伴发强直性脊柱炎时,韧带骨赘的形状会变得更加膨隆,这是由于典型椎体骨赘与韧带骨赘混杂在一起,形成所谓的混合骨赘。

韧带骨赘逐渐桥接于椎间隙形成环样结构,多段发生的完全性纤维环骨化称为竹节脊柱,这是晚期强直性脊柱炎的典型特征。僵直的椎间盘有时会出现营养不良性钙化。脊柱强直大多会发展成胸腰段的脊柱后凸畸形。

椎间盘炎症(间盘炎、风湿性脊柱间盘炎)是强直性脊柱炎另一个典型的表现,分为椎角病灶(Romanus 病灶)和中央终板病灶(Andersson 病灶)。

上述提到的 Romanus 病灶(对应于 Cawley 病灶 2 型)表现为椎角的硬化病灶并伴随终板的侵蚀,病灶往往限于前上椎角且好发于腰椎。与单纯椎角硬化病灶相比,侵蚀性病变相当少见,椎角病灶不排除发生在椎体的腹侧面,可发生在任意终板边缘。Romanus病灶这个名词也可表示发生在任何椎角的类似的侵蚀性病灶。但是,由于 X 线平片的重叠效应,在背侧和侧面的椎体 Romanus 病灶往往很少能观察到。

发生在前椎角的轻度硬化是 Romanus 病灶的一种小的变异,称为"亮角",Romanus病灶、亮角及 X 线平片上不易发现,但在 MRI 上可以发现的病灶,经过多年的变化最终导致韧带骨赘的形成。

如果中央型椎间盘炎症伴发间盘下骨的侵蚀或者破坏,就可以在 X 线平片上观察到类似椎间盘炎的表现。这样的病变称为 Andersson 病灶 A 型或者炎症类型(少量病灶时对应于 Cawley 病灶 1 型,大量病灶时对应于 Cawley 病灶 3 型)。与细菌性脊柱炎引起的骨质破坏不同,风湿性疾病引起的骨质破坏一般较轻、局限,数月甚至数年未见变化。

风湿性椎间盘炎好发部位在胸腰段。约 10% 的强直性脊柱炎患者通过 X 线平片可以显示终板的侵蚀。然而，MRI 显示风湿性椎间盘炎会比 X 线平片更加敏感，这是因为 MRI 可在结构破坏之前显示炎症征象，并且没有重叠效应的影响。典型的强直性脊柱炎炎症最终会导致骨形成，Andersson 病灶 A 型或许就是导致椎间盘骨化（非椎角性关节强直）的原因。

方形椎、桶状椎及椎体腹侧面饱满都是椎体腹侧面炎症及骨质增生的结果。

椎小关节强直是由附着点炎导致的囊状骨化或者侵蚀性关节炎造成的。在 X 线平片上，疾病早期阶段征象并不显著，当韧带骨赘没有出现时，这种改变导致了多脊椎活动受限，以及相对不明显的 X 线表现。在晚期阶段，在脊椎的背外侧可见宽大的骨化带。在正位 X 线平片上，表现为平行的硬化带，称为"轨道征"。

强直性脊柱炎累及枢椎以下颈椎很常见，而颅颈连接处较少累及。颈椎完全强直及韧带骨赘形成的患者仅能支撑 C1～C2 的活动，但是伴有寰枢椎韧带骨化或者颅颈韧带破坏的患者往往伴随寰椎前脱位。

韧带骨化，比如髂腰韧带、棘间韧带或者棘上韧带的骨化往往发生在强直性脊柱炎的晚期，多节段的棘上韧带骨化在影像上表现为"匕首征"。

（二）MRI

与 X 线平片相比，当炎症处于非活动期时，韧带骨赘（骨刺、前角或者后角骨赘）在 STIR 上表现并不显著。T_1WI 显示脂肪或者正常骨髓信号可延伸至椎角骨刺。桥接的韧带骨赘也可称为"前后角强直"。当椎角炎症完全消散后，韧带骨赘才开始形成，但有时也可见反复或者持续的强化。

活动期椎间盘炎症包括椎角病灶及 Andersson 病灶，典型特征是间盘下骨髓水肿及增强出现强化。慢性期可以看到脂肪积聚及骨质硬化。由于强直性脊柱炎容易反复发作，所以静止期和活动期的病变可同时出现在不同椎体水平，甚至单一病灶中，比如低信号硬化区周围可见环形骨髓水肿信号，有时可见到骨质侵蚀改变。

椎角病灶特征性的表现是三角形异常信号，由于与熟知的 X 线征象相似，有时即使在 X 线平片上看不到也可以称为 Romanus 病灶。骨髓水肿是炎症活动期的一个征象（前角或后角炎性病变）。当炎症消散时，正常的骨髓信号不会恢复，而是在原先炎症区域出现脂肪积聚。所以，在本病病程较长时，经常可以看到椎角不同水平的三角形脂肪积聚信号。椎角的脂肪浸润是结构破坏的早期征象，X 线平片很难发现。椎角病灶炎症复发，尤其是伴有骨质硬化时，构成了所谓的病灶双面性。此时椎角尖在 STIR 上仍然是低信号，但周围可见环形的骨髓水肿信号。Romanus 病灶有时可见椎角的骨质侵蚀，MRI 较 X 线平片可以更加敏感地发现骨质侵蚀征象（椎角侵蚀）。

中央终板型椎间盘炎症（非椎角炎症病灶）表现为非椎角区域的间盘下骨髓水肿。有时可以出现终板侵蚀（Andersson 病灶 A 型）。上述征象很像舒尔曼病伴中央终板缺损时出现的许莫氏结节（非椎角性骨质侵蚀）。在发生大面积炎症病灶时，整个终板从前到后都会受到骨髓水肿和侵蚀的影响（Andersson 病灶 A 型、Cawley 病灶 3 型）。非活动期的 Andersson 病灶 A 型可以出现椎间盘下的脂肪积聚。伴随着新骨形成，炎症最终减退，在有些病例中，中央型椎间盘炎症会导致跨椎间盘的骨化（非椎角性骨刺及非椎角性强直）。

中央型椎间盘炎症时，椎间盘内可见信号异常，比如炎症活动期，椎间盘内可见局灶性液体信号，增强见强化；非活动期时，椎间盘内可见 T_1WI 高信号，可能与椎间盘营养不良性钙化有关。

肋椎关节炎和肋横突关节炎均可引起持续的胸腰痛及呼吸运动受限，在 X 线平片上一般难以显示，而 MRI 是评价这些关节的最好检查方法。但是，标准胸段脊髓 MRI 图像易引起假阴性判读。矢状面图像可显示肋椎关节周围骨髓水肿和渗出，表现为椎体背外侧面及横突、肋骨出现模糊、类圆形、边界不清的高信号（椎体侧角炎症）。横断面图像显示这些关节的解剖关系要更好一些，并且可显示熟知的关节炎征象，如关节渗出、软骨下骨髓水肿、滑膜增生、骨质侵蚀、增强有强化及关节强直。横断面图像扫描应定位在胸椎水平，同时在矢状面上也可显示背外侧的骨髓水肿（椎体侧面、肋骨、横突），而不是无目的的多水平成像。

椎小关节炎特征表现为关节渗出、骨髓水肿、囊状增厚、强化及周围软组织炎症（椎小关节炎性病变）。有时也可见骨质侵蚀（椎小关节骨质侵蚀）。

三、脊椎外关节表现

X 线平片上髋关节炎的首要征象是关节间隙狭窄，有时可见关节周围骨质疏松改变。骨质侵蚀并不常见。只有少部分患者的炎症发展迅猛，几年内就可见到明显的骨质破坏。另外，也会出现类似骨关节炎的一些征象。事实上，关节间隙狭窄伴骨质增生是强直性脊柱炎累及髋关节的典型征象。虽然髋关节炎晚期可出现关节强直，但由于人工髋关节置换目前应用广泛，所以关节强直并不多见。

强直性脊柱炎累及骨盆在平片上常表现为附着点炎。最常受累的部位是坐骨。附着点炎开始于侵蚀期，然后是新骨形成期，形成不规整的骨性突起，骨刺又形成了新的附着点。这些骨刺一般宽大且边界不规则。当炎症复发时，骨质侵蚀和骨性突起可同时存在。股骨头、髂嵴、骨联合的肌腱附着点是其他可能会受累的部位。骨联合炎特征性改变是硬化和侵蚀。

踝关节受累并不多见，主要表现为距小腿关节、距跟关节、距舟关节内渗出及关节间隙狭窄、较早出现的继发性骨性关节炎征象（硬化、骨赘）。跟腱附着点炎是强直性脊柱炎累及踝关节的特征表现。足背部软组织肿胀有时是强直性脊柱炎患者的首发症状。腱下滑囊炎和附着点炎可以导致跟骨结节明显的骨质侵蚀，有时常可伴发不规则的新骨形成。

第十四节　幼年特发性关节炎

一、临床表现

幼年特发性关节炎是指 16 岁以下儿童持续至少 6 周的不明原因的关节炎，其他的症状还包括全身乏力、体重减轻、发热和全身不适，可伴有淋巴结增大、心包炎、肝脾大、皮肤病表现、胸膜炎、间质性肺病及葡萄膜炎。

二、影像学技术

受累关节的平片作为基本影像手法用于排除其他病因引起的关节疾病，如发育不良、肿瘤或类似 Legg-Calve-Perthes 病（股骨头骨骺的特发性无菌性坏死）的局灶性病变。幼年特发性关节炎的 X 线平片特点是骨质减少、关节周围肿胀、骨骺过度生长、关节间隙变窄及骨质侵蚀。可有关节半脱位及关节邻近骨的骨膜新生骨形成。超声可见低回声的关节腔积液及混杂回声的增厚滑囊，可见滑膜囊肿及相邻腱鞘的炎性改变。超声亦可用来评价软骨变薄及骨质的侵蚀。MRI 可用于观察滑膜增生、骨髓水肿、骨质侵蚀及软骨的破坏。

三、疾病的临床表现

腕关节及指间关节是最常见的受累部位。双侧受累多见，但非完全对称性分布。早期可出现软组织肿胀和疼痛，而骨侵蚀、关节半脱位及关节破坏可导致显著的持续病态状态。相对于成年人腕关节的尺侧偏斜，腕关节的桡侧偏斜是幼年特发性关节炎的特征表现。

膝关节是幼年特发性关节炎的常见受累部位之一，MRI 是首选检查方法，早期可出现关节的肿胀、疼痛及关节活动受限。如果未给予治疗，可导致显著功能性残疾、足内翻或足外翻畸形。

早期关节周围血管翳的形成可导致干骺端的增宽及骨骺的过度生长。在长管骨中可加速骨的纵向生长，可使得早期肢体变长，但最终导致生长板过早融合，使得四肢的长度会相对缩短。在手和足均可出现腕骨及足跗骨正常骨化模式的加速。慢性的病变将导致体重减轻、身高变矮。疼痛及关节活动的受限可导致肌肉萎缩。

（一）X 线平片

在手及腕关节，早期可见指间关节周围软组织的肿胀，可伴有干骺端增宽及关节周围骨质减少。银屑病关节炎可有骨膜新生骨沿着指骨生长。局部生长受限和腕骨骨化中心出现时间顺序的改变并不少见。随着疾病的进展，腕骨的关节间隙缩小可导致腕骨堆积。腕骨或跗骨可变方、成角，最终发生骨性融合。

在膝关节中，富血供使得髌骨方形化、干骺端膨大及骨的过度生长，最终导致髁间窝的增宽。膝关节为常见的骨质侵蚀的部位，关节内可有骨质碎片的形成，导致关节闭锁。

X 线平片可显示下肢长度的差异，以及腕骨和跗骨的非对称性的骨化。左手的正位片用于评价骨龄，代表了生理年龄。

（二）MRI

疾病早期可有淋巴结肿大及与滑膜增厚相关的关节腔积液，MRI 是评估该病变的首选方法，增强检查对于发现滑膜炎较敏感。关节腔及邻近腱鞘可有明显的滑膜增厚。随着疾病的进展，可有软骨缺失、骨侵蚀，以及纤维软骨结构和韧带的变薄及萎缩。MRI 可清晰显示邻近肌腱的滑膜受累。

（三）多层螺旋 CT

多层螺旋 CT 主要用于评价骨质改变，由于 CT 检查的高辐射剂量，应尽量避免用于儿童。

（四）超声

超声可用于发现关节腔积液和滑膜炎，具有无侵袭性、应用广泛及快速的特点。

四、疾病的临床表现

（一）中轴骨

类风湿因子阳性的幼年特发性骨关节炎好发于颈椎，而 HLA-B27 阳性的幼年特发性骨关节炎好发于腰椎。在幼年特发性骨关节炎中，脊柱侧弯的发生率逐渐上升。长期糖皮质激素的治疗及控制疾病可引起骨量的减少及椎体的塌陷，当累及下颌骨及颞下颌关节时，可导致面部不对称及小颌畸形。颞下颌关节受累时，亦可导致关节活动受限及功能性障碍。

（二）X 线平片

在颈椎可有椎体方形化、椎间盘变扁及椎间盘近关节面处硬化。关节面及椎小关节的强直可导致关节活动的受限。相反，齿突骨质侵蚀伴相邻韧带受累时可导致寰枢关节半脱位及颈椎失稳。在侧位 X 线片中，可见齿突与 C1 前弓的距离大于 5 mm，过伸及过屈位这个距离是变化的。

在腰椎中，可有椎体方形化及明显的骨赘形成，这可引起关节强直及运动受限。

骶髂关节不常受累，受累时 X 线平片可见关节硬化及关节边缘不整，晚期可有关节强直。

下颌骨角前切迹受累时（下颌骨下的凹面），常伴有小颌畸形及关节侵蚀。

（三）MRI

齿突及关节突关节周围可见增厚的滑膜。在骶髂关节中可见标志性的骨髓水肿，特别是 STIR 显影更加清晰。骶髂关节可有强化、骨质破坏、软骨变薄及关节盘缺失的颞下颌关节面变平，MRI 钆对比增强序列可显示关节内增厚的滑膜。

五、鉴别诊断

幼年特发性关节炎需要与败血病相鉴别。当临床怀疑败血病时，应行关节腔穿刺及细胞培养，即可鉴别。需要与反应性关节炎相互鉴别，但反应性关节炎症状不能持续大于 6 周。肿瘤性病变（特别是儿童的成神经细胞瘤及白血病）需要与幼年特发性关节炎鉴别，但很少引起关节炎性改变。

幼年特发性关节炎可伴有抗核抗体（ANA）、类风湿因子（RF）及免疫球蛋白 M（IgM）水平的升高。

色素沉着绒毛结节性滑膜炎及血友病性关节病均有关节腔内的出血，在所有 MRI 像上均可见到低信号的含铁血黄素的沉积，在 MRI 梯度回波序列更明显。

骨的恶性侵袭典型表现为跨越生长板生长，表现为 T_1 加权成像及 T_2 加权成像的骨髓信号的改变，这在幼年特发性关节炎中很少出现。

第八章　女性生殖系统

第一节　诊断基础

一、检查技术及其价值

（一）X线

X线平片检查不能显示女性生殖器官，但子宫、输卵管造影可显示子宫腔内情况及输卵管通畅情况，故对子宫、输卵管炎性病变和先天性子宫畸形的诊断有一定价值，但对肿瘤性病变的诊断基本无价值。

（二）CT

无论是平扫还是增强检查，均可显示子宫及盆腔内结构，故CT对盆腔内肿块的来源和性质、病变范围、有无转移的判断均有一定的价值。但正常输尿管和卵巢不能显示。

（三）MRI

MRI能清楚地显示子宫横断面、矢状面及冠状面图像，并能显示其内部的细微结构，故对子宫内膜癌和宫颈癌的分期及先天性子宫畸形的诊断具有很高价值，也有利于盆腔肿块的发现、起源的判断及肿块的定性。同时，MRI能显示卵巢结构，但正常输卵管难以显示。

（四）超声

由于超声检查简便易行，对性腺无辐射性损伤，能发现和诊断出多数女性生殖系统病变，尤其对子宫、卵巢病变的显示更为直观、方便。因此，超声检查目前已成为女性生殖系统病变首选和主要的影像检查方法。

二、正常影像解剖

（一）X线

1. X线平片表现

女性内生殖器官均呈软组织密度，在X线平片上与周围组织缺乏对比，不能显示。

2. 造影检查

通过子宫、输卵管造影，即将对比剂引入子宫、输卵管内，以显示其腔内结构。

正位显示，子宫腔呈倒置的三角形，底边在上，为子宫底，两侧为子宫角，与输卵管相通，下端与子宫颈相连。成人的子宫底宽约3.8 cm，两侧边长约3.4 cm，宫腔边缘光整，略向内凹。

两侧输卵管由子宫角向外下走行，管腔纤细，呈迂曲柔软的线状影，由于输卵管有蠕动，因而充盈有时可不连续。

注入碘油后 24 小时或注入水溶性碘剂后 1～2 小时摄片，显示输卵管内对比剂全部排空并进入腹腔，呈多发弧线状或波浪状致密线影，表示输卵管正常通畅。

（二）CT

平扫检查，子宫位于盆腔的中央，也可偏于一侧，呈横置梭形的软组织密度影，密度类似肌肉，边缘光滑，中心小的低密度区代表宫腔。成人子宫体前后径为 1.5～4.0 cm，左右径为 3.0～5.0 cm，子宫颈长约 2.0 cm，横径小于 3.0 cm。子宫前方为膀胱，呈水样低密度，后方为直肠，内常有气体。膀胱、子宫、直肠之间常存在肠管。

增强检查，正常子宫肌明显均一强化，中心低密度宫腔无强化而显示更为清楚。

无论是平扫检查还是增强检查，卵巢和输卵管均难以显示。

（三）MRI

（1）子宫：横断面上子宫呈横置椭圆形，矢状面上呈倒置梨形，冠状面上呈倒置三角形。T_1WI 上，正常子宫、宫颈和阴道在周围高信号脂肪组织对比下，可清楚显示，为一致性较低信号。常规增强，T_1WI 检查，子宫内膜和子宫肌外层强化，而联合带强化程度较低。

（2）卵巢：正常卵巢呈卵圆形结构。T_1WI 上，卵巢呈均一低信号，和周围组织高信号脂肪组织形成明显对比，但不易和邻近含液肠曲鉴别。在 T_2WI 上，卵巢周围部分的卵泡呈高信号，而中央部分基质呈低至中等信号。

（3）输卵管：无论是 T_1WI 还是 T_2WI，正常输卵管均难以识别。

（四）超声

1. 子宫正常声像图

（1）纵切：①形态呈倒置的梨形（前倾或平位子宫）或球形（后屈位子宫）；②轮廓呈清晰光整的线状回声；③实质呈均质的中等回声区，但宫颈回声较宫体稍高一些；④宫腔线呈线状的强回声影（为宫腔内气体），其周围有低弱回声的内膜围绕。子宫内膜在增殖期厚 2～5 mm，回声稍低于实质，在分泌期厚 5～10 mm，回声稍高于实质。

（2）横切：子宫呈椭圆形或类三角形（经子宫角处切面）影，其轮廓、实质及宫腔线的改变与纵切子宫一致。

（3）子宫大小：长径 7～8 cm；左右径 4～5 cm；前后径 2～3 cm。

2. 输卵管的正常声像图

因肠腔气体的干扰，正常输卵管一般不易显示。如果显示，则为强回声边缘的管状结构，内径小于 5 mm，由子宫角向外延伸。

3. 卵巢的正常声像图

正常卵巢位于子宫体的两侧，其后外侧常可显示同侧的髂内血管和输尿管，可作为卵巢的定位标志。卵巢切面呈杏仁形，大小约为 4 cm×3 cm×1 cm，内部为均质的中等回声，但稍高于子宫，内可见卵泡的类圆形无回声影。成熟卵泡直径可为 17～20 mm，壁薄，凸向卵巢表面。排卵后，卵泡塌陷，子宫直肠窝内可见少量的液性暗区。

三、基本病变的影像学表现

（一）X 线

1. X 线平片异常表现

（1）盆腔钙化：多为结核性或肿瘤性钙化，如子宫肌瘤的堆积粗颗粒钙化、卵巢畸胎瘤内的牙齿和骨骼影，以及输卵管结核的横行条状钙化影。

（2）盆腔内软组织块影：卵巢肿瘤及子宫肌瘤可形成盆腔内的巨大肿块影，邻近含气肠管受压移位，并大致勾画出肿块的大小和形态。

2. 子宫、输卵管造影异常表现

（1）宫腔异常：①宫腔有大小及形态的改变，但充盈良好，边缘光整，见于各种类型的子宫畸形；②宫腔变形，边缘不规则，常提示有炎症粘连；③宫腔内圆形或类圆形的、光滑的充盈缺损，见于黏膜下肌瘤或息肉。

（2）输卵管异常：①输卵管粗细不均，呈串珠状改变；②输卵管边缘不规则、僵硬、狭窄或梗阻、扩张，多为输卵管结核或非特异性炎症所致。

（二）CT

1. 子宫大小和密度改变

子宫增大并有密度异常多见于子宫肌瘤和子宫癌，子宫肌瘤常使子宫呈分叶状增大，边缘清楚，其内可钙化。子宫癌在分叶状增大的子宫影内可有坏死性低密度，且可累及宫旁组织。宫颈增大、密度异常并侵及宫旁组织为宫颈癌的晚期表现。

2. 盆腔肿块

女性盆腔肿块常起于卵巢，也可为盆腔炎性肿块或其他来源的肿瘤。肿块内的某些密度异常，可提示肿块的来源及肿块的性质。例如：肿块内含有脂肪密度的混杂密度者为卵巢畸胎瘤；水样密度者常为卵巢囊肿和卵巢囊腺瘤；肿块内有气体影，常是盆腔脓肿。

（三）MRI

1. 子宫

（1）宫腔发生形态改变，但 T_2WI 显示子宫壁各层信号仍维持正常，见于各种类型的子宫畸形；子宫腔扩大，其内有中等信号肿块，见于子宫内膜息肉或突出宫腔内的黏膜下肌瘤。

（2）子宫增大并信号异常是最常见的异常表现，常为子宫各种类型的良性、恶性肿瘤所致，并可根据病变信号的特征和增强表现，判断肿瘤的范围和性质。

2. 卵巢

卵巢肿块是常见的异常表现。MRI 可识别出育龄期女性正常的卵巢，因此可判断肿块是否来自卵巢。当双侧正常卵巢均可识别时，说明盆腔肿块非卵巢起源；反之，提示肿块来自卵巢。通过卵巢肿块信号的特征可推断病变的性质：如与尿液信号强度相似的长 T_1 和长 T_2 肿块，指示为卵巢囊性病变；T_1WI 和 T_2WI 上皆呈高信号肿块，指示为出血或蛋白含量高的液体，如子宫内膜异位症、黄体囊肿等；稍长 T_1 和稍长 T_2 肿块，并有不同程度强化，提示为实体肿块，常为来自卵巢基质细胞的肿瘤，如纤维瘤、粒细胞瘤及转移瘤等；内有脂肪性质高信号灶的不均一肿块，提示为卵巢畸胎瘤。

3. 输卵管

邻近卵巢的长圆形病灶，呈长 T_1、长 T_2 信号，见于输卵管积水。如形态不规则且壁较厚时，提示有输卵管脓肿的可能。

（四）超声

1. 子宫

（1）子宫较小或缺如，子宫有两个椭圆形宫体，宫腔形态异常或宫腔内有强回声纵行间隔。见于各种类型的先天性子宫畸形，如幼稚子宫、无子宫、双子宫、双角子宫或纵隔子宫等。

（2）子宫局限性增大，轮廓不规则，内可见类圆形低回声或等回声光团，边缘清楚，子宫内膜线移位、变形，见于子宫肌瘤的表现。子宫弥漫性增大，轮廓规则或呈分叶状，内可见回声不均的实质性光团，彩色多普勒超声显示内有丰富的血流信号，见于子宫体恶性肿瘤的表现。

2. 卵巢

（1）卵巢囊性肿块：表现为圆形或椭圆形的无回声区，边缘清楚，后方回声增强，为单房或多房。囊壁表现和内部回声与病变类型有关。囊壁薄而光滑，内部为澄清的无回声区或有纤细的分隔光带，见于大多数卵巢囊肿的表现；囊壁较厚，但光滑，囊内无回声区可见散在的光点回声，囊内分隔光带较薄，见于黏液性囊腺瘤的表现；囊壁及分隔光带厚薄不均，囊内可见不规则的实质性光团，见于浆液性或黏液性囊腺瘤的表现；囊壁较厚，囊内可见漂动光点或出现脂液分层征，或出现牙齿等形成的强回声影，后方伴有声影，见于囊性畸胎瘤的表现。

（2）卵巢实质性肿块：卵巢内出现强回声或低回声影，如肿瘤内出现出血、坏死、液化，则可表现为混合性回声。①肿瘤形态规则，边缘光整，内部回声均匀，多见于良性肿瘤表现；②肿瘤形态不规则，边缘不规整，内部回声不均匀，多见于恶性肿瘤的表现。

3. 输卵管

输卵管增粗，呈腊肠状无回声改变，见于输卵管积水或积脓。

第二节　子宫肌瘤

（一）概述

子宫肌瘤是由子宫平滑肌细胞增生而形成，故又称为子宫平滑肌瘤。根据发生部位，子宫肌瘤可分为子宫黏膜下肌瘤、子宫肌壁间肌瘤和子宫浆膜下肌瘤。子宫肌瘤可单发，也可多发。

病理上，子宫肌瘤为一实体性的球形肿块，无包膜，但与周围组织分界清楚，因肿瘤表面有一层由纤维结缔组织而形成的假包膜。较大的肌瘤可因血供障碍而产生多种继发性变性，包括玻璃样变、脂肪样变、囊性变及钙化。子宫肌瘤是雌激素依赖性肿瘤，在雌激素水平下降的情况下，其可变小。子宫肌瘤也可产生恶变，但恶变概率很低，不足 1%。

临床上，子宫肌瘤好发于 30～50 岁的女性，30 岁以前较少见。常见症状有子宫出血、月经过多、下坠感、下腹部包块及压迫症状（主要是压迫膀胱和直肠），有的还会引起不孕和习惯性流产。不过，也有不少子宫肌瘤患者并无任何症状。

（二）影像学表现

1. X 线

X 线平片仅能发现子宫肌瘤内的钙化影或较大的肌瘤产生的盆腔肿块影。子宫输卵管造影在宫腔内可见圆形或弧形的充盈缺损（子宫黏膜下肌瘤和较大的子宫肌壁间肌瘤），子宫浆膜下肌瘤常无明显改变。

2. CT

CT 平扫，显示子宫增大，可呈分叶状表现（见于较大的子宫肌壁间肌瘤和子宫浆膜下肌瘤），子宫肌瘤密度可等于或略低于周围正常子宫肌。增强检查肌瘤可有不同程度的强化，但多略低于正常子宫肌的强化。如子宫肌瘤产生钙化，CT 检查易于发现。

3. MRI

MRI 是发现和诊断子宫肌瘤最敏感的方法。MRI 检查能发现小至 3 mm 的子宫肌瘤。在 T_1WI 上，子宫肌瘤的信号强度类似子宫肌；而在 T_2WI 上，子宫肌瘤呈明显低信号，边界清楚，与周围子宫肌信号形成鲜明对比。

4. 超声

子宫肌瘤表现如下。

（1）子宫增大，外形失常，局部隆起，见于较大的子宫肌瘤和子宫浆膜下肌瘤。

（2）子宫肌瘤结节呈圆形或椭圆形的低回声或等回声影，边缘清楚，后方常有声衰。

（3）子宫内膜可移位变形。

（4）若子宫肌瘤内出现弱回声、无回声及强回声影，则说明其发生了继发性变。

（三）诊断要点、鉴别诊断及检查方法的比较

1. 诊断要点

（1）超声检查显示子宫内出现类圆形的低回声或等回声影。

（2）MRI 检查，在 T_2WI 上，子宫肌瘤呈明显低信号，边界清楚，与周围子宫肌信号形成鲜明对比。

2. 鉴别诊断

临床上需与子宫腺肌病鉴别。子宫腺肌病临床症状明显，月经量多，经痛明显，并且月经前子宫增大而月经后子宫相对缩小；影像学上，其病变边缘与正常子宫分界不清，且不成团，比较分散。

3. 检查方法的比较

对子宫肌瘤的诊断，MRI 为首选的检查方法，能准确发现肌瘤，并能显示其大小、位置和数目。其次，可选择超声检查，其虽然能发现大多数肌瘤，但难以识别较小的肌瘤，对子宫浆膜下肌瘤也不易与附件肿块鉴别。CT 及 X 线检查对子宫肌瘤的诊断价值要低一些。

第三节　子宫颈癌

（一）概述

子宫颈癌又称宫颈癌，是女性生殖系统最常见的恶性肿瘤。

病理上，宫颈癌多为鳞状上皮癌，约占 90%，其余为腺癌或鳞状细胞癌。宫颈癌多发生在鳞状上皮与柱状上皮结合处，富有侵犯性，向下可侵犯阴道，向上可侵犯子宫下段，可破坏宫颈壁而侵犯宫旁组织，进而达到盆壁，晚期还可侵犯输尿管、膀胱和直肠。宫颈癌临床上可分为如下几期。

Ⅰ期：肿瘤完全限于宫颈。

Ⅱ期：肿瘤延伸超过宫颈，但不达盆壁或阴道下 1/3。

Ⅲ期：肿瘤延伸至盆壁或阴道下 1/3。

Ⅳ期：肿瘤延伸过真盆腔或侵犯膀胱、直肠。

临床上，宫颈癌常见于 45～55 岁的女性，接触性出血是宫颈癌早期的主要症状，晚期则出现不规则阴道出血及白带增多。肿瘤侵犯盆腔神经可引起剧烈疼痛，侵犯膀胱和直肠则可发生血尿和便血。妇科检查可见宫颈糜烂及菜花状或结节状肿物。

（二）影像学表现

1. X 线

常规 X 线检查对宫颈癌诊断价值不大。当肿瘤侵犯到输尿管或膀胱时，尿路造影可

见输尿管、肾盂、肾盏积水扩张或膀胱壁不规则、僵硬。

2. CT

CT 主要用于宫颈癌范围的判断，但其不如 MRI 准确。

3. MRI

MRI 检查可明确显示正常宫颈各带解剖及宫颈与阴道的分界，对肿瘤范围的显示优于 CT 检查。

Ⅰ期：肿瘤明显侵犯宫颈基质时，于 T_2WI 上表现为中等信号肿块，宫颈外缘光滑，宫旁组织结构和信号均无异常。

Ⅱ期：显示宫颈增大，外缘不规则或不对称，宫旁出现肿块或宫旁脂肪组织内出现异常信号的粗线状影。

Ⅲ期：除以上异常表现外，还显示肿块向下侵犯阴道的下部，向外延伸至盆壁或出现肾积水表现。

Ⅳ期：表现为膀胱或直肠周围脂肪界面消失，正常膀胱壁或直肠壁的低信号有中断，或这些器官的黏膜信号中断，乃至出现膀胱壁或直肠壁的增厚或腔内肿块。

4. 超声

早期无异常发现，较晚期可出现宫颈增大，形态不规则，边缘模糊；宫颈回声不均，内有不规则强回声斑和无回声区；当肿瘤侵犯宫体或宫外组织器官时，则出现相应部位的异常回声。

（三）诊断要点、鉴别诊断及检查方法的比较

临床上，宫颈癌的诊断主要依据宫颈涂片和活检。影像学检查主要是确定肿瘤的范围。对于Ⅰ期较小的肿瘤，无论是 CT、MRI，还是超声检查，均不能发现异常，然而对于Ⅰ期较大的肿瘤及Ⅱ～Ⅳ期肿瘤，CT、MRI 和超声均可较准确显示病变的范围，尤其是 MRI 检查，其准确率要优于超声和 CT。

第四节　卵巢囊肿和肿瘤

卵巢囊肿是妇科常见的疾病，可发生于任何年龄。超声对囊性病变具有良好的鉴别力，已成为卵巢囊肿首选的检查方法。

卵巢囊肿可分为非赘生性囊肿和赘生性囊肿两大类。非赘生性囊肿属于功能性囊肿，包括滤泡囊肿、黄体囊肿、黄素囊肿和多囊卵巢；赘生性囊肿包括囊性畸胎瘤、浆液性及黏液性囊腺瘤。

卵巢肿瘤可分为良性卵巢囊肿、恶性卵巢囊肿。良性卵巢肿瘤少见，恶性卵巢肿瘤

有原发性实质性卵巢癌和转移性卵巢癌之分。

一、卵巢非赘生性囊肿

（一）概述

卵巢非赘生性囊肿是一种囊性结构，而非真性的卵巢囊肿，一般体积较小，多能自行消退。它包括滤泡囊肿、黄体囊肿、黄素囊肿及多囊卵巢。

滤泡囊肿是由于卵泡在排卵期后未排卵，卵泡液潴留而形成囊肿；黄体囊肿是由于黄体内血肿液化未转变为白体，持续存在而形成囊肿；黄素囊肿是由于人体内绒毛膜促性腺激素水平过高，刺激卵泡使其过度黄素化而引起囊肿，多呈双侧性；多囊卵巢是由于内分泌失调造成月经调节失常，使卵巢内出现多个发育不成熟或萎缩的卵泡。

卵巢囊肿临床多无症状，较大的可出现下腹部包块及下坠感。但多囊卵巢可有多毛、肥胖、月经稀少、闭经和不孕等症状。

（二）影像学表现

1. X 线

X 线多无价值，巨大囊肿可显示盆腔软组织肿块影。

2. CT

CT 主要表现为附件区均一的圆形或椭圆形水样低密度肿块，边缘光整，壁薄。多囊卵巢由于病变较小而常难与肠管区分。

3. MRI

卵巢囊肿形态学表现类似 CT 检查所见。但多囊卵巢在 T_2WI 上表现为双侧卵巢被膜下有多发性类圆形高信号小囊，小囊直径多在 1 cm 以下，中心基质肥大，卵巢常有增大。

4. 超声

超声表现为一侧或双侧附件区出现圆形或椭圆形无回声区，壁薄，边缘光整，后方回声增强。黄素囊肿常双侧发病，囊内常有薄的分隔光带。多囊卵巢则表现为双侧卵巢增大，内可见多个小的无回声区，大小不一，呈蜂窝状。

（三）诊断要点、鉴别诊断及检查方法的比较

1. 诊断要点

（1）超声检查可见病变卵巢内出现圆形或椭圆形的无回声区，壁薄，边缘清楚，后方回声增强。如双侧卵巢出现多个小的无回声区，则为多囊卵巢。

（2）CT 检查主要表现为附件区均一的圆形或椭圆形水样低密度肿块，边缘光整，壁薄。

2. 检查方法比较

CT、MRI 和超声检查均可发现卵巢囊肿，一般不难做出诊断，但多不能确定囊肿的类型。多囊卵巢在 MRI 和超声检查时，表现具有一定的特征性，结合临床和实验室检查，

常可做出诊断。

二、卵巢成熟畸胎瘤

（一）概述

卵巢成熟畸胎瘤又称卵巢皮样囊肿，常见，约占全部卵巢肿瘤的20%。

卵巢成熟畸胎瘤发生于生殖细胞，囊内常含有皮脂样物质、脂肪、毛发、皮肤、牙齿、软骨、骨组织及浆液。

临床上，卵巢囊肿可发生于任何年龄，但以生育的年轻女性多见。常无症状，较大的可出现下腹部包块及下坠感。

（二）影像学表现

1. X线

X线可发现囊肿内包含的牙齿或骨组织，但难确定囊肿的大小。

2. CT

CT表现为盆腔内边界清楚的混杂密度囊性肿块，内含脂肪、软组织密度成分和钙化。少数囊内无脂肪成分和钙化，仅含蛋白样液体的，则不具有特征。

3. MRI

MRI表现为盆腔内混杂信号肿块。其特征是肿块内含有脂肪信号灶。

4. 超声

超声表现为子宫旁附件区出现类圆形的无回声区。无回声区内可出现由囊液和脂质构成的"脂液分层征"，由毛发和脂质粘合成团而形成的"面团征"，由成簇毛发下垂所致的"瀑布征"或"垂柳征"，以及牙齿或骨组织引起的强回声影，后方伴声影。

（三）诊断要点、鉴别诊断及检查方法的比较

1. 诊断要点

（1）超声检查出现典型的"脂液分层征""面团征""瀑布征"或"垂柳征"，以及牙齿或骨组织引起的强回声影，后方伴声影。

（2）CT及MRI显示肿瘤内含有脂肪组织及钙化。

2. 需与卵巢子宫内膜异位症相鉴别

（1）卵巢子宫内膜异位症临床多有痛经，且逐渐加重，月经量多。

（2）影像学上，卵巢子宫内膜异位症内以液体为主，但可因大小不等的血凝块而出现相应的影像学改变，并且在月经期囊肿会增大。

3. 检查方法比较

X线平片、CT、MRI和超声检查，卵巢成熟畸胎瘤具有以上特征性表现时诊断不难，但无特征性表现时，则不易确诊。

三、卵巢浆液性囊腺瘤和黏液性囊腺瘤

（一）概述

卵巢浆液性囊腺瘤和黏液性囊腺瘤在临床上常见。

病理上，浆液性囊腺瘤壁薄，内含稀薄的浆液，有的囊壁上有乳头状物向囊内突起，有的囊内有分隔而呈多房性，恶变率较高，可为30%～50%；黏液性囊腺瘤壁厚，内含可流动的胶冻状液体，囊内多有分隔呈多房性，少数（约10%）囊壁上有乳头状物向囊内突起，亦可产生恶变，但概率较小。两种囊肿均较大，尤其是黏液性囊腺瘤，直径多大于10 cm。

临床上，卵巢浆液性囊腺瘤和黏液性囊腺瘤多发生于中年女性，临床主要表现为腹部包块及下坠感，也可对周围脏器压迫而产生压迫症状，造成大小便障碍。

（二）影像学表现

1. X线

X线平片仅可发现较大的盆腔、腹部软组织肿块影。

2. CT

CT表现为盆腔内较大的水样低密度区，其中黏液性囊腺瘤密度较高，可为单房性或多房性，囊壁和多房内的分隔多较薄且均匀一致，少数较厚或有乳头状软组织突起。增强检查后，囊壁和囊内间隔发生强化。

3. MRI

MRI一般的表现与CT相似。浆液性囊腺瘤表现为长 T_1 低信号和长 T_2 高信号；黏液性囊腺瘤由于内含黏蛋白而使 T_1WI 和 T_2WI 均呈较高信号。增强检查后，囊壁和囊内间隔发生强化。

4. 超声

浆液性囊腺瘤和黏液性囊腺瘤均表现为无回声区，前者壁薄，后者壁较厚，但均较光整，囊内可有细小光点和囊内分隔而形成的光带，多见于黏液性囊腺瘤。少数囊壁或分隔上有形态规则的光团或光斑向腔内突起，多见于浆液性囊腺瘤。

（三）诊断要点、鉴别诊断及检查方法的比较

1. 诊断要点

（1）盆腔内出现较大的单房性或多房性囊性肿块，囊壁和分隔薄而均一，其内呈液体密度、信号或回声，以此可做出诊断。

（2）此外，浆液性囊腺瘤可有乳头状物向囊内突起，黏液性囊腺瘤壁较厚且CT上囊内密度较高，可帮助判断囊腺瘤的性质。

2. 检查方法比较

CT、MRI和超声检查，根据其各自的表现均可对卵巢浆液性囊腺瘤和黏液性囊腺瘤

做出诊断。相比之下，超声检查更方便、简单、快捷。

四、卵巢浆液性囊腺癌和黏液性囊腺癌

（一）概述

卵巢浆液性囊腺癌和黏液性囊腺癌是卵巢常见的恶性肿瘤，以浆液性囊腺癌最多见。

病理上，癌肿为囊实混合性，囊壁上可见明显的乳头状物突起，癌肿可向四周浸润，可侵及腹腔，易形成腹水。

临床上，早期无症状，发现时多属晚期。表现为腹部迅速生长的肿块，常合并有压迫症状，多有腹水，并有消瘦、贫血、乏力等症状。

（二）影像学表现

1. CT

CT 表现为盆腹腔内较大肿块，内有多发大小不等、形态不规则的低密度囊性部分，有明显呈软组织密度的实体部分，囊壁和囊内分隔厚薄不均。增强检查后，囊壁、囊内间隔和实体部分发生显著强化。多数伴有明显腹水。

2. MRI

肿瘤的形态学表现类似 CT 检查所见，囊液视其内容而在 T_1WI 上表现为低至高信号，而在 T_2WI 上均显示为高信号。

3. 超声

超声表现为盆腹腔内较大的肿块，形态不规则，边界不清，内部回声杂乱，呈不均匀的实质性回声和无回声相间，分隔形成的光带厚薄不均，有较大的乳头状或菜花状强回声影向腔内突起，多伴有腹水。

（三）诊断要点、鉴别诊断及检查方法的比较

1. 诊断要点

（1）CT、MRI 和超声检查，当女性盆腔内有较大的肿块，呈囊实性表现，其囊壁和内隔厚而不规则，并有明显的实体部分，这是卵巢囊腺瘤的主要表现，也是诊断的主要依据。

（2）多同时伴有腹水。

2. 鉴别诊断

卵巢囊腺癌与卵巢囊腺瘤的鉴别，可根据影像学上囊壁及囊内分隔是否均匀一致，囊内实体部分是否规则，进行鉴别诊断。但对于不典型的，鉴别就有一定的困难，这是影像学检查存在的局限性，有待进一步发展。

3. 检查方法比较

CT、MRI 和超声检查，对卵巢浆液性囊腺癌和黏液性囊腺癌均可做出初步诊断。

五、原发性实质性卵巢癌和卵巢转移瘤

(一) 概述

原发性实质性卵巢癌多来自生殖细胞,为实质性肿瘤,较大的中心部可产生缺血、坏死、液化。原发性实质性卵巢癌多发生于儿童和未生育妇女,常伴有腹水。

卵巢转移瘤是指从其他脏器癌转移至卵巢的肿瘤,原发灶70%来自胃肠道,20%来自乳腺,10%来自其他生殖道及泌尿道,把由胃肠道或乳腺转移到卵巢的肿瘤称为库肯勃瘤。卵巢转移瘤多见于绝经前妇女,好发年龄在40～50岁,晚期可出现腹水或胸腔积液。

(二) 影像学表现

1. CT

CT显示单侧或双侧卵巢肿块,呈软组织密度或其内伴有低密度区,常并有腹水或胸腔积液。

2. MRI

影像学表现与CT所见相似。卵巢肿块呈长 T_1 和长 T_2 表现,肿块内可有更长 T_1、长 T_2 信号灶。

3. 超声

超声表现为单侧或双侧卵巢增大,内部肿瘤不规则,呈不均质回声,若有坏死、液化则有不规则的无回声区,子宫直肠窝内常可见液性暗区。

(三) 诊断要点、鉴别诊断及检查方法的比较

1. 诊断要点

影像学显示单侧或双侧卵巢增大,内部肿瘤形态不规则,并且伴有腹水,可考虑该病的诊断。

2. 鉴别诊断

原发性实质性卵巢癌和卵巢转移瘤的鉴别有一定的困难。原发性实质性卵巢癌多为单侧发病,卵巢转移瘤多为双侧发病,并且可能找得到转移灶,以此来进行初步判断。

3. 检查方法比较

CT、MRI和超声检查,均可显示卵巢肿块,并伴有腹水,可进行诊断。

第九章 男性生殖系统

第一节 诊断基础

一、检查技术及其价值

（一）X线

正常男性内生殖器官均呈软组织密度，与周围组织缺乏自然对比，故普通X线检查价值不大。

（二）CT

CT能显示前列腺及精囊，对前列腺病变诊断价值较高。CT能确切显示前列腺的增大，对确诊为前列腺癌的病例，能显示肿瘤向周围的侵犯范围，以及有无骨、淋巴结等部位转移，但对早期前列腺癌和前列腺增生的鉴别有一定的困难。

（三）MRI

MRI检查能清楚地分辨前列腺各区，可以判断来自不同解剖区的病变，因此有助于对前列腺增生及前列腺癌的鉴别诊断，特别是对于小的位于前列腺真包膜内的前列腺癌的诊断，其价值要明显优于CT和超声检查。此外，MRI检查对前列腺癌范围的判断也很准确，有助于临床分期和治疗。

（四）超声

超声检查能发现前列腺多数病变，包括前列腺增生、前列腺癌、前列腺脓肿及囊肿，并能做出诊断。但其对早期前列腺癌和前列腺增生的鉴别仍有一定困难。

二、正常影像解剖

（一）X线

普通X线检查对男性内生殖器官不易显示。

（二）CT

平扫检查，前列腺位于膀胱的下缘，呈圆形或横置的椭圆形软组织密度影，边缘光滑，大小随年龄增大而增大，年轻人前列腺的平均上下径、前后径和横径分别为3.0 cm、2.3 cm和3.1 cm，而老年人则分别为5.0 cm、4.3 cm和4.8 cm。CT检查不能区分前列腺的各区，也不能识别前列腺的被膜。精囊位于膀胱底后方、前列腺上缘，呈八字形对称的软组织密度影，边缘多呈小的分叶状，两侧精囊向中线处汇合。

（三）MRI

1. 前列腺

正常前列腺紧邻膀胱底部，在横断面上呈横置椭圆形（主要观察位置），矢状面上为倒锥形。在 T_1WI 上，正常前列腺呈均一较低信号，强度类似肌肉信号。在 T_2WI 上，前列腺各区因组织结构和含水量差异而表现为不同信号：位于中心部位的移行区和中央区因含有较多的纤维基质和平滑肌组织，故呈低信号，这两个区不能分辨；位于外围部分的周围区由疏松结缔组织和富含水的腺泡构成，因而呈较高信号；前列腺周边的环状低信号影代表前列腺被膜。

2. 精囊

精囊位于前列腺基底部的后上方，紧贴膀胱底的后方，由卷曲的细管构成，内含较多水分，因而呈长低信号和长高信号表现。Gd-DTPA 增强检查，精囊内细管壁发生强化，其内液体仍为较低信号。

3. 睾丸

正常睾丸呈卵圆形结构，T_1WI 上信号强度低于脂肪而高于水，T_2WI 上则高于脂肪而低于水。睾丸周边有一环状短 T_2 低信号影，代表白膜。睾丸鞘膜内正常有少量液体，呈长 T_1 和长 T_2 信号。附睾呈不均一中等信号，T_2WI 上明显低于睾丸信号。

（四）超声

1. 前列腺

（1）经腹部扫查：经腹部横向扫查，声束尽量朝下，正常前列腺位于膀胱底的下方，呈三角形，边缘光整，内部为分布均匀的细小光点，于前列腺中央处有时可见强回声的尿道；经腹部纵向扫查，前列腺位于膀胱的后下方，呈椭圆形，边缘情况及内部回声和横向扫查一样。

（2）经直肠扫查：经直肠横向扫查，前列腺呈边缘圆钝的等腰三角形，其内可见内腺区和外腺区，其中内腺区回声较弱；经直肠纵向扫查，前列腺略呈三角形，其中正中矢状断面以膀胱颈部 V 形的尿道内口为特征，可显示前列腺内的尿道和汇入其中的射精管。前列腺的左右径、上下径和前后径分别是 4 cm、3 cm 和 2 cm。

2. 精囊

（1）经腹部横向扫查，在前列腺稍上的切面，可显示位于膀胱底后方的精囊，呈左右对称的长椭圆形低弱回声区，边缘清楚、光整。

（2）经直肠横向扫查，显示精囊声像与经腹部横向扫查相似，只是图像更清晰，同时可显示输精管壶腹部声像。

3. 睾丸

成人睾丸纵切呈椭圆形，边缘清晰光整，内部为均匀的中等回声区，正常值一般为纵径 5 cm，横径 3 cm，前后径 2 cm。附睾头位于睾丸的上端，呈三角形，回声与睾丸相似。附睾体和附睾尾较薄，位于睾丸背侧和下端，回声较弱，不易检出。

三、基本病变的影像学表现

（一）X 线

1. X 线平片的异常表现

男性生殖系统的异常表现主要为骨盆平片的钙化影。在耻骨联合上缘上方细沙样钙化常为前列腺的钙化，在耻骨联合上方两侧的散在钙化常为结核性精囊炎后期的表现。

2. 精囊、输精管造影异常表现

输精管狭窄、扩张和（或）闭塞见于非特异性炎症，常同时有精囊明显扩大或挛缩变形。输精管串珠样狭窄与扩张并钙化，多提示为结核所致。

（二）CT

1. 前列腺

前列腺增大是常见异常表现，前列腺的横径超过 5 cm 和（或）于耻骨联合上方 2 cm 层面仍可显示前列腺，即可诊断为前列腺增大。前列腺均匀增大，常见于前列腺增生，但也可为早期局限于前列腺包膜内的前列腺癌，二者不能区别。形态不规则的分叶状肿块，并致精囊角消失，是前列腺癌被膜外侵犯的表现。

2. 精囊

精囊增大并呈水样密度肿块，多为精囊囊肿或脓肿。

（三）MRI

1. 前列腺

前列腺增大并信号异常是最常见的异常表现，可见于前列腺增生和前列腺癌。

（1）当 T_2WI 上前列腺增大显示以移行区为主，而周围区表现为受压变薄，仍维持正常较高信号时，提示为前列腺增生。

（2）在 T_2WI 上，增大前列腺周围区内出现低信号灶或低信号结节，常为前列腺癌所致，若低信号灶范围较广并侵犯前列腺周围脂肪和邻近结构，说明前列腺癌已向被膜外延伸。

（3）前列腺内长 T_1、长 T_2 的异常信号少见，可为前列腺的囊肿或脓肿。

2. 精囊

精囊肿块并呈均质长 T_1 和长 T_2 信号，其强度类似游离水，见于精囊囊肿。若精囊肿块与前列腺肿块相连且信号强度相同，均为短 T_2 低信号，提示前列腺癌已侵犯精囊。

（四）超声

前列腺增大是男性生殖器最多见的异常表现。

（1）前列腺呈对称性增大，边缘规则，内部回声均匀，内腺增大而外腺受压变薄，见于前列腺增生表现。

（2）前列腺呈非对称性增大，边缘不规整，内部回声不均匀，彩色多普勒超声血流成像显示内部有丰富血流信号，见于前列腺癌。

（3）前列腺增大，边缘清楚，内部回声不甚均匀或出现无回声区，见于慢性前列腺炎或前列腺脓肿；当前列腺内出现圆形或椭圆形无回声区，壁薄，边缘光整，后方回声增强，见于前列腺囊肿。

第二节　前列腺增生

（一）概述

前列腺增生是老年人的常见病变，60 岁以上发生率高达 75%。形成的原因可能与性激素平衡失调有关。

病理上，前列腺增生主要发生在中央区和移行区，可压迫前列腺内尿道及膀胱，导致不同程度的尿道梗阻。前列腺内腺体组织和基质有不同程度的增生。

临床上，前列腺增生的症状主要表现为尿频、尿急、夜尿、排尿困难及膀胱尿潴留，同时可伴发肾积水及输尿管积水扩张。

（二）影像学表现

1. X 线

X 线检查价值不大，只在膀胱造影检查时，可见增生的前列腺向膀胱内突起。

2. CT

CT 显示前列腺呈均匀对称性增大。正常前列腺的上缘低于耻骨联合水平，如耻骨联合上方 2 cm 或更高层面仍可见前列腺，或前列腺横径超过 5 cm，即可判断前列腺增大，其内密度无改变，边缘光滑。增强检查增大的前列腺呈均一强化。

3. MRI 与 CT 检查相似

MRI 检查与 CT 检查相似，前列腺呈均匀对称性增大。在 T_1WI 上，增大的前列腺呈均一低信号；在 T_2WI 上，前列腺的外腺仍维持正常较高信号，并显示受压变薄，而内腺体积则明显增大。当以腺体增生为主时，呈结节状不均一高信号；当以基质增生为主时，则表现为中等信号。

4. 超声

超声检查表现为前列腺呈对称性增大，边界清楚，内部为分布均匀的中等回声区。直肠探头扫查，可显示增生的内腺和萎缩的外腺，有时在内外腺之间可见结石声像。

（三）诊断要点、鉴别诊断及检查方法的比较

1. 诊断要点

（1）本病好发于老年人，临床主要表现为尿频、尿急、夜尿及排尿困难。

（2）影像学检查见前列腺呈均匀对称性增大，边缘清楚。

（3）增生的部位以内腺为主，外腺往往受压变薄。

2. 检查方法比较

CT、MRI 和超声检查均可发现前列腺呈均匀对称性增大。但 CT 和超声检查常不能可靠地与局限在前列腺被膜内的早期前列腺癌鉴别，而 MRI 检查具有较高的鉴别诊断价值。

第三节　前列腺癌

（一）概述

前列腺癌是老年人常见的恶性肿瘤。病理上，肿瘤主要发生在前列腺的外腺，且多发生在前列腺下 1/3，靠近包膜处，然后向周围浸润，可侵犯精囊及邻近组织结构，并可发生远处转移，最常见为骨转移。

临床上，前列腺癌的表现与前列腺增生相似，即尿频、尿急及排尿困难，后期可出现会阴部疼痛及转移体征。肛门指诊检查，可触及前列腺硬结，表面不规则。化验检查，前列腺特异性抗原（PSA）增高。

（二）影像学表现

1. X 线

普通 X 线检查对前列腺癌的诊断价值不大。

2. CT

CT 对早期前列腺癌（局限在包膜内的癌肿）的诊断价值不大。CT 检查的价值在于能够显示癌肿的包膜外侵犯，表现为增大的前列腺形态不规整，边缘不清。侵犯精囊，表现为精囊不对称性增大；侵犯膀胱，表现为膀胱壁不规则增厚，有分叶状肿块向膀胱内突入，并可发现盆腔淋巴结转移及远处器官或骨的转移。

3. MRI

MRI 对于发现前列腺癌和确定其大小、范围均有较高价值。在 T_1WI 上，前列腺癌与前列腺组织均为一致性较低信号，难以识别；在 T_2WI 上，前列腺癌典型表现为正常较高信号的周围区内出现低信号结节影，易于发现早期癌肿。前列腺包膜一旦被癌肿破坏、突破，则可表现为前列腺边界连续性中断或局部病变组织外凸。精囊受侵时，受累的精

囊增大并可出现在 T_2WI 上信号减低。同时，还可查出盆腔淋巴结和其他淋巴结增大，以及其他器官和骨转移。

4. 超声

早期前列腺癌在外腺区出现低回声，病变边缘多模糊不清。进展期前列腺癌，表现为前列腺呈不规则增大、左右不对称、边缘不规整、内部回声分布不均、内外腺境界不清。如侵及精囊、膀胱、直肠等周围组织器官时，可使前列腺与其分界不清。

（三）诊断要点、鉴别诊断及检查方法的比较

1. 诊断要点

（1）前列腺癌的临床表现与前列腺增生相似，但肛门指诊检查可触及前列腺硬结，表面不规则。化验检查，PSA 增高。

（2）影像学检查见前列腺不规则增大，左右不对称，边缘不规整。

（3）前列腺癌好发于前列腺的外腺，由此向周围进行扩散。

2. 鉴别诊断

前列腺癌，尤其是早期局限于包膜内的癌肿需与前列腺增生相鉴别，MRI 检查是较为准确的鉴别方法，即在 T_2WI 上，早期前列腺癌典型表现为正常较高信号的周围区内出现低信号结节影。如鉴别困难，还需要依靠活检及 PSA 检查。

3. 检查方法的比较

对于早期局限于前列腺包膜内的癌肿，MRI 为首选的影像学检查方法。对于进展期前列腺癌，CT、MRI 和超声检查诊断并不困难，并能较为准确地显示癌肿范围及向周围侵犯的情况。

参考文献

[1] 胡少平．现代医学影像诊断学 [M]．上海：上海交通大学出版社，2019．

[2] 鄂占森，周播江．脊柱区肌骨高频超声检查 [M]．北京：科学出版社，2019．

[3] 徐立成．实用乳腺外科学 [M]．2 版．长春：吉林科学技术出版社，2019．

[4] 郭满．乳腺甲状腺外科诊疗进展 [M]．2 版．长春：吉林科学技术出版社，2019．

[5] 马姝，李彬，杨晓军，等．实用甲状腺乳腺疾病诊断与治疗 [M]．北京：科学技术文献出版社，2019．

[6] 李明兴，沈勇虎，范海涛，等．泌尿外科疾病诊疗与微创应用 [M]．北京：科学技术文献出版社，2019．

[7] 孙媛媛．医学影像诊断与新技术应用 [M]．2 版．长春：吉林科学技术出版社，2019．

[8] 崔海燕．甲状腺乳腺肿瘤临床诊治精要 [M]．长春：吉林科学技术出版社，2019．

[9] 张建蓉．实用临床护理要点 [M]．2 版．长春：吉林科学技术出版社，2019．

[10] 靳蓉晖，石丽，张艳．实用护理学 [M]．2 版．长春：吉林科学技术出版社，2019．

[11] 石鑫，梁宝钧，刘江．实用普外科诊疗精要 [M]．北京：科学技术文献出版社，2019．

[12] 江洁，董道波，曾庆娟．实用临床影像诊断学 [M]．汕头：汕头大学出版社，2019．

[13] 索峰．现代医学影像诊断与临床 [M]．长春：吉林科学技术出版社，2019．

[14] 梁靖．新编临床疾病影像诊断学 [M]．汕头：汕头大学出版社，2019．